Thomas M. Link   Annelie Heppe
Physikalische und technische Grundlagen der Radiologie

Springer
*Berlin
Heidelberg
New York
Barcelona
Budapest
Hongkong
London
Mailand
Paris
Santa Clara
Singapur
Tokio*

Thomas M. Link   Annelie Heppe

Physikalische und technische Grundlagen der Radiologie

Fragen und Antworten

Zweite, erweiterte und aktualisierte Auflage

Unter Mitarbeit von
Norbert Meier, Martin Fiebich und Heike E. Daldrup

Mit Geleitworten von P. E. Peters und M. Galanski

Mit 51 Abbildungen und 12 Tabellen

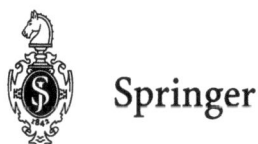

Priv.-Doz. Dr. med. Thomas M. Link
Arzt für Diagnostische Radiologie, Oberarzt am
Institut für Klinische Radiologie, Universitätsklinikum
Albert-Schweitzer-Straße 33, 48129 Münster

Dr. med. Annelie Heppe
Ärztin für Radiologische Diagnostik
Radiologische Gemeinschaftspraxis
Dr. med. Dr. rer. nat. B. Klockenkemper/Dr. med. A. Heppe
Luisenplatz 4, 64283 Darmstadt

Mitarbeiter

Dr. rer. medic. Dipl. Phys. Norbert Meier
Dr. rer. medic. Dipl. Phys. Martin Fiebich
Dr. med. Heike E. Daldrup
Institut für Klinische Radiologie, Universitätsklinikum
Albert-Schweitzer-Straße 33, 48129 Münster

ISBN-13:978-3-540-63979-4   e-ISBN-13:978-3-642-72102-1
DOI: 10.1007/978-3-642-72102-1

Die deutsche Bibliothek - CIP-Einheitsaufnahme
Link, Thomas Marc: Physikalische und technische Grundlagen der Radiologie/
T. Link; Annelie Heppe. - 2. Aufl. - Berlin; Heidelberg; New York; Barcelona;
Budapest; Hongkong; London; Mailand; Paris; Santa Clara; Singapur; Tokio:
Springer, 1998
ISBN-13:978-3-540-63979-4

Dieses Werk ist urheberrechtlich geschützt. Die dadurch begründeten Rechte, insbesondere die der Übersetzung, des Nachdrucks, des Vortrags, der Entnahme von Abbildungen und Tabellen, der Funksendung, der Mikroverfilmung oder der Vervielfältigung auf anderen Wegen und der Speicherung in Datenverarbeitungsanlagen, bleiben, auch bei nur auszugsweiser Verwertung, vorbehalten. Eine Vervielfältigung dieses Werkes oder von Teilen dieses Werkes ist auch im Einzelfall nur in den Grenzen der gesetzlichen Bestimmungen des Urheberrechtsgesetzes der Bundesrepublik Deutschland vom 9. September 1965 in der jeweils geltenden Fassung zulässig. Sie ist grundsätzlich vergütungspflichtig. Zuwiderhandlungen unterliegen den Strafbestimmungen des Urheberrechtsgesetzes.

© Springer-Verlag Berlin Heidelberg 1994, 1998

Die Wiedergabe von Gebrauchsnamen, Handelsnamen, Warenbezeichnungen usw. in diesem Werk berechtigt auch ohne besondere Kennzeichnung nicht zu der Annahme, daß solche Namen im Sinne der Warenzeichen- und Markenschutz-Gesetzgebung als frei zu betrachten wären und daher von jedermann benutzt werden dürften.

Produkthaftung: Für Angaben über Dosierungsanweisungen und Applikationsformen kann vom Verlag keine Gewähr übernommen werden. Derartige Angaben müssen vom jeweiligen Anwender im Einzelfall anhand anderer Literaturstellen auf ihre Richtigkeit überprüft werden.

Satz: Elsner & Behrens, Oftersheim

SPIN: 10554360   21/3135-5 4 3 2 1 0 - Gedruckt auf säurefreiem Papier.

Unserem unvergessenen Lehrer und Mentor
Professor Dr. Peter E. Peters

Geleitwort zur 2. Auflage

Das Wissen um die physikalisch-technischen Grundlagen der Radiologie gehört zum Wesen unseres Fachgebietes und zum Rüstzeug eines jeden Radiologen. Daran wird sich auch in Zukunft nichts ändern, selbst wenn neue Methoden der Bildgebung und Bildverarbeitung und neue Medien der Bildbetrachtung und Kommunikation von der Bedeutung dieser Grundlagen ablenken mögen.
Physikalisch-technische Grundlagen sind für den klinisch tätigen Arzt wenig attraktiv. Die Materie wird als trocken, wenig alltagsrelevant, gelegentlich sogar als belastend empfunden. Die Vermittlung dieses Wissens ist deswegen eine schwierige Aufgabe. Daß sie dennoch lösbar ist, zeigen die Autoren, indem sie den Informationstransfer in ein Frage-und-Antwort-Spiel verpackt haben. Der Leser wird so zur Mitarbeit und Reflexion des Gelernten in einer entspannten und positiven Atmosphäre aufgefordert. Nicht umsonst war schon die erste Auflage dieses lehrreichen Quizes ein Erfolg sowohl bei Studenten wie bei Kollegen in der Aus- und Weiterbildung.
Die Diskussion um die Qualität ärztlichen Handelns nimmt einen immer breiteren Raum ein. Dem wurde im vorliegenden Buch Rechnung getragen. Die aufgelisteten Qualitätskriterien gelten für alle radiologischen Tätigkeiten, sei es in der Praxis im Krankenhaus oder im universitären Bereich. Sie sind ein wichtiger Bestandteil der Ausbildung und sie begleiten uns das ganze Berufsleben hindurch. Qualitätsrichtlinien dokumentieren die Güte unserer Arbeit, der wir im Interesse der uns anvertrauten Patienten und der klinischen Kollegen verpflichtet sind. Denn v. a. die hohe Qualität unserer Arbeit rechtfertigt die Eigenständigkeit und das Selbstverständnis der Radiologie als zentrale Disziplin in der Patientenversorgung.
Das Konzept des Buches fördert das Lernen im Team und folgt damit dem Anliegen zweier großer und viel zu früh verstorbener Radiologen, deren Einsatz für die Lehre und Ausbildung vorbildlich war: Prof. Dr. Peter E. Peters, dem die Autoren diese Auflage gewidmet haben, und Prof. Dr. Ben Swart, dem Begründer der Intensivkurse Neuss.
Ich wünsche auch der 2. Auflage eine weite Verbreitung und danke den Autoren für die Mühe, die sie in die gründliche Überarbeitung der Inhalte investiert haben.

Hannover, im Dezember 1997   Prof. Dr. med. M. Galanski

Geleitwort zur 1. Auflage

Die Weiterbildung im Gebiet der Diagnostischen Radiologie ist im praktisch-radiologischen Teil in aller Regel sehr gut. Es ist eine absolute Ausnahme, wenn ein Kandidat/eine Kandidatin wegen mangelnder Kenntnisse in der Bildanalyse oder Untersuchungstechnik das kollegiale Fachgespräch am Ende der Weiterbildungszeit nicht besteht. Ganz anders sieht es hingegen mit den Fragen zur Physik, zur Technik, zum Strahlenschutz und zur Qualitätssicherung aus. Hier offenbaren sich häufig große Mängel, die auch nicht selten Anlaß zur unfreiwilligen Verlängerung der Weiterbildungszeit geben.

Die Autoren des vorliegenden Buches haben ihre eigene Vorbereitung auf die Facharztprüfung sehr gründlich betrieben und aus ihren Notizen und aus den bekannten „typischen Prüferfragen" einen Fragenkatalog „Radiologisches Basiswissen" zusammengestellt.

Im Frage- und Antwortspiel allein oder in der Gruppe – kann man sich ökonomisch und zuverlässig auf das kollegiale Fachgespräch vorbereiten. Der Fragenkatalog will keine systematischen Lehrbücher ersetzen und gibt daher immer wieder Hinweise auf die wichtigsten Standardwerke. Sein Ziel ist die Überprüfung des erworbenen Wissens. Durch den „Probelauf" anhand des Fragenkatalogs wird der Leser auch animiert, die entsprechenden nicht immer einfachen Sachverhalte in eigenen Worten zu formulieren. Nach einer solchen Vorbereitung kann man mit einem guten Gefühl und mit Aussicht auf Erfolg in die Facharztprüfung gehen.

Als zur Weiterbildung befugter Arzt, der sehr wohl weiß, daß wir unseren Assistenten/innen im Bereich der physikalisch-technischen Grundlagen oft weniger vermitteln als in den praktisch-klinischen Aspekten des Faches, v. a. aber auch als Prüfer in solchen Fachgesprächen wünsche ich dem Fragenkatalog eine weite Verbreitung.

Münster, im Juli 1994   Prof. Dr. med. P. E. Peters

Vorwort zur 2. Auflage

Die vor 4 Jahren entstandene Darstellung der physikalischen und technischen Grundlagen der Radiologie in Frage und Antwort entsprach dem Wunsch unserer radiologischen Kollegen. Das didaktische Konzept des Selbststudiums in Form eines Frage- und Antwortspiels führte zu einer hohen Akzeptanz.

In der 2. Auflage wurde den neuen Weiterbildungsrichtlinien und den gesetzlichen Bestimmungen Rechnung getragen. Das Kapitel *Magnetresonanztomographie* wurde neu aufgenommen und die Kapitel *Computertomographie, Digitale Radiographie* und *Sonographie* ergänzt. Das Kapitel Strahlentherapie wurde weggelassen. Die übrigen Kapitel wurden überarbeitet und erweitert.

In dieser Form kann das Buch den angehenden Radiologen, Medizinstudenten und MTRAs bei der Weiterbildung im technisch-physikalischen Bereich begleiten.

Wir hoffen, auch mit dieser Auflage das Erlernen der technischen Grundlagen der Radiologie erleichtert zu haben und wünschen weiterhin guten Erfolg bei den bevorstehenden Prüfungen.

Münster, im März 1998   A. Heppe und T. M. Link

Vorwort zur 1. Auflage

Weder im Studium noch in der Facharztausbildung lernen Mediziner, Wissensinhalte zu verbalisieren. Im Mittelpunkt der Ausbildung steht immer das Erlernen von Fakten und Wissensstoffen, wobei das Erkennen von Wissenszusammenhängen oftmals in den Hintergrund tritt.
Ziel muß es jedoch sein, sich mit Wissensinhalten bewußt auseinanderzusetzen.
Zu diesem Zweck haben wir, orientiert an den Lehrinhalten der Weiterbildungsordnung zum Arzt für Diagnostische Radiologie, Fragen zum Themenkreis physikalische und technische Grundlagen zusammengetragen; berücksichtigt wurden auch die Gesetzgebung zum Strahlenschutz (Röntgenverordnung) und die Qualitätsleitlinien der Bundesärztekammer.
Die Fragen sollen dem Kollegen, der sich auf die Prüfung zum Facharzt für Diagnostische Radiologie vorbereitet helfen, sich das Wissen aktiv anzueignen und zu lernen, Ausbildungsinhalte auch verbal zu formulieren. Ein für die Facharztausbildung notwendiges intensives Literaturstudium kann unser Fragenkatalog nicht ersetzen, jedoch hilft er bei der Gewichtung der Lerninhalte im Selbststudium. Wiederholungen wichtiger Themenkreise sind aus didaktischen Gründen gewollt.
Auch für medizinisch-technische Radiologieassistenten und Medizinstudenten ist unsere Fragensammlung bei Prüfungsvorbereitungen hilfreich.
Viel Erfolg bei der Prüfung!

Münster, im April 1994 A. Heppe und T. M. Link

Danksagung

Für die Unterstützung und Motivation bei der Entstehung des Buches danken wir Herrn Prof. Dr. P. E. Peters sehr herzlich. Frau Dr. U. Heilmann, Frau I. Haas und Frau A. Duhm ist sehr zu danken für die ausgezeichnete Kooperation und Hilfe bei der Planung und Fertigstellung des Buches.
Dank an die Herren Th. Terrahe und M. Hempel für die Anfertigung der photographischen Arbeiten.

Inhaltsverzeichnis

Radiologische Verfahren 1

Konventionelle Röntgendiagnostik 2
    Röntgenröhre 2
    Röntgenstrahlen und Strahlenqualität 22
    Aufnahmetechnik 46
    Raster 68
    Film-Folien-Systeme 78
    Filmgütekriterien 88
    Qualität/Konstanz/Filmverarbeitung 100
    Bildverstärker 112
    Generatoren 116
    Konventionelle Tomographie 122
    Mammographie 126

Digitale Radiographie 134
    Lumineszenzradiographie 134
    Bildverstärkerradiographie 140
    Subtraktionsangiographie 142

Computertomographie 144
Ultraschall 160

Magnetresonanztomographie 164
    Physikalische Grundlagen 164
    Signalgebung und ihre Parameter 180
    Pulssequenzen 188
    Artefakte 196
    Hardware – Geräte und Spulen 206
    MR-Angiographie (MRA) 212
    MR-Sicherheitsvorschriften 218

Kontrastmittel 228
    MR-Kontrastmittel 236

Gesetzliche Bestimmungen 241

Röntgenverordnung 242
Strahlenschutz 260
Meßverfahren 270

Aufnahmen mit technischen Mängeln oder Artefakten ... 281

Anhang 303

Röntgenverordnung (RöV) 305
Qualitätsleitlinien in der Röntgendiagnostik 350
Qualitätsleitlinien in der Computertomographie 385

Literatur 409

Stichwortverzeichnis 411

Radiologische Verfahren

Fragen   Konventionelle Röntgendiagnostik: Röntgenröhre

Frage 1   Erklären Sie Aufbau und Funktion einer Röntgenröhre.

Frage 2   Nennen Sie Vorteile einer Drehanode.

Antworten   **Konventionelle Röntgendiagnostik: Röntgenröhre**

Antwort 1   **Aufbau:** Wesentliche Bestandteile einer Röntgenröhre sind

1. die Kathode aus Glühwendel und Wehnelt-Zylinder (Fokussierungseinrichtung)
2. Anode (Anodenteller)
3. Vakuumgefäß.

Funktion: Durch Aufheizung des Glühwendels können Elektronen ins Vakuum der Röhre hinaustreten. Die Elektronenmenge wird über den Heizstrom (Glühtemperatur) gesteuert. Eine angelegte Spannung beschleunigt die Elektronen kollisionsfrei (Vakuumgefäß) Richtung Anode. Beim Eintritt in die Anode entsteht

1. im wesentlichen Wärmestrahlung (etwa 99%)
2. Bremsstrahlung (kontinuierliches Röntgenspektrum, etwa 1%)
3. charakteristische Röntgenstrahlung (Interaktion der Elektronen mit den Hüllenelektronen des Anodenmaterials).

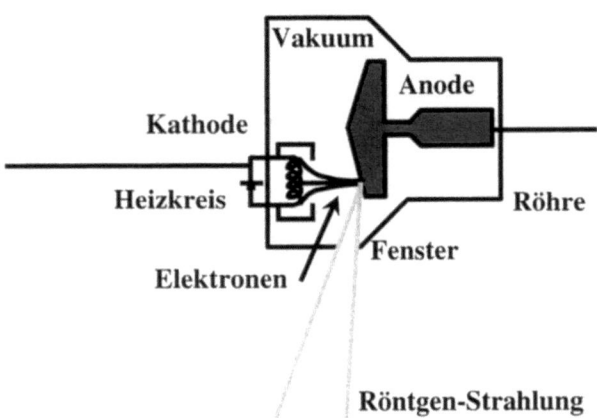

Abb. 1. Aufbau einer Röntgenröhre

Antwort 2   **Drehanoden** haben durch einen ständig wechselnden thermischen Brennfleck (Tourenzahl 8500–17500/min) verglichen mit Stehanoden eine höhere Belastbarkeit. Dies führt zu kurzen Belichtungszeiten (geringe Bewegungsunschärfe) und ermöglicht die Anwendung kleinerer Foci (geometrische Unschärfe wird reduziert). Zur Verbesserung der Wärmeableitung werden Verbundanoden und Flüssigkeitslager verwendet.

Frage 3   Was versteht man unter einem Wehnelt-Zylinder?
               Welche Funktion hat er?

Frage 4   Was verstehen Sie unter dem Begriff Sättigungsspannung?

Antwort 3 Unter einem **Wehnelt-Zylinder** versteht man die Fokussierungseinrichtung der Glühkathode. Sie umgibt den Heizfaden und bündelt die Elektronen zur Anode hin.

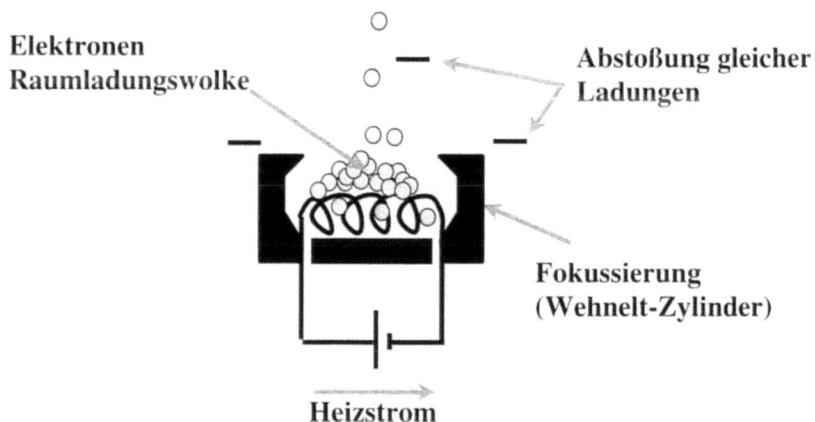

Abb. 2. Wehnelt Zylinder

Antwort 4 Die **Sättigungsspannung** ist die Röhrenhochspannung, ab der – bei konstantem Heizstrom – auch der Anodenstrom (Röhrenstrom, Dosis) konstant bleibt.
Effekt: Eine den Glühwendel umgebende Elektronenwolke wird durch verstärktes Absaugen der Elektronenschichten mit steigender Beschleunigungsspannung abgebaut. Eine weitere Dosiszunahme durch Hochspannungserhöhung ist dann nicht mehr möglich. Die **Sättigungsspannung** hängt stark vom Heizstrom ab. Röhren mit niedriger Sättigungsspannung haben einen sogenannten kleinen „Durchgriff".

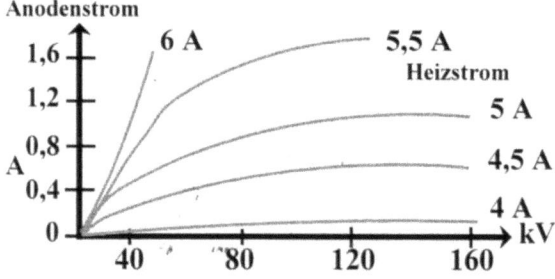

Abb. 3. Sättigungsspannung in Abhängigkeit vom Heizstrom. Die Sättigungsspannung entspricht dem kV-Wert, ab dem die dargestellten Kurven horizontal verlaufen. Hier ist der Anodenstrom trotz Erhöhung der angelegten Hochspannung konstant

Frage 5   Erläutern Sie den Begriff Röhrennomogramm.

Frage 6   Welchen Einfluß haben Röhrenspannung (kV) und Stromstärke (mAs) auf die Strahlenqualität und -quantität?

| Antworten | Konventionelle Röntgendiagnostik: Röntgenröhre | 7 |

Antwort 5   Ein **Röhrennomogramm** gibt bei vorgegebener Fokusgröße und Hochspannung (kV) die maximale Belastbarkeit der Röntgenröhre in Abhängigkeit vom mAs-Produkt an.

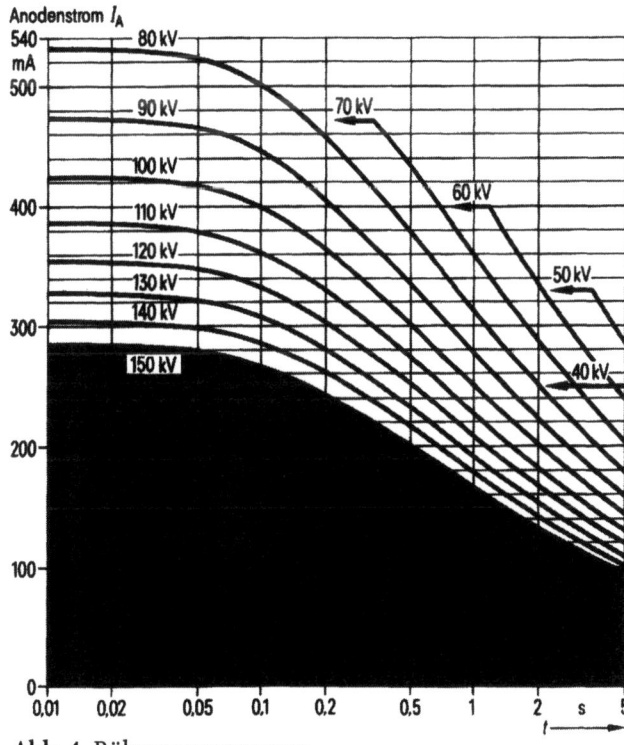

Abb. 4. Röhrennomogramm

Antwort 6   Die Veränderung der **Röhrenspannung (kV)** allein beeinflußt die Strahlenqualität, d. h. die durchschnittliche und maximale Strahlungsenergie (Härte), und die Strahlungsmenge (Dosis). Bei einer Erhöhung der Röhrenspannung (kV) wird die Härte (Energie) der Strahlung und der Durchdringungsgrad von Materie höher, die Photoabsorption nimmt ab.
Die Veränderung des **mAs-Produktes** beeinflußt nur die Strahlungsmenge (Dosis), jedoch nicht die Strahlenqualität.

Frage 7   Was ist ein Generator mit fallender Last?

Frage 8   Erläutern Sie den Aufbau einer Kathode.

Antwort 7 Generatoren arbeiten mit **fallender Last,** wenn abhängig vom Belastungsnomogramm der Röhrenstrom an die maximale thermische Belastbarkeit angepaßt wird. Der Röhrenstrom wird heizstromgesteuert mit zunehmender Expositionszeit stetig oder stufenweise zurückgenommen.
Bei **gestuft fallender Last** fällt die Stromstärke im Zeitverlauf in Stufen ab.
Bei **kontinuierlich fallender Last** werden das Belastungsnomogramm und die Stromstärkezeitkurve zur Deckung gebracht. Hierdurch läßt sich eine Optimierung der Belichtungszeit erzielen.

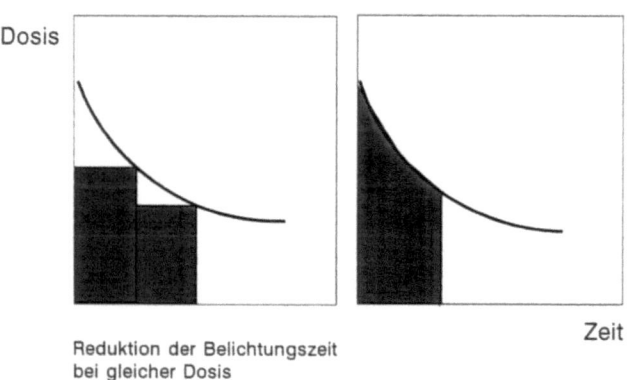

Abb. 5. Generatoren mit gestuft (*links*) und kontinuierlich (*rechts*) fallender Last

Antwort 8 Die **Kathode** besteht aus Heizfaden (in der Regel Doppelfokusröhren mit 2 Heizfäden bzw. Glühwendeln) und der Fokussierungseinrichtung, dem Wehnelt-Zylinder.

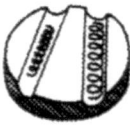 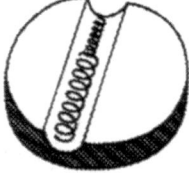

Abb. 6. Wehnelt-Zylinder mit Glühwendeln. Doppelfokusröhren mit 1 Brennfleckbahn (*links*) und 2 Brennfleckbahnen (*rechts*)

Frage 9   Wie liegen die Spiralen bei Doppelfokusröhren?

Frage 10   Was ist eine extrafokale Strahlung?

Frage 11   Was ist unter dem Begriff Stielstrahlung zu verstehen?

Antwort 9 Kleiner und großer Fokus können auf einer **Brennfleckbahn** auf der Anode liegen, wenn die Glühwendel längs nebeneinander montiert sind, oder auf zwei verschiedenen Brennfleckbahnen (mit verschiedenen Anodenneigungswinkeln), wenn sie hintereinander montiert sind.

Antwort 10 **Extrafokale Strahlung** ist Röntgenstrahlung, die nicht im Fokus entsteht und die Röntgenröhre somit in Richtungen außerhalb des Nutzstrahlenfeldes verlassen kann. Sie führt zu ungerichteten Expositionen außerhalb des Nutzstrahlenfelds und zu einer Vergrößerung der geometrischen Unschärfe. Ursache sind durch Stösse reflektierte Elektronen (Aberration), welche erneut zur Anode beschleunigt werden und an anderen Stellen Röntgenstrahlung erzeugen.

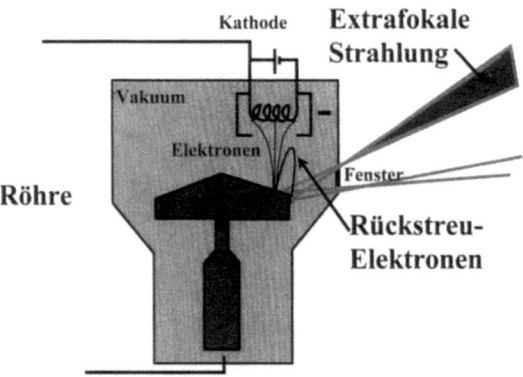

Abb. 7. Entstehung der extrafokalen Strahlung

Antwort 11 **Stielstrahlung** ist extrafokale Strahlung, bei der reflektierte Elektronen Röntgenstrahlung im Anodentellerstiel erzeugen. Es ist der größte Anteil der extrafokalen Strahlung. Zu ihr gehört auch noch die Streustrahlung, die an der Tiefenblende, am Vakuumgefäß und am Röhrengehäuse entsteht.

Fragen — Konventionelle Röntgendiagnostik: Röntgenröhre

Frage 12 Wie werden Röntgenstrahlen erzeugt?

Frage 13 Was ändert sich mit der Röhrenspannung?

Frage 14 Was ändert sich mit dem Röhrenstrom?

Frage 15 Was versteht man unter Quantenrauschen?

Frage 16 Wozu dient die einstellbare Röntgenröhrenspannung?

| Antworten | **Konventionelle Röntgendiagnostik: Röntgenröhre** | 13 |

Antwort 12 Röntgenstrahlen entstehen durch Auftreffen der von der Kathode erzeugten Elektronen auf die Anode. Hierbei kommt es

1. zur **Bremsstrahlung** (Interaktion mit dem Atomkern) und
2. zur **charakteristischen Strahlung** (Interaktion mit den Hüllenelektronen).

Das kontinuierliche Spektrum der Bremsstrahlung spielt bei der konventionellen Bildgebung (Thorax- und Skelettdiagnostik) in der Regel die größte Rolle. Die charakteristische Strahlung (Linienspektrum) ist bei der Mammographie bedeutsam.

Antwort 13 Eine Erhöhung der **Röhrenspannung** verändert die Strahlenqualität, d. h. die mittlere Energie (Härte) der Strahlung, und die Menge der Röntgenquanten nehmen zu.
Bei zunehmender Röhrenspannung kommt es zur Kontrastminderung (= Nachteil der Hartstrahltechnik). Bei gleichbleibendem Röhrenstrom nehmen die Strahlenexposition für den Patienten und die Belichtungszeit jedoch ab.

Antwort 14 Eine Vergrößerung des **mAs-Produktes** erhöht die Menge der Strahlung bzw. die Strahlendosis, ändert jedoch nicht die Qualität der Strahlung.
Dies bedeutet eine Erhöhung des Schwärzung der Aufnahme und eine höhere Strahlenexposition für den Patienten.

Antwort 15 **Quantenrauschen** ist definiert als die statistische Verteilung der auftreffenden Röntgenquanten bei sehr geringer Dosis in der Filmebene (niedrige Exposition). Je weniger Quanten zur Bildentstehung beitragen, um so stärker ist das Quantenrauschen, da die diskontinuierliche Verteilung mehr ins Gewicht fällt. Quantenrauschen tritt daher verstärkt auf bei empfindlichen Film-Folien-Systemen.

Antwort 16 Die **Röhrenspannung** bestimmt die Strahlenqualität, d. h. den Energiereichtum der Bremsstrahlung und den Objektkontrast. Geringere Röhrenspannungen führen zu höherer Absorption und damit zu höherer Strahlenexposition des Patienten.

Konventionelle Röntgendiagnostik: Röntgenröhre

Frage 17 Wozu dient der einstellbare Röntgenröhrenstrom?

Frage 18 Was verstehen Sie unter dem elektronischen Brennfleck?

Frage 19 Aus welchem Grunde ist ein großer thermischer Brennfleck erwünscht?

Frage 20 Warum sollte der optische Brennfleck möglichst klein sein?

Frage 21 Wozu dient die Ölfüllung um die Röntgenröhre?

Antworten Konventionelle Röntgendiagnostik: Röntgenröhre

Antwort 17 Eine Erhöhung des **Röhrenstroms** führt zur Erhöhung der Schwärzung des Films und damit zu einer höheren Strahlenexposition des Patienten.

Antwort 18 Der **elektronische Brennfleck** ist die Schnittfläche des Elektronenstrahlenbündels mit der Anodenoberfläche.

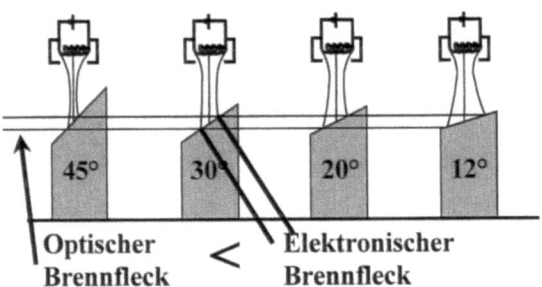

Abb. 8. Darstellung von optischem und elektronischem Brennfleck in Abhängigkeit vom Anodenneigungswinkel

Antwort 19 Ein großer **thermischer Brennfleck** (der vom Elektronenstrahlenbündel getroffene Teil der Anodenoberfläche) führt zu einer höheren Belastbarkeit und höheren Leistung der Röhre.

Antwort 20 Der **optische Brennfleck** bestimmt die Zeichenschärfe der Aufnahme. Je kleiner der optische Brennfleck, je geringer die geometrische Unschärfe.

Antwort 21 Die **Ölfüllung** dient der Wärmeabfuhr, der Isolation und dem Überlastungsschutz der Röhre.

Frage 22   Welche Anforderungen werden an das Material der Röhrenanode gestellt?

Frage 23   Wie hoch ist der Wirkungsgrad bei der Erzeugung von Röntgenstrahlen?

Frage 24   Erklären Sie den Unterschied zwischen der Wolframanode und der Molybdän- bzw. Rhodiumanode und nennen Sie die wichtigsten Einsatzgebiete.

Antwort 22

Anforderungen an das **Material der Röhrenanode** sind:

1. hoher Schmelzpunkt
2. gute Wärmeleitfähigkeit
3. hohe Ordnungszahl

Als Anodenmaterial wird in der Regel Wolfram eingesetzt, es hat eine Ordnungszahl von 74 und einen Schmelzpunkt bei 3380 Grad. Moderne Anoden sind Verbundanoden aus Wolfram (90%) und Rhenium (10%), die auf einen Molybdänkörper aufgelagert sind. Eine zusätzlich angeschweißte Graphitscheibe führt zu einer größeren Wärmeabstrahlung.
In der Mammographie wird Molybdän und Rhodium als Anodenmaterial verwendet, um einen hohen Anteil an charakteristischer Strahlung zu erzielen.

Antwort 23

Der **Wirkungsgrad** ist der Prozentsatz an aufgewandter Elektronenenergie, die in Röntgenstrahlung umgesetzt wird. Mit zunehmender Ordnungszahl des Brennfleckmaterials erhöht sich der Wirkungsgrad. Bei 100 kV Röhrenspannung beträgt der Wirkungsgrad 1%, davon gelangen nur 10% in das Nutzstrahlenbündel. Somit werden nur 0,1% der zugeführten Energie in Bremsstrahlung umgesetzt, davon ein Bruchteil in charakteristische Strahlung und ca. 99% in Wärme.

Antwort 24

In **Molybdän- und Rhodiumanoden** entsteht bei 28–45 kV Röhrenspannung charakteristische Röntgenstrahlung (Linienspektrum) in einem für die Mammographie günstigen Wellenlängenbereich für optimale Weichteilkontraste (s. Kapitel Mammographie).
Wolframanoden finden in der gesamten übrigen Diagnostik Anwendung, weil sie einen höheren Wirkungsgrad für (kontinuierliche) Bremsstrahlung erreichen und thermisch viel belastbarer sind als Molybdänanoden. In Wolframanoden entsteht bei 69 bis 130 kV Röhrenspannung zwar ebenfalls charakteristische Röntgenstrahlung, allerdings in einem für Weichteilkontrast ungünstigen Wellenlängenbereich.

Fragen — Konventionelle Röntgendiagnostik: Röntgenröhre

Frage 25 Wie viele Stromkreise hat eine Röntgenröhre?

Frage 26 Welche Funktion hat das Röhrenschutzgehäuse?

Frage 27 Wie unterscheidet sich die Metall-Keramik-Röhre von Röhren mit Glaszylinder und wie sind ihre technischen Daten?

Antworten   Konventionelle Röntgendiagnostik: Röntgenröhre   19

Antwort 25   Eine Röntgenröhre hat 2 **Stromkreise:**

1. Den Heizstromkreis zur Heizung der Kathode für die Erzeugung freier Elektronen (Heizspannung 15 V, Heizstromstärke bis zu 6 A).
2. Den Röhrenstromkreis zur Erzeugung von Röntgenstrahlen (Röhrenspannung bis 300 kV, Röhrenstromstärke bis 1000 mA).

Antwort 26   Das **Röhrenschutzgehäuse** hat mehrere Aufgaben:

1. Strahlenschutz (Bleimantel)
2. Isolation der Hochspannung nach außen, auch bei Hochspannungsüberschlägen
3. Kühlung und Überlastungsschutz der Röhre durch Öl
4. Eingrenzung des Nutzstrahlenbündels durch Anordnung von Blenden im Strahlenaustrittsfenster
5. Eigenfilterung (durch Röhrenfenster) mit insgesamt etwa 2,5 mm Al Gleichwert
6. Implosionsschutz bei plötzlichem Vakuumverlust

Antwort 27   Bei der **Metall-Keramik-Röhre** ist der Anodendurchmesser auf 120 mm vergrößert und der Anodenstiel kann beiderseitig gelagert werden. Die Röhre hat ein Ganzmetallgehäuse mit Keramikeinsätzen. Im Vergleich zu den Röntgenröhren mit Glaszylinder hat sie eine höhere Kurzzeitbelastbarkeit und Wärmespeicherfähigkeit, eine längere Lebensdauer sowie einen geringeren Anteil an extrafokaler Strahlung.

Technische Daten nach (8)
Nennspannung: 125 kV
Brennflecknenngröße: 0,6 und 1,6 mm
Eingangsnennleistung: 40 kW bei kleinem und 110 kW bei großem Fokus (0,1 s Belastungszeit)
Anodenumdrehung: 8000 und 6600 U/min
Anodendurchmesser: 120 mm
Anodenwinkel: 7°
Maximale Dauerleistung der drehenden Anode: 2000 W
Wärmespeicherfähigkeit: 1 M Joule

Frage 28   Wie sind Drehanoden aufgebaut, mit welcher Geschwindigkeit drehen sie sich?

Frage 29   Was ist ein entspannter Anodenteller?

Antwort 28 Die Drehanoden in modernen Röntgenröhren sind **Verbundanoden**: Die Brennfleckseite besteht aus einer dünnen Wolfram (90%)-Rhenium- (10%) Legierung, daran grenzt eine Molybdänzwischenschicht. Der Grundkörper besteht aus einer Legierung von Molybdän, Titan und Zirkonium. Bei Hochleistungsröhren folgt eine Graphitscheibe mit hoher Wärmeabstrahlung.

Die Tourenzahl der Drehanoden beträgt zwischen 2800 und 8500 U/min und in manchen Ausführungen bis 17 500 U/min.

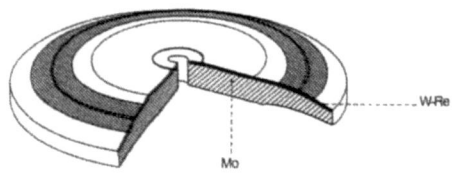

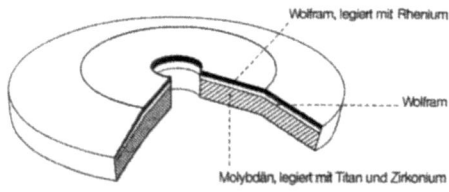

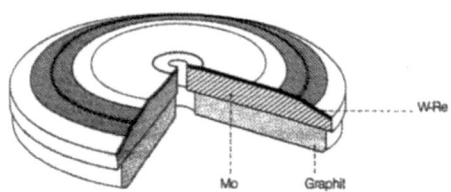

Abb. 9. Aufbau von Verbundanoden. 2-Schichtverbundanoden (*oben* und *Mitte*) und 3-Schichtverbundanode (*unten*)

Antwort 29 Zur Vermeidung von Schäden insbesondere von Rissen in der Anodenoberfläche werden Zug- und Druckspannung durch radiär angeordnete Spalten ausgeglichen, dies wird als **entspannter Anodenteller** bezeichnet.

Fragen — Konv. Röntgendiag.: Röntgenstrahlen und Strahlenqualität

Frage 1 Von welchen Parametern hängt die Absorption der Röntgenstrahlen ab?

Frage 2 Nennen Sie die physikalische Ursache der Streustrahlung in der Röntgendiagnostik!

Frage 3 Bei der Schwächung der Röntgenstrahlen ist welcher physikalische Effekt vor allem für die Streustrahlung zuständig?

Frage 4 Was verstehen Sie unter dem Compton-Effekt?

| Antworten | Konv. Röntgendiag.: Röntgenstrahlen und Strahlenqualität | 23 |

Antwort 1 Die **Absorption** wird durch das Schwächungsgesetz beschrieben. Der Unterschied zwischen Eingangs-und Ausgangsintensität wird durch eine Exponentialfunktion bestimmt. Diese Funktion wird durch die Dicke des durchstrahlten Materials und den Massenschwächungskoeffizienten berechnet. Der Massenschwächungskoeffizient ist seinerseits stark von der Energie der Strahlung (Wellenlänge der Strahlung) und der Kernladungszahl des Materials (Ordnungszahl) abhängig.
Je energieärmer und je langwelliger die Strahlung (z. B. in der Mammographie) ist, desto höher ist die Absorption.
Die Absorptionsunterschiede zwischen Weichteilen und Knochen sind bei niedriger Röhrenspannung deutlich höher als bei hoher Spannung.

Antwort 2 **Streustrahlung** tritt in der Röntgendiagnostik vorwiegend als inkohärente Compton-Streuung auf: Das Röntgenquant wird hier geschwächt wieder emittiert, dabei wird kinetische Energie auf ein Elektron übertragen und dieses wird mitabgestoßen. Der Compton-Effekt nimmt mit zunehmender Energie E (proportional $1/\sqrt{E}$) ab.

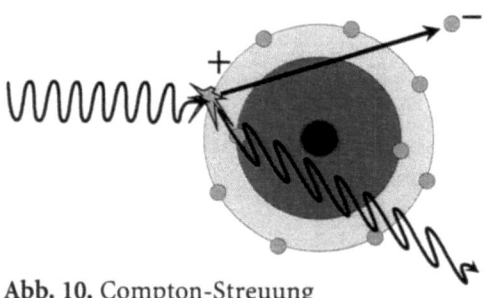

Abb. 10. Compton-Streuung

Antwort 3 Bei der Schwächung der Röntgenstrahlen wird Streustrahlung vorwiegend durch den Compton-Effekt (= inkohärente Streuung, s. Frage 2 und 4) hervorgerufen.

Antwort 4 Der **Compton-Effekt** ist die wichtigste Ursache der Streustrahlenbildung in den kV-Bereichen, die für die Röntgendiagnostik relevant sind.
Es kommt hier zu einer Richtungsänderung des Strahlenquants mit partiellem Energieverlust (s. Abb. 10).

Frage 5 Erklären Sie den Begriff Halbwertsschichtdicke.

Frage 6 Nennen Sie Unterschiede zwischen homogener und heterogener Strahlung.

Frage 7 Welche Kenngrößen gibt es zur Beschreibung der Strahlenqualität?

Frage 8 Durch welche Vorgänge erfolgt die Schwächung von Röntgenstrahlung?

Frage 9 Ab welchen kV-Bereichen erfolgt Schwächung durch Paarbildung?

Antworten	**Konv. Röntgendiag.: Röntgenstrahlen und Strahlenqualität**

Antwort 5 Die **Halbwertsschichtdicke** ist die Dicke eines Stoffes (z. B. eines Filters), die die Dosisleistung auf die Hälfte reduziert.
In der Strahlentherapie werden Halbwertschichtdicke und Röhrenspannung zur Kennzeichnung der Qualität einer Strahlung angegeben. Zur Messung der Halbwertschichtdicke werden je nach kV-Bereich Aluminium, Kupfer oder Blei (MeV-Bereich) verwendet.

Antwort 6 1. **Homogene Strahlung** = monochromatische Strahlung = Strahlung einer Wellenlänge, z. B. charakteristische Strahlung.
2. **Heterogene Strahlung** = Strahlung verschiedener Wellenlängen, z. B. Bremsspektrum (bei diagnostischer Röntgenstrahlung).
Setzt man einen Filter bei heterogener Strahlung ein, so werden bevorzugt energieärmere Quanten absorbiert, so daß die mittlere Energie des Bremsspektrums ansteigt (Aufhärtung).

Antwort 7 Kenngrößen der **Strahlenqualität:**

1. Halbwertschichtdicke
2. Homogenitätsgrad

In der Praxis werden Halbwertschichtdicke und die Röhrenspannung angegeben.

Antwort 8 Je nach kV-Bereichen erfolgt die **Schwächung** zu unterschiedlichen Anteilen durch

1. **Streuung** (Compton-Effekt)
2. **Photoabsorption** (Photoeffekt).

Bei niedrigeren Energien überwiegt der Photoeffekt, bei hohen Energien überwiegt der Compton-Effekt. Der Übergang ist fließend, beide Effekte sind z. B. in Wasser gleich häufig bei etwa 100 kV Röhrenspannung (50 keV mittlere Energie).

Antwort 9 Ab Energiebereichen von oberhalb 1,02 MeV kommt es zur **Paarbildung.** Hierbei tritt das Röntgen-Photon in Wechselwirkung mit dem Kernfeld, dabei entstehen ein Elektron und ein Positron.
Die Paarbildung hat in der Röntgendiagnostik keine Bedeutung. Jedoch kommt es in der Strahlentherapie zu derartigen Schwächungsphänomenen.

Frage 10   Man unterscheidet direkt ionisierende und indirekt ionisierende Strahlung. Nennen Sie Beispiele für

- direkt ionisierende und
- indirekt ionisierende Strahlung.

Frage 11   Von welchen Parametern hängen die Streu- und Absorptionsprozesse der Röntgenstrahlung mit Materie ab?

Frage 12   Von welchen Parametern hängt die Streustrahlung ab?

Frage 13   Warum werden Filter in der Röntgendiagnostik eingesetzt?

Frage 14   Was bewirken Filter?

Antwort 10

Direkt ionisierende Strahlung: Die geladenen Teilchen ionisieren die durchstrahlte Materie direkt. Darunter fallen z. B. Elektronen- und Protonenstrahlung.

Indirekt ionisierende Strahlung: Photonenstrahlung und nicht geladene Teilchenstrahlung (z. B. Neutronenstrahlung) führen zur Anregung und erst dann zur Ionisation der durchstrahlten Materie.

Antwort 11

Streu- und Absorptionsprozesse sind abhängig von

1. der Energie der Strahlung
2. der Dichte
3. der Dicke
4. der Ordnungszahl der durchstrahlten Materie.

Antwort 12

Die **Streustrahlung** ist abhängig von

1. der Energie der Strahlung
2. der Größe des Feldes (daher ist das Einblenden sehr wichtig)
3. der Dicke des Objekts (daher ist die Kompression sehr wichtig)
4. der Dichte des Objekts.

Antwort 13

Filter werden aus Strahlenschutzgründen, zur Reduktion des weichstrahligen Anteils des Bremsspektrums eingesetzt. Als **Ausgleichsfilter** (z. B. bei Aufnahmen der LWS seitlich) homogenisieren sie das Strahlenrelief und verbessern damit die Bildqualität.

Antwort 14

Filter bewirken

1. eine Homogenisierung und
2. eine Aufhärtung der Strahlung.

Filter absorbieren die niederenergetischen Anteile der Strahlung und reduzieren damit die Oberflächendosis beim Patienten.

Frage 15   Welche Filter werden in der konventionellen Röntgendiagnostik eingesetzt?

Frage 16   Welche Filter werden in der Mammographie eingesetzt und geben Sie die Begründung.

Frage 17   Von welchen Parametern hängt der Röhrenstrom (= Menge der Elektronen, die pro Sekunde auf die Anode auftreffen) ab?

Antwort 15 In der **konventionellen Diagnostik** benutzt man Aluminium-Filter mit einer Stärke von 2,5 mm.
In der **Mammographie** werden Eigenfilter (entsprechend 0,5–1 mm Al-Filterung), Molybdän- und Rhodiumfilter verwendet.
In der **Angiographie** gibt es Anlagen, die mit sehr dicken variablen Filtern arbeiten (bis zu 2 mm dicke Kupfer-Filter, z. B. bei Spectrabeam, Philips) und so den Strahlenschutz optimieren.

Antwort 16 In der **Mammographie** benutzt man:

1. **Molybdänfilter,** die die charakteristische Strahlung der **Molybdänanode** nahezu ungehindert passieren lassen (Resonanzphosphoreszenz) und die Hautdosis reduzieren. Dabei wird das Bremsspektrum ab der K-Absorptionskante des Molybdäns (17 keV) absorbiert,
2. **Rhodiumfilter,** die die charakteristische Strahlung der **Rhodiumanode** nahezu ungehindert passieren lassen (Resonanzphosphoreszenz) und die Hautdosis reduzieren. Dabei wird das Bremsspektrum ab der K-Absorptionskante des Rhodiums (20 keV) absorbiert.
3. **Rhodiumfilter,** die die charakteristische Strahlung der **Molybdänanode** filtern, aber die Röntgenbremsstrahlung erst ab 20 keV absorbieren, entsprechen einer weiteren Möglichkeit der Abstufung zwischen 1. und 2.

Wie bei allen anderen Röhren gibt es zusätzlich Eigenfilterung (entspricht 0,5–1 mm Al-Filterung), ein Strahlenaustrittsfenster aus Beryllium, das die charakteristische Strahlung aus der Röntgenröhre fast ungefiltert durchläßt und fokusnahe Blenden, die die extrafokale Strahlung reduzieren.

Antwort 17 Der **Röhrenstrom** ist abhängig

1. von der Höhe des Heizstroms und
2. bei einer Röhrenspannung unterhalb der Sättigung (s. Kapitel Röntgenröhre, Frage 4) zusätzlich von der angelegten Hochspannung.

| Frage 18 | Was verstehen Sie unter den Begriffen Korpuskularstrahlung und Photonenstrahlung? |

| Frage 19 | Ist eine Brechung und Beugung von Röntgenstrahlen möglich? |

| Frage 20 | Wie verhält sich die Streustrahlung bei höheren Röhrenspannungen? |

| Frage 21 | Wie beeinflußt die Spannungsänderung die Strahlenqualität? |

| Frage 22 | Was bewirken Filter? |

| Frage 23 | Was versteht man unter der Halbwertschichtdicke (HWSD)? Wird Kupfer bei diagnostischen Röntgenstrahlern als Filter verwendet? |

Antwort 18 Unter **Korpuskularstrahlung** versteht man Teilchen wie Neutronen, Alphateilchen, Elektronen und Protonen. Diese haben eine geringere Reichweite als Photonenstrahlen und eine geringere Geschwindigkeit.
Photonenstrahlung ist als elektromagnetische Strahlung (Licht, UV-, Röntgen-, Gammastrahlung) definiert.

Antwort 19 In der **Radiologie** wird ausschließlich die Schwächung von Röntgenstrahlung in Gewebe zur Bildgebung genutzt.
In der Physik werden jedoch Brechung und Beugung von Röntgenstrahlen genutzt. Die Beugung von Röntgenstrahlen an Kristallgittern ist eine Standardmethode zur Bestimmung der Struktur von Festkörpern. Spezielle Teleskope benutzen die Brechung von Röntgenstrahlen in Zylinderlinsen zur Fokussierung.

Antwort 20 Bei höheren Hochspannungsbereichen wird die **Streustrahlung** mehr in Richtung der Primärstrahlung gelenkt.
Bei Verwendung von Rastern macht sich die Streustrahlung somit bei höheren Spannungen stärker als bei geringeren bemerkbar.

Antwort 21 Die **Spannungsänderung** hat einen Einfluß auf die Härte der Strahlung und damit auch auf den Kontrast.

Antwort 22 **Filter** bewirken eine Aufhärtung und Homogenisierung der Strahlung sowie eine Verringerung der Strahlenexposition.

Antwort 23 Die **Halbwertsschichtdicke** (HWSD) gilt exakt für monochromatische Strahlung und näherungsweise auch für Bremsstrahlung und bezeichnet die Schichtdicke, die die Dosis um 50% reduziert.
Bei diagnostischen Strahlen (Hochspannungsbereich unter 150 kV) werden Cu-Filter verwendet, z. B. in der Angiographie und der pädiatrischen Radiologie zur Reduktion der Expositionsdosis (Qualitätsleitlinien der Bundesärztekammer).
In der Strahlentherapie (harte Strahlung: 150 keV–3 MeV) liegt die HWSD bei mehreren Millimetern Kupfer.

| Frage 24 | Was verstehen Sie unter der charakteristischen Röntgenstrahlung? |

| Frage 25 | Was sind Auger-Elektronen? |

| Frage 26 | Durch welche Geräteparameter wird die Qualität einer Röntgenröhre bestimmt? |

| Frage 27 | Durch welche Geräteparameter wird die Quantität der Röntgenstrahlung bestimmt? |

| Frage 28 | Durch welche Maßnahmen kann die Homogenität der Röntgenstrahlung erhöht werden? |

| Antworten | Konv. Röntgendiag.: Röntgenstrahlen und Strahlenqualität |

Antwort 24 **Charakteristische Röntgenstrahlung** entsteht neben der Bremsstrahlung an der Anode.
Sie ist gekennzeichnet durch eine Interaktion des Kathodenelektrons mit den Schalenelektronen des Anodenatoms, dabei werden durch Elektronensprünge auf den Schalen Röntgenphotonen bestimmter Energiebeträge frei. Diese Strahlung ist für die Art der Atome des Bremsmaterials typisch, sie bildet ein diskontinuierliches, sogenanntes Linienspektrum. Klinische Bedeutung hat sie in der Mammographie (s. Kapitel Mammographie).

Antwort 25 Nach Ionisation eines Atoms kann die entstandene Elektronenlücke durch Sprünge äußerer Atomelektronen gefüllt werden. Das charakteristische Photon, welches dabei freigesetzt wird, kann schon innerhalb des selben Atoms direkt zur weiteren Ionisation führen, dadurch emittierte Elektronen bezeichnet man als **Auger- Elektronen.**

Antwort 26 **Geräteparameter der Röntgenröhre** sind (nach (8))

1. die Nennspannung (Röhrenspannung = i. d. R. 125 kV)
2. das Anodenmaterial (rheniumlegiertes Wolfram)
3. Anodendurchmesser und -winkel
4. die Fokusgröße
5. Eingangsnennleistung der Anode bei thermischer Anodenbezugsleistung
6. maximale Dauerleistung
7. Wärmespeicherfähigkeit.

Antwort 27 Sie wird durch das Produkt aus Röhrenstrom und Zeit (= mAs) bestimmt. Auch eine Erhöhung der Spannung unterhalb der Sättigungsspannung führt zu einer Zunahme der Dosisleistung.

Antwort 28 Die **Homogenität der Strahlung** wird durch Verwendung von Filtern erhöht. In der Regel werden Aluminium-Filter benutzt, die eine Abnahme der niederenergetischeren, langwelligeren Strahlung bewirken und hierdurch zu einer Aufhärtung der Strahlung führen. Die Verwendung von Filtern ist gesetzlich vorgeschrieben.

Frage 29   Wie hoch sollte die Eigenfilterung bei Diagnostikröhren mindestens sein?

Frage 30   Wie hoch sollte die Zusatzfilterung bei Diagnostikröhren mindestens sein?

Frage 31   In welcher Einheit wird die Energiedosis von Strahlung angegeben und wie ist sie definiert?

Frage 32   Durch welches Gesetz wird die Schwächung von Röntgenstrahlung beim Durchgang von Materie beschrieben?

Antwort 29 Die **Eigenfilterung** der Röhre setzt sich zusammen aus Röhrenfenster, Ölschicht und Aluminumfenster des Röhrenschutzgehäuses mit 2,5 mm Aluminum-Gleichwert sowie der Tiefenblende (Spiegel, Plexiglasscheibe) mit 0,3 mm Aluminum-Gleichwert.
Die **Gesamtfilterung** besteht aus der Eigenfilterung der Röhre und den Zusatzfiltern. Sie beträgt in der Regel 4 mm Aluminium-Gleichwert bei Thorax- und Skelettdiagnostik sowie 0,5–1 mm Aluminium-Gleichwert bei der Mammographie.

Antwort 30 Der Al-Gleichwert der **Zusatzfilter** von Diagnostikröhren sollte zusätzlich zur Eigenfilterung (2,5 mm Aluminium-Gleichwert), je nach Einsatzgebiet ca. 1,5 mm Aluminium-Gleichwert betragen (s. Frage 29).

Antwort 31 Die **Energiedosis** wird in Gray (Gy) angegeben, diese ergibt sich aus dem Quotienten von Joule und Kilogramm.

$$\text{Dosis} = \frac{\text{absorbierte Energie}}{\text{Masse}} = \frac{J}{kg}$$

Antwort 32 Das Schwächungsgesetz beschreibt die Schwächung von Röntgenstrahlen beim Durchgang von Materie. Die Formel lautet:

Schwächungsgesetz: $I = I_0 \cdot e^{-\mu \cdot d}$

I = Intensität der aus der Materie austretenden Strahlung
I_0 = Intensität der auf die Materie auftreffenden Strahlung
e = Basis des natürlichen Logarithmus
μ = Linearer Schwächungskoeffizient der durchstrahlten Materie, abhängig von der Strahlenqualität und dem durchstrahlten Stoff
d = Dicke der Materie

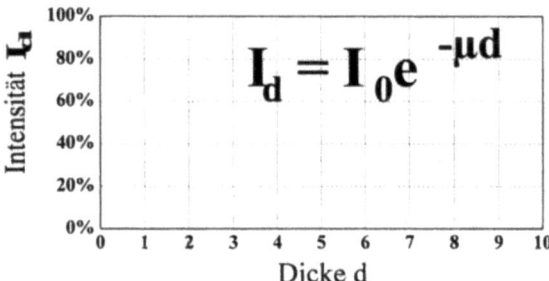

Abb. 11. Schwächungsgesetz

Frage 33 Was versteht man unter der effektiven Äquivalentdosis?

Frage 34 Was versteht man unter dem Massenabsorptionskoeffizienten und wie bestimmt man ihn?

Frage 35 Welche Wechselwirkung gibt es zwischen elektromagnetischer Strahlung und Materie?

Frage 36 Welcher Schwächungseffekt dominiert bei der Anwendung von Röntgenstrahlen an Patienten?

Frage 37 Aus welchen beiden Anteilen setzt sich die Röntgenstrahlung einer Röntgenröhre zusammen?

Frage 38 Was versteht man unter dem Streuzusatz?

| Antworten | Konv. Röntgendiag.: Röntgenstrahlen und Strahlenqualität | 37 |

Antwort 33 Die **Äquivalentdosis** entspricht der Energiedosis multipliziert mit einem dimensionslosen Bewertungsfaktor q. Dieser gibt die relative biologische Wirksamkeit der Strahlung an und beträgt bei Röntgen- und Gammastrahlung 1, d. h. er gibt an, um wieviel die Strahlung im Vergleich zu Röntgen- und Gammastrahlung wirksamer ist.
Die Äquivalentdosis wird in Sievert (Sv) angegeben. Sie spielt für den Strahlenschutz eine gewichtige Rolle.
Die **effektive Äquivalentdosis** entspricht der **Äquivalentdosis** multipliziert mit der Summe der organspezifischen Wichtungsfaktoren (w_1).

effektive Äquivalentdosis = Summe w_1 · (q · Energiedosis)

Antwort 34 Der **Massenabsorptionskoeffizient** entspricht dem linearen Schwächungskoeffizienten dividiert durch die Dichte.

$$\text{Massenabsorptionskoeffizient} = \frac{\text{linearer Schwächungskoeffizient}}{\text{Dichte}}$$

Antwort 35 Es kommt zur **Ionisation** und damit zur Radikalbildung, die für die Wirkung auf biologische Systeme verantwortlich ist.

Antwort 36 Bei der Anwendung von Röntgenstrahlen an Patienten dominieren je nach keV-Bereich 2 Wechselwirkungen:

1. **Photoabsorption,** im niederenergetischen Bereich bis 30–40 keV.
2. **Compton-Streuung** bzw. inkohärente Streuung im höherenergetischen Bereich (über 100 keV).

Antwort 37 Die **Röntgenstrahlung** setzt sich zusammen aus

1. dem kontinuierlichen Bremsspektrum (= überwiegender Anteil) und
2. einem kleineren Anteil charakteristischer Strahlung (Linienspektrum, spielt bei der Mammographie eine wichtige Rolle).

Antwort 38 Unter **Streuzusatz** versteht man den Anteil an Streustrahlen, der in der Bildebene zusammen mit der Primärstrahlung zur Filmschwärzung beiträgt.

Frage 39   Charakterisieren Sie Röntgen- und Gammastrahlen.

Frage 40   Worin besteht der Unterschied zwischen Röntgen- und Gammastrahlen?

Frage 41   Wie kommt es zur Schwächung der Röntgenstrahlen?

Frage 42   Von welchen Faktoren ist die Absorption abhängig?

| Antworten | Konv. Röntgendiag.: Röntgenstrahlen und Strahlenqualität | 39 |

Antwort 39 Sowohl **Röntgen- als auch Gammastrahlen** sind elektromagnetische Schwingungen, die sich mit Lichtgeschwindigkeit ausbreiten und durch eine bestimmte Frequenz und Wellenlänge charakterisiert sind.

Antwort 40 Die beiden Strahlungen unterscheiden sich bezüglich ihrer Entstehung.

- **Gammastrahlen** entstehen durch radioaktiven Zerfall (Kern).
- **Röntgenstrahlen** entstehen auf zwei Arten:
  1. Bremsstrahlung (kontinuierliches Spektrum), d. h. schnelle Elektronen werden an einem Hindernis/Anode bzw. an Atomkernen abgebremst.
  2. Charakteristische Strahlung, d. h. es finden Prozesse in der Atomhülle statt. Elektronen werden aus den inneren Schalen entfernt und die freien Schalenplätze werden durch Elektronen höherer Niveaus besetzt. Hierbei wird Energie in Form charakteristischer Strahlung frei.

Antwort 41 Die **Abnahme der Intensität** der Röntgenstrahlen beim Durchdringen von Materie erfolgt durch:
Photoeffekt (Absorption), klassische Streuung, Compton-Streuung, Paarbildung und Kernreaktion.
In der **Röntgendiagnostik** haben die Photoabsorption sowie die Compton-Streuung die größte Bedeutung (s. Frage 8).

Antwort 42 Die **Absorption** ist abhängig von der Dicke, Dichte und Ordnungszahl der durchstrahlten Materie sowie von der Wellenlänge der Röntgenstrahlen.

| Frage 43 | Wo nutzt man in der Radiologie die Abhängigkeit der Absorption von der Ordnungszahl? |

| Frage 44 | Wo nutzt man die Abhängigkeit der Absorption von der Ordnungszahl zu diagnostischen Zwecken? |

| Frage 45 | Charakterisieren Sie Alpha-, Beta-, und Gammastrahlung. |

| Frage 46 | Was ist Beta-Strahlung? Welche Bedeutung hat Sie in der Röntgendiagnostik? |

| Frage 47 | Wie ist der Bewertungsfaktor bei Röntgen-, Gamma-, Beta-, Alpha- und Neutronenstrahlung? |

Antworten Konv. Röntgendiag.: Röntgenstrahlen und Strahlenqualität

Antwort 43 Man nutzt Materialien mit hoher Ordnungszahl im Rahmen des Strahlenschutzes, z. B. Blei (Pb) bei der Herstellung von **Strahlenschutzbekleidung**. Bedingt durch die hohe Ordnungszahl (Pb hat die Ordnungszahl 82) bewirkt die Strahlenschutzbekleidung eine gute Röntgenstrahlenabsorption. Dennoch ist sie für ca. 10% der Strahlung durchlässig.
Ein weiteres Anwendungsgebiet sind Bleilamellen in Streustrahlenrastern.

Antwort 44 Bei der Herstellung von **Röntgenkontrastmitteln** nutzt man die Abhängigkeit der Absorption von der Ordnungszahl zu diagnostischen Zwecken. So hat Jod die Ordnungszahl 53 und Barium die Ordnungszahl 56.

Antwort 45 Alle drei Strahlungsarten entstehen beim radioaktiven Zerfall.
1. **Alphastrahlung:** Korpuskularstrahlung bestehend aus Heliumkernen.
2. **Betastrahlung:** Korpuskularstrahlung bestehend aus Elektronen und Positronen.
3. **Gammastrahlung:** Elektromagnetische sog. Photonenstrahlung.

Antwort 46 **Betastrahlung** ist Korpuskularstrahlung bestehend aus Elektronen. Sie hat in der Röntgendiagnostik keine Bedeutung, wohl aber in der Nuklearmedizin.

Antwort 47 Die Bewertungsfaktoren betragen für
Röntgen- und Gammastrahlen   1
Beta- und Elektronenstrahlen   1
Alphastrahlen   10–20
Neutronen   3–10 (geschwindigkeitsabhängig, je langsamer, desto wirkungsvoller)

Frage 48 Was versteht man unter der relativen biologischen Wirksamkeit (RBW)?

Frage 49 Wie entsteht Röntgenstrahlung?

Frage 50 Charakterisieren Sie die Röntgenstrahlen und ordnen Sie die Röntgenstrahlen in das elektromagnetische Spektrum ein.

Frage 51 Wie groß ist die Wellenlänge der Röntgenstrahlen?

Frage 52 Wie hoch ist die Frequenz der Röntgenstrahlen?

Frage 53 Was verstehen Sie unter ultraharter Röntgenstrahlung?

	Konv. Röntgendiag.: Röntgenstrahlen und Strahlenqualität	

Antwort 48   Die **RBW** wird experimentell ermittelt durch den Vergleich einer 200-kV-Standardstrahlung (mit geringem linear energy transfer (**LET**) bzw. geringer Energieabgabe im biologischen Gewebe) mit der zu beurteilenden Strahlung.
Sie entspricht dem Quotienten aus der Energiedosis der Standardstrahlung (nach Schwächung durch die Materie) durch die Energiedosis der zu bestimmenden Strahlung. Je geringer der Nenner, umso mehr Energie wird an das biologische Gewebe abgegeben.
Alphateilchen z. B. haben eine sehr hohe LET, aber auch eine entsprechend geringe Reichweite.

Antwort 49   **Röntgenstrahlung** entsteht durch die Abbremsung von Elektronen in einem Target bzw. einer Anode. Hier ensteht die sog. Bremsstrahlung (s. Kapitel Röntgenröhre).

Antwort 50   Röntgenstrahlen sind **elektromagnetische Strahlen** mit einer Wellenlänge im Nanometerbereich und einer Frequenz von ca. $3 \cdot 10^{12}$ bis $3 \cdot 10^{14}$ MHz, oberhalb des UV-Bereichs (8).

Antwort 51   **Wellenlänge:** 10 nm–10 pm (10^{-9} = nano, 10^{-12} = pico)

Antwort 52   **Frequenz:** $3 \cdot 10^{12}$ bis $3 \cdot 10^{14}$ MHz.

Antwort 53   **Ultraharte Röntgenstrahlen** haben eine Energie von 1–50 MeV und werden in der Strahlentherapie eingesetzt.

Frage 54 Welche Wechselwirkungen der Röntgenquanten mit den Elektronen der Atomhülle treten auf und sind Ausdruck der Schwächung von Röntgen- oder Photonenstrahlen? Nennen Sie praktische Anwendungen.

Frage 55 Wie verhalten sich die Absorptionskoeffizienten bei höheren Energien und zunehmender Spannung?

Frage 56 Was versteht man unter Fluoreszenz und wo spielt sie eine Rolle?

Antwort 54 Schwächung

1. *Photoabsorption:* Das Röntgenquant wird absorbiert, die Energie auf ein Elektron der Atomhülle übertragen, dieses wird emittiert und ein ionisiertes Atom bleibt zurück. Die Photoabsorption überwiegt im langwelligen, niederenergetischen Strahlenbereich und spielt in der konventionellen Weichstrahldiagnostik die größte Rolle. Bei höheren Ordnungszahlen ist sie stärker ausgeprägt, dies macht man sich *praktisch* bei der Verwendung von Bleischürzen sowie bei Verwendung von Barium und Jod als Kontrastmittel zunutze.
2. *Streuung:* Die Compton-Streuung an einem Elektron tritt im gesamten diagnostischen Röntgenspektrum auf. Sie ist im Gegensatz zur Photoabsorption nur wenig abhängig von der Energie der Strahlung und von der Ordnungszahl des durchstrahlten Materials (Streuung am quasi-freien Elektron). Aufgrund der starken Abnahme der Photoabsorption mit zunehmender Energie der Strahlung nimmt jedoch das Verhältnis von Compton-Streuung zu Photoabsorption mit zunehmender Energie zu.

Antwort 55

Bei **zunehmender Energie** bzw. Spannung kommt es zu einer zunehmenden Angleichung der Absorptionskoeffizienten und damit zu einem geringeren Kontrast zwischen Geweben unterschiedlicher Dichte.

Antwort 56

Unter **Fluoreszenz** versteht man die spontane Lumineszenz, die während der Bestrahlung von geeigneten Leuchtstoffen auftritt. Die in der Leuchtfolie aufgenommene Energie wird spontan in Form von sichtbarem Licht wieder abgegeben.
Praktische Bedeutung hat dies bei Film-Folien-Kombinationen. Die hier verwendeten fluoreszierenden Stoffe sind z. B. Seltene Erden und Kalziumwolframat.

Frage 1   Nennen Sie die Vor- und Nachteile einer Hartstrahl- und Weichteilstrahlaufnahme.

Frage 2   Nennen Sie Anwendungsbereiche der Hartstrahltechnik.

Antworten   **Konventionelle Röntgendiagnostik: Aufnahmetechnik**   47

Antwort 1   **Hartstrahltechnik**

Vorteile:
1. Dosisreduktion
2. Verringerte Expositionszeit
3. Reduktion der Bewegungsunschärfe
4. Verlängerte Lebensdauer der Röhre
5. Objekte mit stark variierender Dichte (z. B. Thorax) lassen sich mit ausnutzbarem Schwärzungsumfang abbilden, d. h. zu dichte Anteile werden nicht vollständig unterbelichtet (=weiß) und wenig dichte Strukturen werden nicht extrem überbelichtet (=schwarz).

Nachteile:
1. Geringer Objektschwärzungsumfang (Differenz zwischen maximaler und minimaler Schwärzung) mit geringem Objektbereich (Differenz zwischen maximalem und minimalem Dosiswert des abgebildeten Objekts). Bei der Thoraxaufnahme ist dies jedoch ein Vorteil.
2. Geringer Kontrast.

Weichstrahltechnik

Vorteile:
1. Großer Objektschwärzungsumfang
2. Hoher Kontrast

Nachteile:
1. Hohe Dosis
2. Hohe Exposition des Patienten
3. Verlängerte Expositionszeit

Antwort 2   **Hartstrahlaufnahmen** kommen bei deutlich variierender Dichte des Objekts mit großen Kontrastunterschieden und zur Reduktion der Strahlendosis zur Anwendung. Als Indikationen sind Thoraxaufnahmen, Magen-Darm-Diagnostik und Schwangerschaftsaufnahmen anzuführen.

Frage 3 Welche Qualitätsanforderungen an eine Thoraxaufnahme sollten erfüllt sein?

Frage 4 Wie korreliert die Ordnungszahl zur Belichtungszeit, Röhrenbelastung, Schwächung sowie zur Haut- und Volumendosis? Welchen Einfluß haben Fokusgröße und verwendetes Film-Folien-System?

Frage 5 Wie werden Thoraxaufnahmen auf Intensivstation angefertigt?

Frage 6 Welche Technik reduziert die Streustrahlung in der Bildebene und erfordert daher kein Raster?

Antwort 3

Entsprechend den Leitlinien der Bundesärztekammer sollten folgende **Qualitätsanforderungen** erfüllt werden:

1. Symmetrische Darstellung des Thorax in Inspiration.
2. Abbildung der Gefäße bis in die Lungenperipherie.
3. Darstellung der kostopleuralen Grenze von der Lungenspitze bis zum Zwerchfellrippenwinkel.
4. Visuell scharfe Abbildung von Gefäßen, Hilus, Herzrand und Zwerchfell.
5. Einsicht in retrokardiale Lunge und Mediastinum.

Desweiteren müssen die **technischen Qualitätsrichtlinien** berücksichtigt werden:

1. Aufnahmeart: Rasterwandgerät
2. Streustrahlenraster: 12/40 oder 8/40
3. Fokus-Film-Abstand: 180 (150–200) cm
4. Aufnahmespannung 125 (110–150) kV
5. Expositionszeit: < 20 ms
6. Film-Folien-System mit Empfindlichkeitsklasse $S = 400$ (200)
7. Brennfleckgröße: max. 1,3 mm
8. seitliche Meßkammer rechts bei der Thorax p.a. Aufnahme.

Antwort 4

Je höher die **Ordnungszahl**, umso größer sind Belichtungszeit, Röhrenbelastung, Schwächung sowie Haut- und Volumendosis.

Zur Erhöhung der Röhrenleistung bei hohen Dichten bzw. Ordnungszahlen empfehlen sich größere Focusse, zur Reduktion der Strahlendosis empfindlichere Folien.

Antwort 5

Thoraxliegendaufnahmen auf Intensivstation werden in der Regel ohne Belichtungsautomatik erstellt, kV und mAs werden manuell eingestellt (Größenordnung 85 kV, 3 mAs), der Fokusfilmabstand sollte mehr als 1 m betragen.

Antwort 6

Ohne Raster bedient man sich der **Groedel-Technik** (Abstandstechnik). Die Vergrößerung des Objekt-Filmabstands bewirkt eine Verminderung der Streustrahlung, z.B. bei der Lungenhartstrahltechnik mit einem Fokus-Film-Abstand von 3 Metern und einem Objekt-Film-Abstand von 20 cm.

Frage 7 Wie ändert sich die Strahlenintensität bei unterschiedlichen Abständen von der Strahlenquelle?

Frage 8 Was versteht man unter Parallaxe?

Frage 9 Wie wird die Vergrößerung bestimmt? Nennen Sie die Formel zur Bestimmung der Vergrößerung.

Frage 10 Warum sind Hartstrahlaufnahmen von Vorteil und wann werden sie eingesetzt?

Frage 11 Was bewirkt die Dosis-Leistungs-Automatik bei der Durchleuchtung?

Frage 12 Sie möchten bei der Thoraxaufnahme p. a. die Gonaden schützen? Wo bringen Sie die Bleiabdeckung an?

Frage 13 Was versteht man unter harter Röntgenstrahlung bzw. unter Hartstrahltechnik?

Antwort 7 Die Strahlendosis ändert sich entsprechend des **Abstandsquadratgesetzes**, z. B. reduziert sich die Strahlendosis auf ein Viertel bei Verdopplung des Abstandes von der Strahlenquelle.

Antwort 8 Unter **Parallaxe** versteht man den Winkel, unter dem 2 Details vom Fokus aus gesehen werden. Durch Drehung oder Bewegung der Strahlenquelle parallel zur Bildebene ändert sich die Parallaxe.

Antwort 9 Die Formel der **Vergrößerung** (V) lautet:
$$V = \frac{\text{Fokus}-\text{Film}-\text{Abstand}\ (= \text{FFA})}{\text{Fokus}-\text{Objekt}-\text{Abstand}\ (= \text{FOA})}$$

Antwort 10 **Vorteile von Hartstrahlaufnahmen** sind

1. die Herabsetzung der somatischen Strahlenbelastung
2. die Verkürzung der Belichtungszeit
3. die Herabsetzung des Objektkontrastes (Strahlenkontrast).

Sie werden in der Lungendiagnostik, Magen-Darm-Diagnostik, bei Schwangerschafts- und Wirbelsäulenaufnahmen angefertigt.

Antwort 11 Die **Dosis-Leistungs-Automatik** bewirkt, daß eine optimale Anpassung des Röhrenstroms an die Erfordernisse des durchleuchteten Objekts gewährleistet ist.

Antwort 12 Entsprechend einer Studie von Lenzen et al. („Wirkung des Gonadenschutzes bei verschiedenen Untersuchungsverfahren", Deutsche Gesellschaft für Medizin-Physik, Erfurt, 1994) führt das Anlegen der **Bleischürze dorsal** bei der Thoraxaufnahme zu einer größtmöglichen Reduktion der Gonadendosis. Zur Dosisüberprüfung wurden experimentell Messungen an einem Rumpfphantom mit Bleischürze ventral und dorsal durchgeführt.

Antwort 13 Bei der **Röntgenhartstrahltechnik** werden Röntgenaufnahmen mit einer Aufnahmespannung von 110–150 kV angefertigt.

Frage 14 Was versteht man unter Weichstrahltechnik?

Frage 15 Ist die Exposition an den Gonaden bei der Hartstrahltechnik oder bei der Weichstrahltechnik bei der Röntgenaufnahme des Thorax größer?

Frage 16 Welche Vorteile bietet die Hartstrahltechnik bei der Thoraxaufnahme?

Frage 17 Werden Aufnahmen des Ellenbogens, des Unterarms und des Sprunggelenks mit oder ohne Raster durchgeführt?

Frage 18 Werden Aufnahmen des Schultergelenkes mit oder ohne Raster durchgeführt?

Antwort 14 Unter **Weichstrahltechnik** versteht man Aufnahmen, die mit einer niedrigen Aufnahmespannung (< 100 kV) erstellt werden, z. B. bei der Mammographie mit 25–32 kV.

Antwort 15 Die **Gonadenexposition** ist höher bei der Hartstrahltechnik infolge des höheren Anteils an Streustrahlung, die bis zu den Gonaden vordringt. Bei Weichstrahltechnik wird mehr Strahlung im Körper absorbiert, entsprechend ist die somatische Strahlenbelastung bei der Weichstrahlaufnahme deutlich höher (8).

Antwort 16 Die Vorteile der **Hartstrahltechnik** sind
1. Dosisreduktion
2. verringerte Expositionszeit
3. Reduktion der Bewegungsunschärfe
4. verlängerte Lebensdauer der Röhre
5. Verringerung des Objektschwärzungsumfangs und hierdurch, Anpassung an den vorgegebenen Bildumfang, so können Lunge, Knochen und Weichteile diagnostisch verwertbar abgebildet werden.

Antwort 17 Laut den Qualitätsleitlinien der Bundesärztekammer sollen **Aufnahmen des Ellbogens, des Unterarms und des Sprunggelenks** ohne Raster durchgeführt werden.

Antwort 18 Laut den Qualitätsleitlinien sollen **Aufnahmen des Schultergelenks** mit Raster durchgeführt werden.

Frage 19   Welche aufnahmetechnischen Besonderheiten sind bei pädiatrischen Aufnahmen zu beachten?

Frage 20   Welche Parameter können bei einer Halbautomatik frei gewählt werden?

Frage 21   Was versteht man unter einem Vorfilter?

Frage 22   Was versteht man unter einem Ausgleichsfilter?

Frage 23   Welche Funktion hat die Tiefenblende?

Frage 24   Wie verändert sich die Strahlenexposition bei einer Erhöhung der Röhrenspannung von 70 auf 77 kV?

Konventionelle Röntgendiagnostik: Aufnahmetechnik

Antwort 19 Bei **pädiatrischen Aufnahmen** sind folgende Besonderheiten zu beachten (s. auch Qualitätsleitlinien):

1. Anfertigung der Aufnahmen ohne Raster aus Gründen des Strahlenschutzes (wenn Körperdurchmesser < 12–15 cm). Bei größeren Körperdurchmessern sollten Raster (r = 8) verwendet werden.
2. Verwendung hochempfindlicher Filmfolienkombinationen (S ≥ 400)
3. Anwendung zusätzlicher Filter (z. B. Cu)
4. Leistungsfähige Generatoren mit kurzen Schaltzeiten (≤ 5 ms)
5. Ausreichende Immobilisation
6. Exakte Einblendung des Nutzstrahlenbündels, insbesondere auch zum Schutz der Gonaden
7. Fakultativ digitale Radiographie, zur Vermeidung von Fehlexpositionen und so zur Senkung der Strahlenexposition.

Antwort 20 Bei der **Halbautomatik** lassen sich herstellerabhängig meist Hochspannung, Belichtungskammern, Schwärzung und Fokus frei wählen.

Antwort 21 **Vorfilter** liegen zwischen Tiefenblende und Röhre. Sie dienen der Reduktion der Hautoberflächendosis.

Antwort 22 **Ausgleichsfilter** dienen dem Schwärzungsausgleich bei unterschiedlicher Dicke und Dichte des Objekts. Damit führen sie zu einer Homogenisierung des Strahlendosisprofils hinter dem Patienten (in der Bildebene). Ein Einsatzgebiet ist z. B. die seitliche LWS-Aufnahme. Ausgleichsfilter werden zwischen Tiefenblende und Patient angebracht.

Antwort 23 Die **Tiefenblende** führt durch Einblendung des Strahlenfeldes zur Verbesserung der Bildqualität (Verminderung der Streustrahlung) und zur Reduktion der Strahlenexposition.

Antwort 24 Bei einer Erhöhung der Röhrenspannung von 70 auf 77 kV kommt es zu einer Reduktion der Exposition auf die Hälfte.

56　Fragen　　Konventionelle Röntgendiagnostik: Aufnahmetechnik

Frage 25　Was verstehen Sie unter einem Belichtungspunktesystem?

Frage 26　Wie verhält sich die Dosis bei einer Erhöhung um 3 Belichtungspunkte?

Frage 27　Welche Faktoren müssen bei freier Einstellung zur optimalen Belichtung berücksichtigt werden?

Frage 28　Welche Parameter beeinflussen die Schwärzung?

Frage 29　Durch welche Hilfsmittel ist eine Verminderung der Strahlenexposition bei gleichzeitiger Verbesserung der Bildqualität möglich?

| Antworten | Konventionelle Röntgendiagnostik: Aufnahmetechnik | 57 |

Antwort 25 Bei manueller Belichtung soll ein **Belichtungspunktesystem** die Einstellung geeigneter Belichtungsparameter erleichtern: + 1 BP ändert die Belichtung um 30%.
Dabei werden mAs, kV, Fokus-Film-Abstand, Folien und Filme, Raster, Einblendung, Patientendicke, Generatoren aber auch Gipsverbände berücksichtigt
+ 1 BP erhöht die Dosis mit Faktor 1,3; er kompensiert die Objektdicke um 1 cm.
+ 3 BP verdoppeln die Belichtung, kompensieren eine Objektdicke von 3 cm und erhöhen die Dosis auf das Doppelte.
Die Erniedrigung von 70 auf 60 KV, sowie die Erhöhung des Fokus-Film-Abstands von 1 auf 1,4 m erfordern eine Erhöhung um 3 BP (8).

Antwort 26 Eine Erhöhung um 3 BP führt zu einer Verdoppelung der Dosis und zu einer entsprechenden Zunahme der Filmschwärzung.

Antwort 27 Entsprechend des Belichtungspunktesystems werden bei der freien Belichtung mAs, kV, Fokus-Film-Abstand, Folien und Filme, Raster, Einblendung, Patientendicke, Generatoren, aber auch Gipsverbände berücksichtigt (s. oben).

Antwort 28 Folgende **Parameter beeinflussen die Schwärzung:**

1. Dosis
2. Strahlenqualität
3. Fokus-Film-Abstand
4. Schwächung im Objekt
5. Filter
6. Empfindlichkeit des Film-Folien-Systems
7. Gradation des Films.

Antwort 29 Die **Verminderung der Exposition bei gleichzeitiger Verbesserung der Bildqualität** ist möglich durch

1. Filter
2. Kompression des durchstrahlten Volumens und
3. Einblendung.

Frage 30	Welchen Nachteil haben fokusnah angebrachte Blenden?	
Frage 31	Was versteht man unter paradoxen Abbildungen?	
Frage 32	Warum ist das Herz bei Liegendaufnahmen größer?	
Frage 33	Wie funktioniert die Belichtungsautomatik bei Film-Folien-Kombinationen und wie bei der Durchleuchtung?	

| Antworten | Konventionelle Röntgendiagnostik: Aufnahmetechnik | 59 |

Antwort 30 **Fokusnah angebrachte Blenden** bewirken in der Bildebene eine unscharfe Feldbegrenzung.

Antwort 31 Bei Details, die kleiner als der Brennfleck sind, kann es bei entsprechend weitem Objekt-Film-Abstand (höhere Vergrößerung) zu paradoxen Schattenbildungen kommen.

Antwort 32 Die Ursachen des **größeren Herzdurchmessers bei der Liegendaufnahme (Thorax a.p.)** sind

1. geringer Fokus-Film-Abstand (1 m)
2. in der a.p.-Projektion ist das Herz filmfern
3. Zwerchfell steht im Liegen höher
4. der venöse Rückfluß ist im Liegen ausgeprägter.

Antwort 33 **Belichtungsautomatik**

1. **Film-Folien-Kombinationen:** Während der Aufname wird vor der Kassette mit anwählbaren Meßkammern die Dosisleistung ermittelt und über die Zeit integriert. Beim Erreichen eines voreingestellten Wertes wird entsprechend der gewählten Filmschwärzung abgeschaltet. Die (Ionisations-) Meßkammern sind mit Metallfilmen beschichtet, an denen durch die Röntgenstrahlen Elektronen emittiert werden, welche Luftmoleküle ionisieren und in der Meßkammer einen der Strahlenmenge proportionalen Stromfluß hervorrufen.
2. **Durchleuchtung:** Hier erfolgt eine kontinuierliche Dosisleistungsregelung. Der Belichtungsautomat reguliert kontinuierlich Röhrenspannung und Röhrenstrom so, daß eine konstante mittlere Dosisleistung am Bildverstärkereingang erreicht wird.

Konventionelle Röntgendiagnostik: Aufnahmetechnik

Frage 34 Wo erfolgt die Bestimmung der Abschaltdosis bzw. wie sind Dosismeßkammern, Raster und Film-Folien-Kombination bei normaler Aufnahmetechnik und in der Mammographie angeordnet?

Antwort 34 Bestimmung der Abschaltdosis bei verschiedenen Aufnahmetechniken

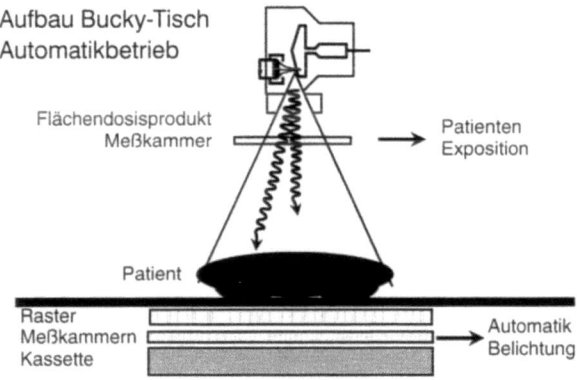

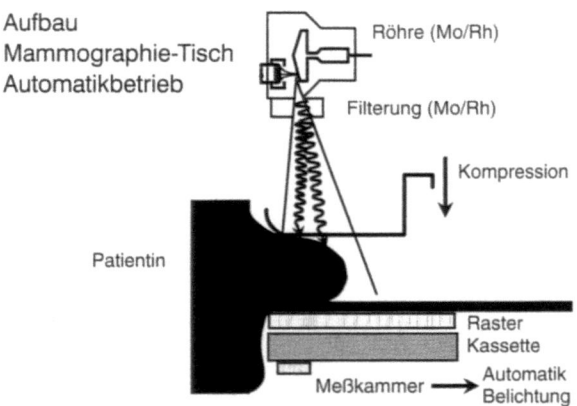

Abb. 12. Anordnung der Dosismeßkammern bei der normalen Aufnahmetechnik (*oben*) und bei der Mammographie (*unten*)

- Bei der *normalen Röntgenaufnahmetechnik* liegt die **Dosismeßkammer** zur Bestimmung der Abschaltdosis zwischen Raster und Film-Folien-Kombination.
- Bei der *Mammographie* liegt die Dosismeßkammer hinter dem Raster und der Film-Folien-Kombination, weil sie sonst auf dem Film abgebildet würde (extrem weiche Strahlung mit hohem Kontrast).

Frage 35   Wodurch ist die geometrische Unschärfe bedingt?
            Welche Unschärfen kennen Sie?

Frage 36   Wodurch ist die geometrische Unschärfe (Halbschatten) beeinflußbar?

Frage 37   Eine Aufnahme ist an beiden Seiten unterbelichtet, was überprüfen Sie?
            Sie ist nur an einer Seite unterbelichtet, was überprüfen Sie dann?

Antwort 35 Nach dem Strahlensatz besteht folgende Beziehung:

$$U_g = F \times \frac{OfA}{FOA}$$

d. h. die **geometrische Unschärfe** (U_g) ist abhängig vom Objekt-Film-Abstand (OfA), der Fokusgröße (F) und dem Fokus-Objekt-Abstand (FOA).
Neben der geometrischen Unschärfe gibt es die **Bewegungsunschärfe** und die **Film/Folienunschärfe**.

Antwort 36 Die **geometrische Unschärfe** U_g wird beeinflußt durch

1. die Brennfleckgröße (Fokus)
2. durch den Objekt-Film-Abstand (OfA)
3. durch den Fokus-Objekt-Abstand (FOA)

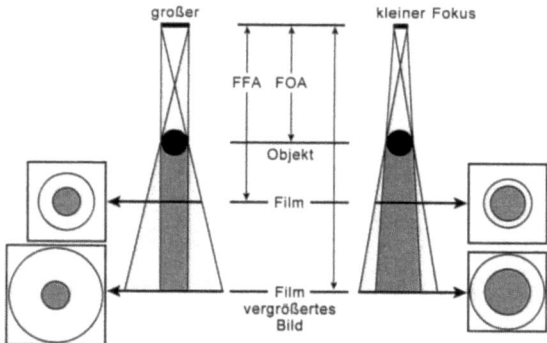

Abb. 13. Abhängigkeit der Unschärfe von der Fokusgröße und dem Objekt-Film-Abstand bzw. der Vergrößerung (FfA = Fokus-Film-Abstand, FOA = Fokus-Objekt-Abstand).

Antwort 37 Für mit Raster erstellte Aufnahmen gilt bei derartig fehlbelichteten Aufnahmen:

- Die Aufnahme ist **defokussiert,** d. h. es muß der Film-Fokus-Abstand dem eingesetzten Raster angepaßt werden.
- Die Aufnahme ist **dezentriert,** d. h. der Zentralstrahl trifft nicht die Mitte des Rasters. Die Position der Röhre muß entsprechend korrigiert werden.

Frage 38 Was ist der Unterschied zwischen Objektkontrast und Filmkontrast?

Frage 39 Was verstehen Sie unter der Modulationsübertragungsfunktion (MÜF/MTF)?

Antworten   Konventionelle Röntgendiagnostik: Aufnahmetechnik   65

Antwort 38   Unter dem **Objektkontrast** versteht man das Strahlenrelief, das nach Durchdringung des Objekts besteht. Er ist von der Härte der Strahlung und Objektfaktoren (Dichte, Dicke, Ordnungszahl) abhängig.
Unter dem **Filmkontrast** versteht man den Kontrast in der Filmebene, sozusagen die Umwandlung des Strahlenreliefs durch Belichtung des Films. Dieser ist abhängig von der Gradation des Filmes und von der Entwicklung, d. h. der Temperatur des Entwicklers, der Zeitdauer und der Aktivität des Entwicklers.

Antwort 39   Die **Modulationsübertragungsfunktion** (MÜF, MTF) dient der Beurteilung der Qualität bzw. der Auflösung optischer Übertragungssysteme mit Hilfe von Strich- oder Sinusrastern. Gemessen wird die Kontraständerung als Funktion der Auflösung (6).
Die MÜF wird aus den Amplituden der einzelnen Kontraste ermittelt. Der Kontrast wird gegen die Auflösung in LP/mm aufgetragen, die abfallende Kurve entspricht der MÜF.

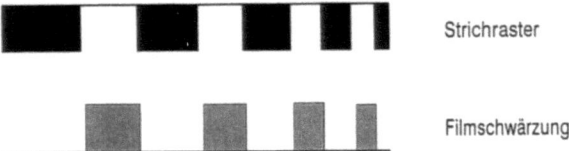

Abb. 14. Strichraster und Filmschwärzung

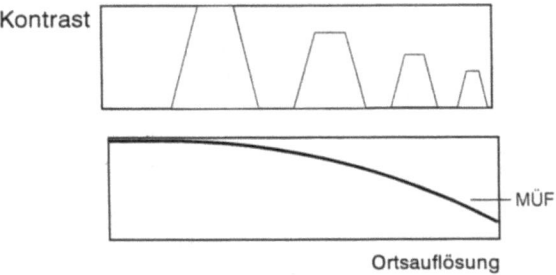

Abb. 15. Kontrast in Abhängigkeit von der Ortsauflösung. Modulationsübertragungsfunktion, Abnahme der Intensität, mit der immer kleinere Details noch abgebildet werden

Frage 40	Nennen Sie Maßnahmen zur Verringerung der geometrischen Unschärfe.	

Frage 41 Wie groß soll der Fokus-Film-Abstand mit Rücksicht auf die größenrichtige Abbildung sein?

Frage 42 Welchen Fokusabstand wählen Sie bei einer Thorax- und Mammographie-Aufnahme?

Frage 43 Wo kommen folienlose Filme zur Anwendung?

Antworten **Konventionelle Röntgendiagnostik: Aufnahmetechnik** 67

Antwort 40   Die **geometrische Unschärfe** läßt sich **reduzieren** durch
1. einen kleinen Fokus
2. Reduktion des Objekt-Film-Abstandes
3. Vergrößerung des Fokus-Objekt-Abstandes.

Antwort 41   Der Fokus-Film-Abstand soll im allgemeinen mindestens das Fünffache der Objektdicke betragen.

Antwort 42   Der Fokus-Film-Abstand (FfA) soll bei *Thoraxaufnahmen* 2 m (nach den Qualitätsleitlinien der Bundesärztekammer: 1,5–2 m) und bei der *Mammographie* 60 cm (nach den Qualitätsleitlinien der Bundesärztekammer: ≥ 60 cm) betragen.

Antwort 43   **Folienlose Filme** kommen heute nur noch als Zahnfilme zur Anwendung. Früher wurden auch bei der Mammographie und bei den peripheren Extremitäten, z. B. bei rheumatologischen Fragestellungen, folienlose Filme eingesetzt.

Frage 1 Welche Kennungen muß ein Streustrahlenraster haben?
Welche Raster gibt es?

Frage 2 Nennen Sie die Rastereigenschaften, wovon hängen Sie ab?
Wie unterscheiden sich Weichstrahl- und Hartstrahlraster?

Antwort 1 — Rasterkenngrößen:

1. Schachtverhältnis r (s. Abb. 16),
2. Linienzahl,
3. Fokussierungsabstand in cm oder Parallelraster (nicht fokussiert),
4. stoffliche Beschaffenheit der Lamellen,
5. Röhrenseite.

Raster kann man nach verschiedenen Kriterien einteilen. Es gibt

1. Weich- und Hartstrahlraster
2. Raster aus verschiedenen Materialien z. B. Blei, Wolfram, mit hohen Ordnungszahlen
   Pb = Ordnungszahl 82
   W = Ordnungszahl 74
3. motorisch angetriebene Raster (Katapult-, Schwingraster), feststehende Raster (Parallelraster) und Kreuzraster.

Schachtverhältnis: $r = \dfrac{h}{D}$

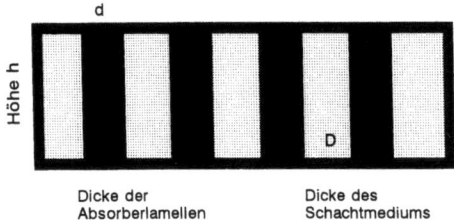

Abb. 16. Raster und Schachtverhältnis (h = Höhe der Rasterlamellen, D = Dicke des Schachtmediums)

Antwort 2

Raster reduzieren die Streustrahlung am Film. Die Rastereigenschaften hängen ab vom verwendeten Material des Rasters, der Linienzahl pro cm, dem Schachtverhältnis r, der Selektivität und der Rasterfokussierung (s. Abb. 17, S. 71).
Weichstrahlraster haben eine niedrigere Linienzahl und ein niedrigeres Schachtverhältnis als Hartstrahlraster, z. B. 4 (= Schachtverhältnis)/27 (= Linienzahl) bei Weichstrahlrastern und 8/40 bei Hartstrahlrastern.

Frage 3   Erläutern Sie die Rasterfaktoren.

Frage 4   Aus welchem Material besteht ein Streustrahlenraster?

Frage 5   Nennen Sie Kenngrößen eines Rasters!

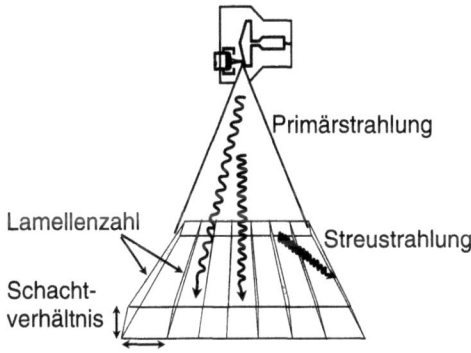

Abb. 17. Streustrahlenraster

Antwort 3
1. **Schachtverhältnis r:** Unter dem Schachtverhältnis r versteht man den Quotienten aus der Höhe der Bleilamellen h durch die Dicke des Schachtmediums D (= Material zwischen den Lamellen mit minimaler Absorption).
2. Linienzahl = **Lamellenzahl:** Die Anzahl der Absorberlamellen pro cm. In der Regel werden Raster mit 40 Linien verwandt.
3. **Fokussierungsabstand** in cm: Absorberlamellenwinkel und Strahlendivergenz stimmen in dem vorgegebenen Abstand überein.
4. **Material:** In der Regel Blei.

Antwort 4
Es gibt Raster aus verschiedenen **Materialien,** z. B. Blei und Wolfram, i. d. R. werden Bleiraster verwendet.
Das Schachtmedium besteht aus organischem Material (Papier, Polyethylen) mit minimaler Absorption.

Antwort 5
Rasterkenngrößen:

1. Schachtverhältnis r (Quotient aus Höhe der Bleilamellen h und Dicke des Schachtmediums D = Abstand der Bleilamellen voneinander)
2. Linienzahl (Lamellen/cm)
3. Fokussierungsabstand in cm
4. stoffliche Beschaffenheit der Lamellen
5. Röhrenseite.

Frage 6	Nennen Sie die Kenngrößen für ein Thorax- und ein Mammographieraster.
Frage 7	Was steht auf einem Raster?
Frage 8	Wie wird die Fokussierung beim Raster angegeben?
Frage 9	Was versteht man unter dem Begriff Selektivität?
Frage 10	Wodurch ist ein Raster definiert? Welches Schachtverhältnis ist normal?
Frage 11	Wie hoch ist das Schachtverhältnis und die Linienzahl eines Rasters in der Röntgendiagnostik, beispielsweise bei Thoraxaufnahmen und in der Mammographie?

Antworten	Konventionelle Röntgendiagnostik: Raster

Antwort 6 Raster für **Thoraxaufnahme:** i. d. R. 12 (= r)/40 (= Lamellenzahl), 150 (= Fokussierungsabstand), Pb (= Material), Röhre.
Raster für **Mammographie:** i. d. R. 4/27, 60, Pb, Röhre.

Antwort 7 Auf dem Raster stehen:
Schachtverhältnis r
Lamellenzahl n
Fokussierungsabstand
Lamellenmaterial
Röhrenseite,
z. B. 12/40, 150, Pb, Röhre.

Antwort 8 Der **Fokussierungsabstand** wird in cm angegeben.
Absorberlamellenwinkel und Strahlendivergenz stimmen in dem vorgegebenen Abstand überein.

Antwort 9 Die **Selektivität** charakterisiert die Wirksamkeit eines Rasters. Sie entspricht dem Quotienten von Primärstrahlendurchlässigkeit und Streustrahlendurchlässigkeit in %.
Die Primärstrahlendurchlässigkeit beträgt bei den meisten Rastern 60–70%, ist aber von der Energie der Strahlung abhängig. Es gelten folgende Beziehungen:

Je höher die Selektivität des Rasters, um so wirksamer ist es.
Je höher die Spannung, um so geringer die Selektivität.
Je höher die Selektivität, um so größer die Absorption im Raster und somit umso höher die Strahlenexposition des Patienten.

Antwort 10 Ein Raster ist durch die **Rasterkenngrößen** (s. oben) definiert, diese sind abhängig von den untersuchten Regionen, bei Thorax z. B. 12/40, 150, Pb, Röhre.

Antwort 11 Schachtverhältnis und Linienzahl betragen bei
Thoraxaufnahmen i. d. R. 8/40 oder 12/40,
(bei Bettaufnahmen auch 5/40, Parallelraster) und
Mammographieaufnahmen i. d. R. 4/27.

Konventionelle Röntgendiagnostik: Raster

Frage 12   Wie verändert sich die Selektivität eines Rasters mit zunehmender Röhrenspannung?

Frage 13   Was versteht man unter defokussierten und dezentrierten Rastern?

Frage 14   Wo werden Parallelraster eingesetzt?

Antwort 12 Mit zunehmender **Röhrenspannung** nimmt die Selektivität ab, da die Röntgenstrahlen mehr in Richtung der Primärstrahlung gestreut werden, die Streuung somit geringer ist und mehr Streustrahlung das Raster passieren kann. Außerdem nimmt die Durchlässigkeit der Absorberlamellen zu.

Antwort 13 Unter **defokussierten** Rastern versteht man einen zu großen oder zu geringen Abstand vom Fokus zum Raster.
Ein **dezentriertes Raster** wird durch eine Gegeneinanderverschiebung von Raster und Fokus in der Horizontalen verursacht, in der Regel als Folge einer Verschiebung der Röhre.

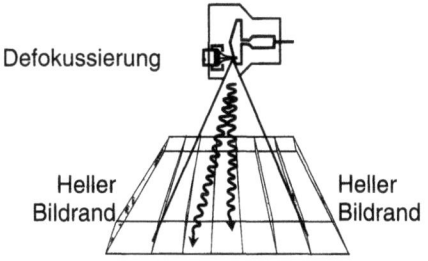

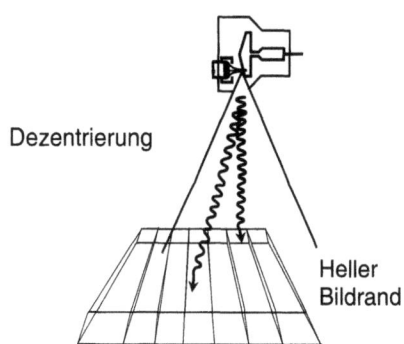

Abb. 18. Defokussierung (*oben*), Dezentrierung (*unten*)

Antwort 14 Bei stark variierenden Fokus-Film-Abständen, insbesondere bei Aufnahmen auf der Intensivstation, verwendet man **Parallelraster**. Der Fokussierungsabstand ist unendlich, was zu einer vermehrten Absorption der Primärstrahlung in den Randpartien und entsprechend einer helleren Randzone der Aufnahmen führt.

Konventionelle Röntgendiagnostik: Raster

Frage 15   Warum werden pädiatrische Aufnahmen ohne Streustrahlenraster durchgeführt?

Frage 16   Was versteht man unter einem hochselektiven Raster?

Frage 17   Wer war Bucky?

Antworten Konventionelle Röntgendiagnostik: Raster 77

Antwort 15 Durch Verwendung von Rastern kommt es zu einer **Erhöhung der Strahlenexposition,** je nach den Kenngrößen bis um den Faktor 2. Neben der Streustrahlung wird auch ein Teil der Primärstrahlung durch das Raster absorbiert.
Bei dünnen Objekten besteht eine geringe Streustrahlung, so daß hier ohne nennenswerte Einbuße bei der Aufnahmequalität auf Raster verzichtet werden kann.

Antwort 16 Ein **hochselektives Raster** hat ein hohes Schachtverhältnis, eine große Lamellenzahl und dementsprechend einen höheren Dosisbedarf.
Das Verhältnis Primärstrahlendurchlässigkeit zur Streustrahlendurchlässigkeit ist hoch.

Antwort 17 G. Bucky war der Erfinder des Streustrahlenrasters (1880–1963), Streustrahlenraster werden seit 1913 benutzt.
Veraltete Ausdrücke sind: Bucky-Aufnahme, Bucky-Tisch, Bucky-Blende.

Fragen — Konventionelle Röntgendiagnostik: Film-Folien-Systeme

Frage 1 Welche in der diagnostischen Radiologie eingesetzten Folien kennen Sie?

Frage 2 Wodurch wird die Folienunschärfe bedingt?

Konventionelle Röntgendiagnostik: Film-Folien-Systeme

Antwort 1   **Folien** kann man nach unterschiedlichen Kriterien einteilen:
1. Einteilung nach der *fluoreszierenden Substanz:*
   - Calcium-Wolframat-Folien (diese Folien sollten jedoch heute wegen ihres hohen Dosisbedarfs nicht mehr verwendet werden),
   - Seltenen-Erden-Folien.
2. Einteilung nach der *Empfindlichkeit* (S): Folgende Empfindlichkeitsklassen werden unterschieden: 50, 100, 200, 400, 800er Systeme. Der Dosisbedarf in der Filmebene (in μGy) errechnet sich durch Division von S durch 1000.
3. Folien für *spezielle Untersuchungen:* Ausgleichsfolien, Verlaufsfolien (bei Aufnahmen von Körperorganen mit größeren Absorptionsunterschieden, z. B. bei der „LWS seitlich" werden Folien, die partiell höher verstärkend sind, angewendet; der hohe Verstärkungsbereich ist mit einem Pluszeichen, der geringere Verstärkungsbereich mit einem Minuszeichen gekennzeichnet). Diese werden allerdings nur noch selten verwendet, vorgezogen werden Ausgleichsfilter, da sie die Exposition bereits vor dem Patienten den Organen anpassen (Strahlenschutz).

Antwort 2   Die **Folienunschärfe** wird zum einen durch die Kristallgröße (5–10 nm) und zum anderen durch die Folienschichtdicke bestimmt. Mit zunehmender Folienschichtdicke wächst die Unschärfe. Reflexionseffekte und *Cross-over Effekte* bewirken eine zusätzliche Unschärfe. Beim Cross-over Effekt tritt das Fluoreszenzlicht auf die gegenüberliegende Emulsionsschicht des Films über und schwärzt diese (4). Cross-over Effekte können durch Verwendung von Film- Folien-Systemen mit Anti-Cross-over Schicht vermieden werden.

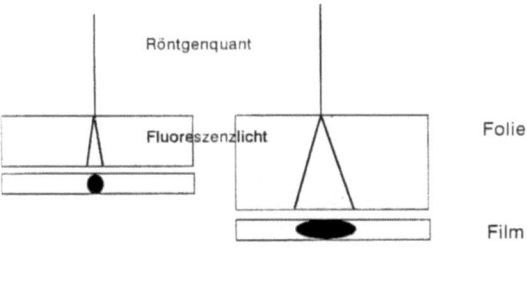

Abb. 19. Bildunschärfe in Abhängigkeit von der Foliendicke

Frage 3 Was ist der Unterschied zwischen Calcium-Wolframat- und Seltenen-Erden(SE)-Folien?

Frage 4 Welche Folien setzt man wann ein?

Antwort 3   Die **Seltenen-Erden-Folien** haben einen höheren Wirkungsgrad bei der Umwandlung von Röntgenstrahlen in sichtbares Licht und eine höhere Röntgenabsorption. Bei gleicher Bildqualität lassen sich mit den Seltenen-Erden-Folien Dosissenkungen um 50% gegenüber **Calcium-Wolframat-Folien** erzielen.
Seltene-Erden-Folien emittieren überwiegend grünes, seltener auch blaues Licht, **Calcium-Wolframat-Folien** emittieren vorwiegend blaues Licht.

Antwort 4   In der Regel werden aus Strahlenschutzgründen Seltene-Erden-(SE)-Folien angewendet.

Tabelle 1. Beziehung zwischen Dosisbedarf und Auflösungsvermögen für SE-Folien. (Cave: In den Qualitätsleitlinien (DIN 6868 Teil 50) findet sich eine ähnliche Tabelle, bei der jedoch die Ortsauflösung für Calcium-Wolframat-Folien angegeben wird.)

Empfindlichkeit S	Dosis μGy	Auflösung LP/mm	Anwendung
(12) – 25	40	ca. 10	Mammographie, Hand und Fuß bei rheumatologischen Fragestellungen
50 (feinstzeichnend)	20	4,8	Peripheres Extremitätenskelett bei bestimmten Fragestellungen
100 (feinzeichnend)	10	4,0	Peripheres Extremitätenskelett
200 (Universalfolien)	5	3,4	Periphere Extremitäten und Schulter, Schädel, HWS, (Thorax)
400 (hochverstärkend)	2,5	2,8	Extremitäten (Oberschenkel, Hüftgelenk), Schädel, BWS, LWS, Becken, Thorax, Abdomen, Magen-Darm-Diagnostik
800 (höchstverstärkend)	1,25	2,4	LWS seitlich, Schwangerschaft, Harntrakt, Vergrößerungstechnik

Frage 5   Was bewirkt das Folienlicht am Film?

Frage 6   Welche Bedeutung haben Film-Folien-Systeme?

Frage 7   Welche Film-Folien-Kombination verwendet man üblicherweise bei einer Fokusgröße von 1,2 mm?

Frage 8   Bei welchen Untersuchungen setzt man Film-Folien-Kombinationen der Empfindlichkeitsklasse 50, 100, 200 oder 400 ein?

Frage 9   Wie hoch ist das Auflösungsvermögen bei Film-Folien-Kombinationen?

| Antworten | Konventionelle Röntgendiagnostik: Film-Folien-Systeme | 83 |

Antwort 5   Das **Folienlicht** führt zur Schwärzung des Films. Ca. zu 95% wird der Film durch das Folienlicht (Fluoreszenz) und nur zu 5% durch die Röntgenstrahlen selbst geschwärzt.

Antwort 6   **Film-Folien-Systeme** führen zu einer Reduktion der Strahlenexposition des Patienten. Die Folien werden durch die Röntgenstrahlen zur Fluoreszenz angeregt, der Film wird zu 95% durch dieses Fluoreszenzlicht geschwärzt und nur zu 5% durch die Röntgenstrahlen.

Antwort 7   Bei **größerem Focus** kommen höher verstärkende Film-Folien-Systeme zur Anwendung (z. B. 400er Systeme), da die geometrische Unschärfe hoch ist und die geometrische Unschärfe und die Unschärfe des Film-Folien-Systems immer gleich sein sollten. Durch eine feinzeichnende Folie würde die Strahlenexposition erhöht, ihre Auflösung würde jedoch infolge der geometrischen Unschärfe nicht ausgenutzt.

Antwort 8   (s. Frage 4, S. 81)

- *50er und 100er Systeme*, z. B. für Hände, Füße bei rheumatologischen Fragestellungen und Hyperparathyreoidismus.
- *200er Systeme*, z. B. für periphere Extremitäten, Schulter, HWS, Schädel, (Thorax).
- *400er Systeme*, z. B. BWS, LWS, Becken, Abdomen, Magen-Darm-Trakt, Thorax, Schädel.
- *800er Systeme*, z. B. seitliche LWS, (unvermeidbare) Schwangerschaftsaufnahmen, Vergrößerungsradiographie, Harntrakt.

Antwort 9   (s. Frage 4, S. 81)
Je nach Empfindlichkeit der Film-Folien-Kombination beträgt die Ortsauflösung für SE-Folien (10):

bei 50er Systemen   ca. 4,8 LP/mm,
bei 200er Systemen   ca. 3,4 LP/mm,
bei 400er Systemen   ca. 2,8 LP/mm,
bei 800er Systemen   ca. 2,4 LP/mm.

(Die Ortsauflösung von folienlosen Filmen beträgt im Vergleich dazu bis 50 LP/mm, bei jedoch 40fach höherem Dosisbedarf im Vergleich zu 400er Systemen).

Frage 10 Wie verändert sich das Auflösungsvermögen in LP/mm bei Anwendung von Film-Folien-Kombinationen unterschiedlicher Empfindlichkeit?

Frage 11 Wovon hängt der Dosisbedarf einer Film-Folien-Kombination ab?

Frage 12 Besteht eine Beziehung zwischen dem Wirkungsgrad der Folie und der Röhrenspannung?

Frage 13 Wie verändert sich die Ortsauflösung bei Verwendung von Film-Folien-Kombinationen im Vergleich zur Verwendung von folienlosen Filmen?

Frage 14 Warum werden heutzutage fast ausschließlich SE-Folien verwandt?

Frage 15 Wo werden einseitig beschichtete Filme eingesetzt?

Frage 16 Was versteht man unter orthochromatischen und panchromatischen Filmen?

| Antwort 10 | Je höher die **Empfindlichkeitsklasse,** desto niedriger die Auflösung in LP/mm, z. B. bei 400 SE (Seltene Erden)-Folien ca. 2,8 LP/mm, bei 200 SE 3,4 LP/mm und bei 100 SE 4,0 LP/mm. |

| Antwort 11 | Der **Dosisbedarf** hängt von mehreren Faktoren ab:
1. Verstärkungsfolie (Seltene-Erden, Calcium-Wolframat)
2. Empfindlichkeitsklasse (50/100/200/400/800)
3. Filmempfindlichkeit, (dabei muß beachtet werden, daß die Spektren von Film und Folienlicht aufeinander abgestimmt sind). |

| Antwort 12 | Mit zunehmender Spannung kommt es zu einer Reduktion des Wirkungsgrades, die Photoabsorption nimmt ab und die Folie hat eine geringere Verstärkung. |

| Antwort 13 | Die **Ortsauflösung** bei Verwendung von Folien ist gegenüber folienlosen Filmen deutlich niedriger. Dies liegt daran, daß die fluoreszierenden Kristalle der Leuchtschicht erheblich größer sind als die Silberhalogenidkristalle der Photoemulsion (s. auch Frage 2). |

| Antwort 14 | **SE-Folien** senken die Dosis bei gleicher Detailerkennbarkeit gegenüber Calcium-Wolframat-Folien noch einmal um 50% ab. Sie verbessern bei gleicher Dosis die Detailerkennbarkeit um den Faktor 1,4. |

| Antwort 15 | **Einseitig beschichtete Filme** werden als Mammographiefilme, 100 mm-Kamerafilme, Laserkamerafilme und Kopierfilme eingesetzt. |

| Antwort 16 | **Orthochromatische Filme:** die Farbempfindlichkeit befindet sich im blau-grünen Bereich (350–600 nm). Sie werden in grün emittierenden SE-Folien benutzt. (Rotlichtentwicklung).
Panchromatische Filme: die Farbempfindlichkeit deckt das gesamte Spektrum ab (350–670 nm). (Dunkelentwicklung). |

Frage 17 Welche Beziehung besteht zwischen dem Verstärkungsfaktor und dem Auflösungsvermögen einer Folie?

Frage 18 Beschreiben Sie den Aufbau einer Röntgenkassette.

Antworten Konventionelle Röntgendiagnostik: Film-Folien-Systeme 87

Antwort 17 **Verstärkungsfaktor und Auflösungsvermögen** haben eine gegenläufige Beziehung, d. h. je höher der Verstärkungsfaktor, um so geringer ist das Auflösungsvermögen.
Beispiele nach DIN 6868 für $CaWO_4$-Folien (Qualitätsleitlinien der Bundesärztekammer) und für SE-Folien:

S = 100: 3,4 LP/mm ($CaWO_4$) bzw. 4,0 LP/mm (SE)
S = 200: 2,8 LP/mm ($CaWO_4$) bzw. 3,4 LP/mm (SE)

Antwort 18 Die **Filmkassetten** bestehen in der Regel aus einer Kunststoffvorderwand und einer -hinterwand. Dazwischen befindet sich das Film-Folien-System, bestehend aus der Vorder- und Hinterfolie, die den Film umgeben. Die Hinterfolie ist bei Seltenen-Erden-(SE)-Folien dicker als die Vorderfolie.

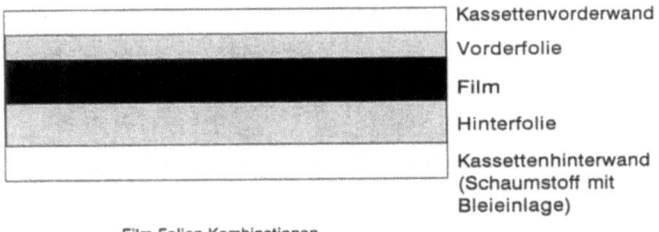

Abb. 20. Aufbau einer Röntgenkassette im Querschnitt

Konventionelle Röntgendiagnostik: Filmgütekriterien

Frage 1   Was verstehen Sie unter der Schwärzungskurve eines Röntgenfilms? Beschreiben Sie die einzelnen Bereiche der Kurve.

Antwort 1

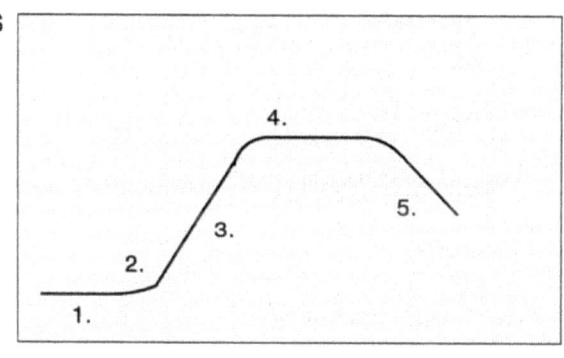

Abb. 21. Schwärzungskurve eines Röntgenfilms

Erläuterung: Optische Dichte bzw. Schwärzung (= S) und Intensität mal Zeit (= mAs) (Dosis) werden gegeneinander aufgetragen. Die Kurve hat 5 Bereiche:

1. Schleier bzw. Unterlage (optische Dichte nicht größer als 0,04–0,2)
2. Durchhang
3. Mittelteil (gerader Teil)
4. Schulter
5. Solarisationsteil.

Der lineare bzw. gerade Bereich spielt in der Röntgendiagnostik die wichtigste Rolle, sein Anstiegswinkel charakterisiert das Kontrastverhalten des Films. Je steiler der Winkel, desto höher der Kontrast bei gleichem Belichtungs- bzw. Dosisbereich; oder von der Dosis her betrachtet: je steiler der Winkel (Anstieg), desto kleiner der Dosisbereich, in dem die Kurve linear verläuft.

Grenzwerte der physikalischen Größen:

1. Die optische Dichte sollte bei allen Film-Folien-Kombinationen im Bereich 0,8–1,2 liegen (Nettodichte).
2. Dichte von Schleier und Unterlage sollte 0,25 nicht überschreiten.
3. Der Grenzwert des visuellen Auflösungsvermögens (Erkennbarkeitsgrenze) soll in der Regel größer als 2,4 Linienpaare pro Millimeter (LP/mm) sein.

Frage 2   Woran erkennen Sie einen mangelnden Film-Folien-Kontakt?

Frage 3   Nennen Sie Ursachen für die Braunfärbung eines Bildes.

Frage 4   Wodurch wird eine Schleierung bewirkt?

Frage 5   Was verstehen Sie unter dem Begriff Gradation?

| Antwort 2 | Ein unzureichender **Filmfolienkontakt** bewirkt eine partielle Unschärfe des Films. Bei Verdacht auf unzureichenden Filmfolienkontakt kann ein Gittertest durchgeführt werden. |

| Antwort 3 | Der Film hat einen Braunstich und ist kontrastarm

1. bei erschöpftem Entwickler
2. unzureichender Fixierung. |

| Antwort 4 | Die **Grundschwärzung bzw. die Grundschleierung** des unbelichteten nicht entwickelten Filmes setzt sich zusammen aus der Unterlage des Films (abhängig vom Schichtträger, bei Clearbase-Filmen $S = 0{,}04$ und bei Bluebase-Filmen $S = 0{,}06{-}0{,}008$) und der chemischen Schleierbildung der Emulsion (8).
Der **Grundschleier nimmt zu** bei

- der Überschreitung der Lagerungsfrist der Filme
- unsachgemäßer Lagerung
- der Überschreitung der optimalen Entwicklungszeit
- zu hoher Entwicklertemperatur
- Vorbelichtung
- Verunreinigung des Entwicklers mit Fixierer
- zu hoher Entwicklerkonzentration. |

| Antwort 5 | Unter **Gradation** versteht man die Steilheit des geraden Anteils der Schwärzungskurve (= Gradationskurve, Abb. 22, S. 93) (s. Frage 1).
Sie wird auch Kontrastfaktor genannt. Je höher die Gradation, um so kontrastreicher der Film bei gleichem Objekt, jedoch abnehmenden Belichtungs- bzw. Dosisbereich. Die Gradation sollte für Standardfilme zwischen 2,5 und 3,2 liegen. Für Lungenaufnahmen haben sich sogenannte L-Filme (Latitude) mit Gradienten zwischen 2,2 und 2,7 bewährt. |

Frage 6   Erklären Sie Quantenrauschen und wie ist es beeinflußbar?

Frage 7   Wodurch kann die Bewegungsunschärfe minimiert werden?

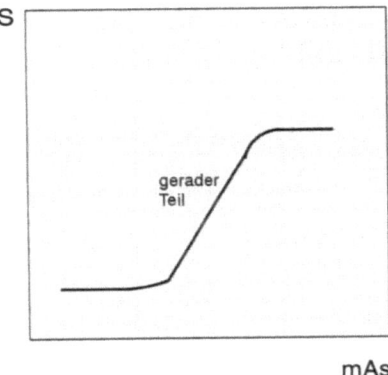

Abb. 22. Gerader Teil einer Schwärzungskurve

Antwort 6 Mit **Quantenrauschen** bezeichnet man die zufällige statistische Verteilung von Röntgenquanten im bildgebenden System. Die räumlichen Abstände zwischen den Röntgenquanten werden mit abnehmender Dosis immer größer. Das Quantenrauschen ist daher bei niedriger Dosis, d. h. empfindlichen Film-Folien-Systemen stärker, da hier sehr wenig Quanten zur Belichtung des Films erforderlich sind.

Das Quantenrauschen hat direkten Einfluß auf die Bildqualität. Einer der Parameter der Bildqualität ist das Signal-zu-Rausch-Verhältnis bzw. SNR (Signal to Noise Ratio).

$$SNR = \frac{Signal}{Rauschen}$$

Das Signal korreliert mit der Quantenzahl N, das Rauschen korreliert negativ mit der Wurzel aus der Quantenzahl.

Da bei **digitalen Systemen** die optische Dichte sich mit der Dosis nicht ändert, sieht man mit abnehmender Dosis ein deutlich zunehmendes Quantenrauschen bei gleicher optischer Dichte. Auch bei hochempfindlichen Film-Folien-Systemen ist das Quantenrauschen deutlicher ausgeprägt.

Antwort 7 Die **Bewegungsunschärfe** kann reduziert werden durch

1. Reduktion der Belichtungszeit
2. Kompression (Verringerung des Körperquerdurchmessers und dadurch kürzere Belichtungszeit) und
3. Fixation bzw. stabile Lagerung (Kompressionsgurte, Sandsäcke).

Fragen   Konventionelle Röntgendiagnostik: Filmgütekriterien

Frage 8 Wie sieht ein Bild aus, wenn die Folie nicht richtig plan der Kassettenwand und dem Film anliegt?

Frage 9 Nennen Sie Fehlerquellen für zu helle und zu dunkle Bilder.

Frage 10 Welche Faktoren tragen zum Grauschleier des Röntgenfilmes bei?

Frage 11 Welche Faktoren bestimmen die Bildqualität?

| Antworten | Konventionelle Röntgendiagnostik: Filmgütekriterien | 95 |

Antwort 8 Ein unzureichender **Film-Folien-Kontakt** bewirkt eine partielle Unschärfe des Films.

Antwort 9 Einige Ursachen für **zu helle Bilder** sind

- zu niedrige Entwicklertemperatur
- falsche Einstellung der Schwärzungstaste bei Automatikbelichtung
- mAs-Produkt zu gering bei freier Belichtung
- zu grosser Fokus-Film-Abstand bei freier Belichtung
- falsches, zu stark absorbierendes Raster
- Film-Folien-System zu unempfindlich
- falsche Meßkammer angewählt (bei Automatikbelichtung).

Einige Ursachen für **zu dunkle Bilder** sind

- zu hohe Entwicklertemperatur
- falsche Einstellung der Schwärzungstaste bei Automatikbelichtung
- mAs-Produkt zu hoch bei freier Belichtung
- zu niedriger Fokus-Film-Abstand bei freier Belichtung
- Film-Folien-System zu empfindlich
- Vorbelichtung
- falsche Meßkammer angewählt (bei Automatikbelichtung).

Antwort 10 Der **Grauschleier** nimmt zu bei

- Überschreitung der Lagerungsfrist der Filme
- unsachgemäßer Lagerung (z. B. zu hoher Lagerungstemperatur)
- Überschreitung der optimalen Entwicklungszeit
- zu hoher Entwicklertemperatur
- Vorbelichtung
- Fixierer im Entwickler
- zu hoher Entwicklerkonzentration.

Antwort 11 Die **Bildqualität** wird bestimmt durch

1. Kontrast
2. Bildschärfe (wahrnehmbare Konturunschärfen)
3. Ortsauflösungsvermögen
4. Vergrößerung
5. Signal-zu-Rausch-Verhältnis
6. Bildhelligkeit.

Frage 12 Von welchen Parametern hängt der Strahlenkontrast ab?

Frage 13 Von welchen Parametern hängt der Filmkontrast ab?

Frage 14 Wie hoch soll gemäß den Leitlinien der Bundesärztekammer die optische Dichte eines Films sein?

Frage 15 Wie verändert sich der Schleier bei Erhöhung der Temperatur des Entwicklers?

Frage 16 Wie verändert sich der Schleier bei Erhöhung der Entwicklungszeit?

Frage 17 Wie verändert sich der Filmkontrast bei Erhöhung der Entwicklertemperatur und der Entwicklungszeit?

Frage 18 Welche Faktoren haben Einfluß auf den Kontrast des Röntgenbildes?

| Antworten | Konventionelle Röntgendiagnostik: Filmgütekriterien |

Antwort 12 Der **Strahlenkontrast** bzw. das Strahlenrelief ist abhängig von

1. der Strahlenqualität (kV, Vorfilterung und Anodenmaterial)
2. patientenabhängigen Faktoren (Dicke, Dichte)
3. der Streustrahlung.

Antwort 13 Der **Filmkontrast** ist abhängig

1. vom Strahlenkontrast (s. Frage 12)
2. Filmtyp (Gradation des Films)
3. Entwicklungsbedingungen bzw. -verarbeitung (d. h. der Zeitdauer, der Temperatur und der Aktivität des Entwicklers)
4. Zustand des Films (d. h. seinem Schleier, der Dauer der Lagerung, einer möglichen Vorbelichtung)
5. Belichtung mit und ohne Folie, mit und ohne Raster.

Antwort 14 Die mittlere **optische Dichte** soll bei 0,8–1,2 liegen (= Wert über der Dichte von Schleier und Unterlage).

Antwort 15 Je höher die Temperatur, desto größer der **Schleier**.

Antwort 16 Je länger die **Entwicklungszeit,** desto ausgeprägter der Schleier.

Antwort 17 Die Erhöhung der Entwicklertemperatur und/oder -zeit führt zur Verringerung des **Filmkontrastes** und zur Erhöhung des Grauschleiers.

Antwort 18 Der **Kontrast** wird durch Röhrenspannung, Streustrahlung, Raster, Vorfilterung, Film-Folien-System und Entwicklung beeinflußt (s. Frage 13).

Fragen — Konventionelle Röntgendiagnostik: Filmgütekriterien

Frage 19 Nennen Sie Ursachen für einen unterbelichteten Film.

Frage 20 Nennen Sie Ursachen für einen überbelichteten Film.

Frage 21 Welche Anweisung geben Sie der MTR bei einer unterbelichteten Aufnahme mit Belichtungsautomatik?

Frage 22 In welchem Teil der Gradationskurve sind überbelichtete Aufnahmen einzuordnen?

Frage 23 In welchem Teil der Gradationskurve sind unterbelichtete Aufnahmen einzuordnen?

| Antworten | Konventionelle Röntgendiagnostik: Filmgütekriterien |

Antwort 19 Hauptursachen für einen **unterbelichteten Film** sind

- ein zu geringes mAs Produkt oder zu niedrige Röhrenspannung
- eine zu unempfindliche Film-Folien-Kombination
- ein zu großer Film-Fokus-Abstand
- eine falsche Belichtungskammer
- eine falsche Schwärzungstaste
- falsche Positionierung Röhre-Raster (Defokussierung und Dezentrierung führen zu partieller Fehlbelichtung).

Antwort 20 Hauptursachen für einen **überbelichteten Film** sind

- ein zu hohes mAs Produkt
- eine zu empfindliche Film-Folien-Kombination
- ein zu geringer Film-Fokus-Abstand
- eine falsche Belichtungskammer
- eine falsche Schwärzungstaste.

Antwort 21 Zur Erhöhung des mAs-Produkts und damit zur Erhöhung der **Schwärzung** ist es erforderlich, eine Schwärzungsstufe (Plusstufe) mehr zu drücken, bzw. die Dicktaste.
Sichergestellt sein muß jedoch, daß die richtige Film-Folien-Kombination und die richtige Belichtungskammer verwendet wurden. Auch muß der Patient exakt positioniert sein.

Antwort 22 **Überbelichtete Aufnahmen** sind im Schulterbereich einzuordnen.

Antwort 23 **Unterbelichtete Aufnahmen** sind im Durchhang einzuordnen.

Fragen — Konv. Röntgendiag.: Qualität/Konstanz/Filmverarbeitung

Frage 1 Was ist ein Densitometer?

Frage 2 Was ist ein Sensitometer?

Frage 3 Wie erfolgt die Qualitätskontrolle bei der Filmverarbeitung? Wie häufig muß sie entsprechend der Röntgenverordnung (RöV) durchgeführt werden?

Frage 4 Nennen Sie Meßgrößen der Filmverarbeitungskontrolle?

Frage 5 Was versteht man unter dem Kontrastindex?
Was versteht man unter dem Empfindlichkeitsindex?

Antworten   Konv. Röntgendiag.: Qualität/Konstanz/Filmverarbeitung   101

Antwort 1   Ein **Densitometer** ist ein Gerät zur Messung der Schwärzungsstufen bzw. der optischen Dichte. Das Gerät wird im Rahmen der Qualitätskontrolle der Filmverarbeitung, der Konstanzprüfung, der Abnahmeprüfung und der Zustandsprüfung eingesetzt.

Antwort 2   Ein **Sensitometer** ist ein Gerät, mit dem ein Stufenkeil auf einen Film belichtet wird und das bei der Qualitätskontrolle der Filmverarbeitung eingesetzt wird.

Antwort 3   Die **Qualitätskontrolle der Filmverarbeitung** hat arbeitstäglich (bei Verwendung der Entwicklungsmaschine an diesem Tag) zu erfolgen. Laut Richtlinie zur Röntgenverordnung ist mindestens eine wöchentliche Qualitätskontrolle vorgeschrieben.
Bei der der Qualitätskontrolle der Filmverarbeitung wird ein Stufenkeil mit einem Sensitometer auf einen Film aufbelichtet. Dann werden Empfindlichkeitsindex, Kontrastindex und Schleier bestimmt. Diese müssen innerhalb der Toleranzbereiche liegen; für Empfindlichkeitsindex und Kontrastindex beträgt der Toleranzbereich +/− 0,20 und für den Schleier < 0,25.

Antwort 4   Meßgrößen der Filmverarbeitungskontrolle sind:

1. **Schleier:** Messung im unbelichteten Bereich des Films. Als Grenzwert gilt eine optische Dichte (oD) < 0,25.
2 **Empfindlichkeitsindex:** Zur optischen Dichte des Schleiers wird eine optische Dichte von 1,0 addiert. Die entsprechende Dichtestufe auf dem im Rahmen der Konstanzprüfung mit einem Stufenkeil belichteten Testfilm wird aufgesucht, sie darf aber insgesamt 1,35 oD nicht übersteigen. Diese Stufe wird als Empfindlichkeitsindex bezeichnet.
3. **Kontrastindex:** ist die Stufe, die zwischen 2,4–2,7 oD über dem Schleier liegt.

Antwort 5   Zur optischen Dichte des Schleiers wird eine optische Dichte von 1,0 addiert. Die entsprechende Dichtestufe auf dem im Rahmen der Konstanzprüfung mit einem Stufenkeil belichteten Testfilm wird aufgesucht. Diese Stufe, die 1,35 oD nicht übersteigen darf, wird als **Empfindlichkeitsindex** bezeichnet. Der **Kontrastindex** ist die Stufe, die zwischen 2,4–2,7 oD über dem Schleier liegt.

Frage 6 Welche Grenzwerte sind im Rahmen der Konstanzprüfung für die Filmentwicklung gesetzlich vorgeschrieben?

Frage 7 Wie oft ist nach DIN 6868 Teil 2 die Dunkelkammerbeleuchtung zu überprüfen?

Frage 8 Wann ist der günstigste Zeitpunkt für die Filmverarbeitungskontrolle?

Frage 9 Wann ist eine Abnahmeprüfung einer Röntgenanlage nach RöV erforderlich und durch wen erfolgt sie?

Frage 10 Welche Kenngrößen werden bei der Konstanzprüfung an Röntgengeräten bestimmt und wie häufig ist sie durchzuführen?

Antworten	Konv. Röntgendiag.: Qualität/Konstanz/Filmverarbeitung	103

Antwort 6 Im Rahmen der Konstanzprüfung sind folgende **Grenzwerte** vorgechrieben:

1. Schleier   Grenzwert < 0,25
2. Empfindlichkeitsindex   Zielwert +/− 0,2
3. Kontrastindex   Zielwert +/− 0,2

Antwort 7 Die **Dunkelkammerbeleuchtung** ist jährlich zu überprüfen. Dabei werden vorbelichtete Kontrollfilme dem Dunkelkammerlicht unterschiedlich lange Zeit ausgesetzt. Eine Schwärzungszunahme bei mehr als 4 Minuten ist zu vernachlässigen.

Antwort 8 Nach 1–2 h erreicht die Entwicklungsmachine einen stabilen Zustand, der für die Konstanzprüfung am geeignetsten ist.

Antwort 9 Die **Abnahmeprüfung** einer Röntgenanlage wird **nach § 16** der Röntgenverordnung geregelt. Sie erfolgt

1. vor Inbetriebnahme
2. nach Reparaturen, die Einfluß auf die Bildqualität haben
3. bei Übernahme der Anlage durch einen anderen Betreiber.

Sie wird durchgeführt durch den Hersteller oder Lieferanten, dabei sind Prüfkörper mit nach DIN 6868 vorgeschriebenen Eigenschaften zu verwenden.

Antwort 10 Folgende **Kenngrößen** werden **bei der Konstanzprüfung** bestimmt:

1. Optische Dichte
2. Kontrast
3. Dosis
4. Ausmessung und Lage des Nutzstrahlenbündels
5. Detailerkennbarkeit (Mammographie, Durchleuchtung)
6. Dosisleistung (Durchleuchtung).

Bei der Direktradiographie ist die Konstanzprüfung monatlich durchzuführen.

Frage 11 Durch welche Bestandteile zeichnet sich ein Prüfkörper nach DIN für die Konstanzprüfung aus?

Frage 12 Wie lange sind die Ergebnisse der Abnahmeprüfung laut §16 der RöV zu archivieren?

Frage 13 Wie lange sind die Ergebnisse der Konstanzprüfung der Filmverarbeitung zu archivieren?

Antwort 11 Bestandteile eines **Prüfkörpers** nach DIN 6868 sind:

1. Mittenmarkierung
2. Zentralstrahlmarkierung
3. Feldbegrenzungsmarkierung
4. Dosimeter
5. Kupfertreppe
6. Strichraster (für die Durchleuchtung und allgemein Indirektradiographie)
7. Liniengitter (Mammographie)
8. Ausssparung zur Ermittlung der Abschaltdosis (Meßfeld für optische Dichte)

Prüfkörper sind für Strahlenqualitäten zwischen 70 und 100 kV einsetzbar.

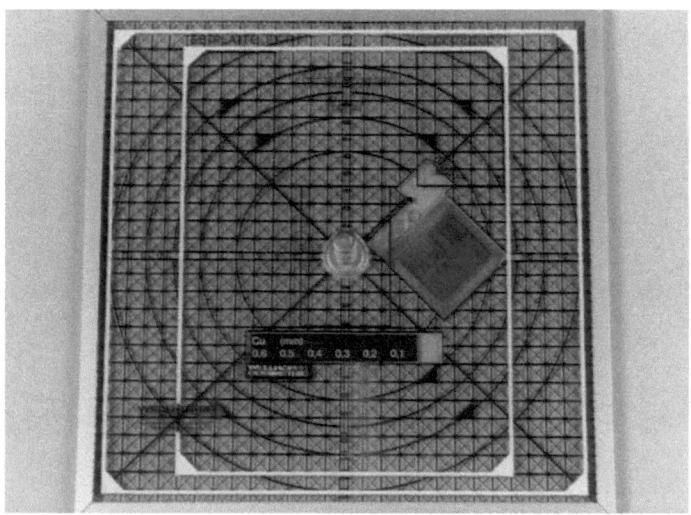

Abb. 23. Prüfkörper zur Konstanzprüfung

Antwort 12 Die Ergebnisse sind **10 Jahre** lang aufzubewahren.

Antwort 13 Die **Ergebnisse der Konstanzprüfung** der Filmverarbeitung (Filme und Meßprotokolle) sind **2 Jahre** zu archivieren und können jederzeit von der ärztlichen Stelle angefordert und beurteilt werden.

| Frage 14 | Nennen Sie die wichtigsten Parameter des Entwicklungsprozesses? |

| Frage 15 | Nennen Sie Film- und Filmverarbeitungsfehler. |

| Frage 16 | Was ist die Ursache für einen milchigen Film? |

| Frage 17 | Was passiert bei der Filmbelichtung und bei der Filmentwicklung? |

Antworten   Konv. Röntgendiag.: Qualität/Konstanz/Filmverarbeitung   107

Antwort 14   **Parameter des Entwicklungsprozesses:**

1. Temperatur der Entwicklungsmaschine
2. Entwicklungszeit
3. Konzentration und Zusammensetzung von Entwickler und Fixierer sowie der Starterlösung

Antwort 15   **Film- und Filmverarbeitungsfehler** (nach 10):

1. Erhöhter Schleier z. B. durch Vorbelichtung, Überalterung, Defekt der Dunkelkammerbeleuchtung
2. Gelbschleier z. B. durch verbrauchte Entwicklerlösung und ungenügende Fixierung des Films
3. Dichroitische Schleier bei mit Fixiersalz verunreinigtem Entwickler
4. Runzelkorn bei zu starken Temperaturunterschieden der Lösungen
5. „Möndchen" durch Fingernägel (Druckentwicklung)
6. Fingerabdrücke
7. Blitzfiguren entstehen durch elektrische Aufladung des Films

Antwort 16   Bei mangelhafter Ausfixierung kommt es zu milchigen Rückständen auf dem Film.

Antwort 17   **Filmbelichtung:** Entstehung des latenten Bildes. Die Emulsionsschicht des Films besteht aus Silberbromidkristallen. In der sogenannten Elektronenphase wird durch die Röntgenstrahlen ein Bromion in ein Bromatom und ein Elektron gespalten. Die Elektronen wandern zu den Reifekeimen. In der nachfolgenden Ionenphase ziehen die negativ geladenen Reifekeime die Silberionen an und entladen sie. Man nennt die Reifekeime jetzt Entwicklungskeime.
Filmentwicklung: Die Entwicklung verstärkt das latente Bild um das 1–100millionenfache (nach 8). Es entsteht das manifeste Bild. Der Entwickler führt zur Reduktion des Silbers und es entstehen sichtbare Silberkörner.

Frage 18   Wozu dienen Entwickler und Fixierer?

Frage 19   Welche Helligkeit sollten Lichtkästen und Irisblenden haben?

Frage 20   Wie ist der Kontrast definiert?

Frage 21   Was versteht man unter der optischen Dichte?

Antwort 18	**Entwickler:** Sie bestehen aus Reduktions-, Konservierungs-, Beschleunigungs- und Verzögerungsmitteln. Sie wandeln das latente Bild in ein sichtbares Silberbild um (s. Frage 17). **Fixierer:** Bringt das unentwickelt gebliebene, wasserunlösliche Silberhalogenid durch Komplexbildung in Lösung und entfernt es aus dem Film. Dadurch wird die Aufnahme lichtbeständig. Außerdem wird die Anti-Cross-Over-Schicht entfernt und eine Schutzschicht über die Emulsion gezogen.
Antwort 19	**Lichtkästen** sollten eine Helligkeit von 2000 candela (cd)/m² besitzen, die Helligkeit sollte so groß sein, daß in mittleren Schwärzungsbereichen hinter dem Röntgenbild im Bereich mittlerer Schwärze 100 cd/m² verbleiben. **Irisblenden** sollten eine Helligkeit von > 10000 cd/m² besitzen.
Antwort 20	Nach den Leitlinien der Bundesärztekammer zur Qualitätssicherung in der Röntgendiagnostik wird der Kontrast folgendermaßen definiert: Der **Kontrast** wird als Differenz der optischen Dichte zweier charakteristischer Teilflächen im Prüfkörperbild für bestimmte informationswichtige Detaildurchmesser im Bereich der geforderten optischen Dichte angegeben. Es gibt mehrere Formeln zur Beschreibung des Kontrasts. Allgemein sollte die Formel $$K = \frac{L1 - L2}{L1 + L2} = \frac{\text{Objektintensität} - \text{Hintergrundintensität}}{\text{Objektintensität} + \text{Hintergrundintensität}}$$ (L1 = Objektintensität, L2 = Hintergrundintensität), benutzt werden, da diese mit der Definition der Modulation übereinstimmt.
Antwort 21	**Die optische Dichte** ist das logarithmische Verhältnis der eingestrahlten Lichtintensität zur durchgelassenen Lichtintensität bzw. Optische Dichte $D = \log I_0/I$. Ein Film der optischen Dichte $D = 1$ läßt damit gerade 10% des Lichtes durch.

Frage 22   Von welchen Faktoren ist die optische Dichte abhängig?

Frage 23   Von welchen Faktoren ist der Filmkontrast abhängig?

Antworten   Konv. Röntgendiag.: Qualität/Konstanz/Filmverarbeitung   111

Antwort 22   Die **optische Dichte** ist von mehreren Faktoren abhängig, die wichtigsten sind

1. die eingestrahlte Dosis
2. die Empfindlichkeit der Film-Folien-Kombination
3. die Filmentwicklung
4. die Gradation des Films.

Antwort 23   Der **Filmkontrast** ist abhängig von

1. der Aufnahmespannung
2. der Filterung
3. der Streustrahlung
4. der Filmgradation
5. der Filmentwicklung
6. dem Schleier
7. der Vorbelichtung.

Konventionelle Röntgendiagnostik: Bildverstärker

Frage 1 Nennen Sie Vorteile des Bildverstärker-Systems? Welche Methode hat man früher angewandt?

Frage 2 Erklären Sie den Aufbau eines Bildverstärkers?

Frage 3 Was bewirkt die Streulichtfalle am BV?

Frage 4 Was versteht man unter einer elektronenoptischen Vergrößerung?

Konventionelle Röntgendiagnostik: Bildverstärker

Antwort 1 Der **Bildverstärker** (BV) verstärkt das Bild gegenüber der Leuchtschicht um den Faktor 10000 und führt damit zu einer deutlichen Reduktion der Strahlenexposition.
Die Bildverstärkerfernsehkette hat den Leuchtschirm ersetzt.

Antwort 2 Die Röntgenstrahlen treffen auf einen Eingangsleuchtschirm mit Photokathode. Lichtphotonen erzeugen eine Elektronenverteilung. Die Elektronen werden in einem elektrischen Feld von 25-35 kV beschleunigt.
Sie erzeugen an einem kleineren Ausgangsschirm (Sekundärschirm) Fluoreszenz und somit ein umgekehrtes, verkleinertes, sehr helles Bild.
Ein Tandemobjektiv überträgt die optischen Signale auf eine Fernsehkamera und andere Dokumentationsgeräte.

Längsschnitt durch Röntgenbildverstärker

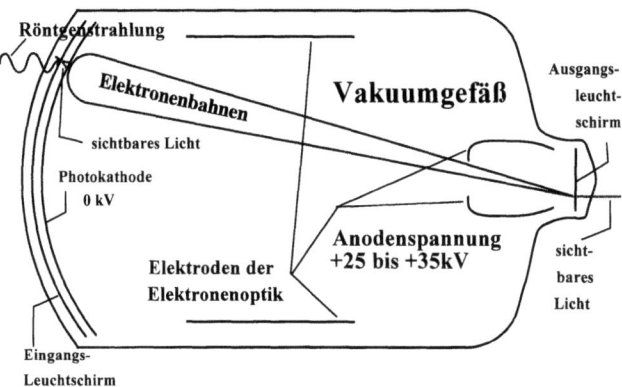

Abb. 24. Aufbau eines Bildverstärkers

Antwort 3 Die **Streulichtfalle** unterdrückt die Ausbreitung von Streulicht im Ausgangsfenster und verhindert damit eine Kontrastminderung im Monitorbild.

Antwort 4 Beim BV bewirkt die Umschaltung auf kleinere Formate eine **elektronenoptische Vergrößerung** mit erhöhtem räumlichen Auflösungsvermögen, aber auch erhöhtem Dosisbedarf.

| Frage 5 | Was versteht man unter Konversionsfaktor und Kennlinie eines BV's? |

| Frage 6 | Wie erfolgt die Kontrast- und Helligkeitsregulierung des Monitors? |

| Frage 7 | Wieviel Aufnahmen mit einem normalen Film-Folien-System für Magen-Darm-Diagnostik (S = 400) entsprechen 15 Minuten Durchleuchtungszeit bei einer üblichen Bildverstärkereingangsdosis von 0,35 μGy/s? |

| Frage 8 | Welches Ortsauflösungsvermögen hat eine BV-Fernsehkette? |

	Konventionelle Röntgendiagnostik: Bildverstärker	

Antwort 5 **Konversionsfaktor:** Verhältnis der Leuchtdichte des Ausgangsbildes (Bild am Ausgangsschirm) zu der Dosisleistung des Strahlenbildes (vor Eingangsleuchtschirm). Um ein Röntgenbild zu gewinnen, ist eine Mindestionendosisleistung von ca. 3,9–5,2 nA/kg am Eingangsschirm nötig.
Kennlinie: Sie bestimmt den Kontrast und entspricht der Gradation bei den Film-Folien-Kombinationen.

Antwort 6 **Kontrast und Helligkeit** werden automatisch reguliert. Eine optimale Universaleinstellung wird erreicht, wenn der Kontrast bis kurz vor dem Auftreten des Rauschens erhöht wird und die Helligkeit so weit reduziert wird, daß die dunkelsten Bildanteile schwarz sind.
Diese Regelung erfolgt bei modernen Geräten i. d. R. über eine automatische Dosisleistungsregelung. Die gleichbleibende Dosisleistung im Strahlenbild bewirkt eine konstante Bildhelligkeit und eine möglichst geringe Strahlenexposition des Patienten.

Antwort 7 15 Minuten Durchleuchtungszeit entsprechen 126 Aufnahmen mit einem normalen Film-Folien-System für die Magen-Darm-Diagnostik (S = 400). Daher sollte die Durchleuchtungszeit unbedingt minimiert werden.

Antwort 8 Das **Ortsauflösungsvermögen** beträgt etwa 1–1,8 LP/mm, wenn das Objekt sich direkt am BV-Eingang befindet.

Konventionelle Röntgendiagnostik: Generatoren

Frage 1   Welche Geräte brauchen Sie für eine Röntgenanlage?

Frage 2   Welche Arten von Generatoren gibt es?

Konventionelle Röntgendiagnostik: Generatoren

Antwort 1 Eine **Röntgenanlage** besteht aus

1. dem **Röntgengenerator** (Er versorgt die Röntgenröhre mit Strom für den Heizstromkreis und gleichgerichteter Spannung für den Röhrenstromkreis.)
2. der **Röntgenröhre**
3. dem **Röntgengerät** (bestehend aus Röhrenhalterung (Stativ), Patientenlagerungstisch, Zusatzgeräten und Zubehör).

Antwort 2 **Generatoren** bestehen aus Hochspannungsgleichrichtern. Je nach Anordnung der Gleichrichter unterscheidet man

1. **Einpulsgeneratoren** (Halbwellengeneratoren)
2. **Zweipulsgeneratoren** (Ausnutzung der 2. Halbwelle)
3. **Sechspulsgeneratoren** (annähernd kontinuierliche Dosisleistung durch Glättung der Spannungskurve)
4. **Zwölfpulsgeneratoren** (höhere Leistung durch gleichmäßige Anodenbelastung)
5. **Mittelfrequenz-, Hochfrequenz- oder Convertergeneratoren.** Diese modernen Generatorentypen lösen die vorgenannten Generatoren ab. Sie zeichnen sich durch schnellere Schaltvorgänge, niedrigeres Gewicht und gute Hochspannungsstabilität aus.

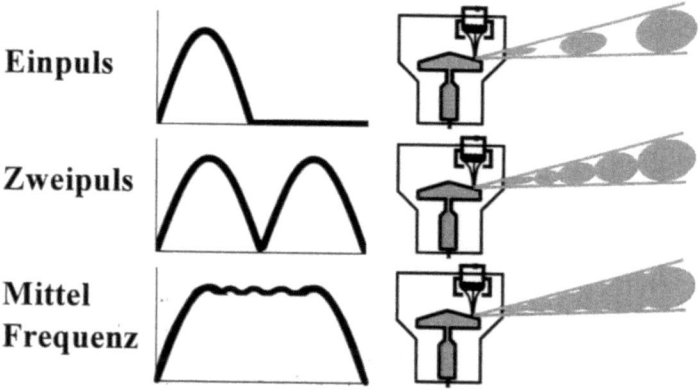

Abb. 25. Einpuls-, Zweipuls und Mittelfrequenzgeneratoren

Frage 3   Nennen Sie Unterschiede zwischen Einpuls- und Mehrpulsgeneratoren (z.B. Zwölfpulsgenerator).

Frage 4   Welche Bedeutung haben Gleichrichter?

Frage 5   Charakterisieren Sie Zwölfpulsgeneratoren.

Frage 6   Was versteht man unter Generatoren mit fallender Last?

Konventionelle Röntgendiagnostik: Generatoren

Antwort 3 Unter einem **Einpulsgenerator** versteht man einen Halbwellengenerator (s. Abb. 25). Zwischen den einzelnen Aufnahmen müssen Pausen eingelegt werden, um eine zu starke Erhitzung der Anode und evtl. Rückzündung zu vermeiden. Einpulsgeneratoren haben eine lange Belichtungszeit und kommen daher heute praktisch nicht mehr zum Einsatz.
Ein zusätzlich in Reihe geschalteter Gleichrichter ermöglicht höhere Dosisleistung und größere Belastbarkeit.
Bei einem **12-Pulsgenerator** werden die transformierten Hochspannungen vollweg gleichgerichtet. Die Spannungskurve zeigt nur eine geringe Welligkeit, die Anode wird gleichmäßig wie beim Gleichstrom belastet. Dies ist besonders wichtig für Aufnahmen im Kurzzeitbetrieb (4).

Antwort 4 **Hochspannungsgleichrichter** haben die Aufgabe, den Stromfluß nur in einer Richtung fließen zu lassen. Im Generator dienen sie zur Erzeugung des für Röntgenröhren erforderlichen Gleichstroms.

Antwort 5 **Zwölfpulsgeneratoren** sind die Weiterentwicklung der **Sechspulsgeneratoren**. Bei einem 12-Pulsgenerator werden die transformierten Hochspannungen vollweg gleichgerichtet. Die Spannungskurve zeigt nur eine geringe Welligkeit, die Anode wird gleichmäßig wie beim Gleichstrom belastet. Dies ist besonders wichtig für Aufnahmen im Kurzzeitbetrieb. 12-Pulsgeneratoren zeichnen sich durch hohe Leistung aus mit geringer Expositionszeit.

Antwort 6 Man unterscheidet **Feststromgeneratoren** und **Generatoren mit fallender Last.**
Generatoren mit fallender Last haben anfangs einen sehr hohen Röhrenstrom, der während der Aufnahme

- in Stufen oder
- kontinuierlich reduziert wird.

Der Strom wird dabei dem Belastungsnomogramm der Röhre angepaßt. Hierdurch wird die Belichtungszeit deutlich gesenkt, die kürzeste Aufnahmezeit erlauben Generatoren mit kontinuierlich fallender Last.
(s. Frage 7, Abb. 5, S. 9)

Frage 7	Welche Art Spannung ist die an der Röntgenröhre anliegende Beschleunigungsspannung, die durch den Generator geliefert wird?
Frage 8	Was verstehen Sie unter der Dreiknopf-, Zweiknopf- und Einknopftechnik?
Frage 9	Was versteht man unter Feststromgeneratoren?
Frage 10	Was ist ein Tetrodengenerator?
Frage 11	Nennen Sie Leistungskriterien eines Hochleistungsgenerators.

| Antworten | Konventionelle Röntgendiagnostik: Generatoren |

Antwort 7 Durch den Generator wird je nach Generatortyp annähernd eine Gleichspannung geliefert (6-Puls-, 12-Puls-Generator, Convertergeneratoren).

Antwort 8 Entsprechend der Technik werden die Schaltdaten gewählt (4):

Dreiknopfautomatik: freie Wahl der Schaltdaten: kV, mA, s.
Zweiknopfautomatik: kV, mAs
Einknopfautomatik: kV

Antwort 9 Unter **Feststromgeneratoren** versteht man weniger leistungsfähige, ältere Generatoren. Die Stromstärke ändert sich hier nicht während der Aufnahme, so daß es im Vergleich zu Generatoren mit fallender Last zu relativ langen Belichtungszeiten kommt.

Antwort 10 **Tetrodengeneratoren** sind 12-Puls-Generatoren mit schneller, trägheitsloser Regelung von Dosisleistung und Spannung. Sie kompensieren die 12-Puls-Welligkeit auf praktisch Gleichspannung.

Antwort 11 **Leistungskriterien eines Hochleistungsgenerators sind (8)**

1. Nennleistung in kW
2. elektrische Leistung (mA entsprechend den kV)
3. Hochspannungsgleichrichtung
4. Schaltzeiten (1 ms – 4 s)
5. Schaltfolge (Anzahl der Aufnahmen/s),
6. Belastungsautomatik: i. d. R. fallende Last
7. Spannungsbereich: 35–150 kV, stufenlos regulierbar
8. Anschlüsse: bis 3 Doppelfokusröhren.

Fragen   Konv. Röntgendiag.: Konventionelle Tomographie

Frage 1   Erklären Sie das Prinzip der konventionellen Tomographie.

Frage 2   Wie unterscheiden sich Tomographie und Zonographie?

Frage 3   Welche Beziehung gilt zwischen Schichtdicke und Schichtwinkel?

| Antwort 1 | Bei der **konventionellen Tomographie** werden durch Bewegung von Röhre und Film in einer koordinierten Bewegung Details in der gewählten Schichtebene immer scharf abgebildet. Die darüber- oder darunterliegenden Strukturen werden verwischt.
Mehrere Verwischungsfiguren sind möglich, z. B. lineare, elliptische, spiralförmige und hypozykloidale Verwischungsfiguren. Im Vergleich zu den anderen Verwischungsfiguren liefert die lineare Verwischungsform die schlechteste tomographische Darstellung. |

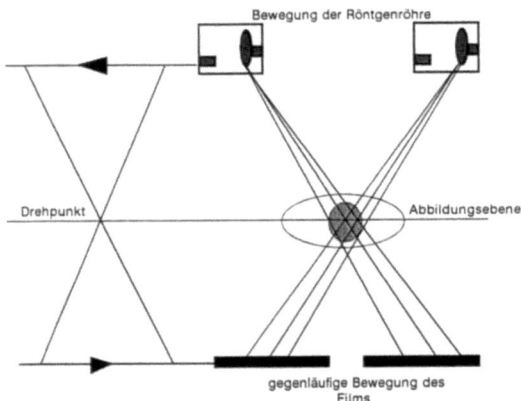

Abb. 26. Prinzip der Tomographie

| Antwort 2 | Tomographie und Zonographie unterscheiden sich durch Schichtwinkel und Schichtdicke:

1. **Tomographie:** dünne Schicht im mm-Bereich, Schichtwinkel kleiner 8 Grad.
2. **Zonographie:** dicke Schicht im cm-Bereich mit Schichtwinkeln von 5–8 Grad und kürzerer Belichtungszeit. |

| Antwort 3 | **Schichtwinkel** und **Schichtdicke** verhalten sich umgekehrt proportional.

- Je dicker die Schicht, umso kleiner der Schichtwinkel (Zonographie, 4–8 Grad).
- Je dünner die Schicht, je größer der Schichtwinkel (Tomographie, größer 8 Grad). |

Frage 4 Wo findet die Pantomographie praktische Anwendung?

Antwort 4　Die **Pantomographie** wird in der Zahnmedizin in Form des Orthopantomogramms zur Abbildung der Zähne des Ober- und Unterkiefers genutzt.
Prinzip: Je nach Gerätetyp halbkreisförmige Bewegung von Patient und Film bei fixierter Röhre (Belichtung einer halbkreisförmig gebogenen Filmkassette) oder Bewegung von Röntgenröhre und Film bei fixiertem Patienten.

Konventionelle Röntgendiagnostik: Mammographie

Frage 1 Welche Besonderheiten hat die Mammographieröntgenröhre im Vergleich zur konventionellen Röntgendiagnostikröhre?

Frage 2 Erklären Sie den Heel-Effekt.

Antworten Konventionelle Röntgendiagnostik: Mammographie

Antwort 1 Die **Mammographieröhre** besitzt eine Molybdänanode und einen Molybdänfilter, moderne Geräte verfügen zusätzlich über eine Rhodiumanode und einen Rhodiumfilter. Verschiedene Kombinationen von Filter und Anode ermöglichen eine optimale Anpassung an die jeweilige röntgenanatomische Beschaffenheit der Mammae.

1. **Molybdänanode:** Bei dieser Anode tritt zusätzlich zur Bremsstrahlung charakteristische Strahlung des Molybdäns auf, die in einem für die Mammographie günstigen Wellenbereich (17 und 20 keV) liegt und so optimale Schwärzungskontraste für normal dicke Mammae ergibt.
2. **Molybdänfilter:** Er schwächt die Röntgenstrahlung im energiearmen Bereich, ohne die charakteristische Strahlungsintensität nennenswert zu reduzieren und führt so zu einer Minderung der Hautbelastung. (Absorptionskante bei 17 und 20 keV absorbiert energetisch über diesen Werten liegende Bremsstrahlung).
3. **Rhodiumanode:** Die charakteristische Strahlung des Rhodiums liegt in einem Wellenlängenbereich von 20 und 23 keV und ergibt so optimale Schwärzungskontraste für dickere und dichtere Mammae.
4. **Rhodiumfilter:** Er schwächt die Röntgenstrahlung ebenfalls im energiearmen Bereich, ohne die charakteristische Strahlungsintensität nennenswert zu reduzieren und hat eine Absorptionskante bei 20 und 23 keV.

Antwort 2 Unter dem **Heel-Effekt** (Abb. 27, S. 129) versteht man den anodenseitigen Abfall der Dosisleistung im Strahlenbündel, die Strahlung hat hier einen längeren Weg durch die Anode, was zu einem höheren Dosisabfall führt. Der Heeleffekt wird um so größer, je kleiner der Anodenwinkel ist. Bedingt durch die anatomische Form der Mamma hat der Heel-Effekt große Bedeutung in der Mammographie.

Frage 3 Welche Arten von Filmen wurde früher in der Mammographie verwendet und welche Art von Filmen setzt man heute ein?

Frage 4 Was ist das Besondere an der Mammographietechnik?

Frage 5 In welchem Spannungsbereich werden Mammographien angefertigt?

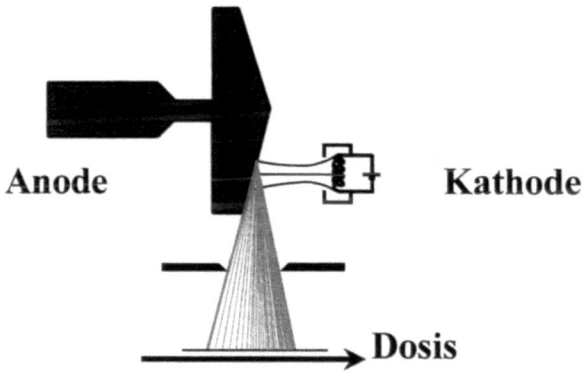

Abb. 27. Heel-Effekt

Antwort 3 In den Anfängen der Röntgendiagnostik wurden **folienlose Filme** in der Mammographie verwendet. Diese wurden durch **hochauflösende Film-Folien-Systeme** ersetzt, da diese einen 5–16mal geringeren Dosisbedarf besitzen und damit die Strahlenexposition deutlich reduzieren. Die Filme sind in der Regel einseitig beschichtet, und es befindet sich nur eine Folie in der Kassette (rückseitig). Die Filme haben eine steile Gradationskurve, die einen hohen Kontrast liefert. Zusätzlich kommen heute Raster zur Anwendung (s. Kapitel Raster).

Antwort 4 Besonderheiten der **Röhre:**

1. Molybdän- und Rhodiumanode, die einen hohen Anteil an charakteristischer Strahlung emittieren
2. Molybdän- und Rhodiumfilter.

Besonderheit der **Technik:** Der Röntgenfilm wird durch charakteristische Strahlung geschwärzt. In der Röntgendiagnostik ist diese Technik nur in der Mammographie von klinischer Bedeutung.
Verwendet werden hochauflösende Film-Folien-Systeme, die durch einen einseitig beschichteten Film und eine einseitige Folie sich von den üblichen Film-Folien-Systemen unterscheiden.

Antwort 5 Mammographien werden in einem **Spannungsbereich** von 27–32 kV durchgeführt.

Konventionelle Röntgendiagnostik: Mammographie

Frage 6 Erklären Sie die physikalischen Besonderheiten der Mammographietechnik.

Frage 7 Wo wird der Heel-Effekt außer in der Mammographie genutzt?

Frage 8 Wozu führt die Kompression der Mamma bei der Mammographie?

Frage 9 Haben Mammographiefilme eine steile oder flache Gradation?

Frage 10 Wie hoch ist der gesetzlich vorgeschriebene Fokussierungsabstand bei Mammographieaufnahmen?

Frage 11 Nennen Sie Vorteile der Rastermammographie.

Frage 12 Warum wird Molybdän für die Mammographieröhre verwendet?

Antworten   **Konventionelle Röntgendiagnostik: Mammographie**   131

Antwort 6   Im Vergleich zur konventionellen Standardröntgendiagnostik spielen in der Mammographie die **charakteristische Strahlung** und der **Heeleffekt** eine gewichtige Rolle.
Charakteristische Strahlung: Durch technische Vorgaben wie Molybdän-/Rhodiumanode und Molybdän-/Rhodiumfilter sowie Hochspannung von 27–32 kV tritt fast ausschließlich charakteristische Strahlung mit Energien um 20 keV aus.
Beim **Heel-Effekt** wird der brustwandnahe Anteil der Mamma vom intensiveren bzw. dichteren Anteil des Strahlenbündels belichtet. Es resultiert ein homogener belichteter Film mit gleichmäßigerer optischer Dichte.

Antwort 7   Bei seitlichen LWS-Aufnahmen, denkbar auch bei Aufnahmen der Hand.

Antwort 8   Bei der Mammographie führt die **Kompression**

1. zur Reduktion der Streustrahlung und deshalb zur Reduktion der Strahlenexposition und zu verbessertem Bildkontrast
2. zur Verringerung der Bewegungsunschärfe
3. zur Verringerung der geometrischen Unschärfe
4. zur Homogenisierung des Vergrößerungseffektes.

Antwort 9   Zur Anwendung kommmen Filme mit einer steilen **Gradation** und damit hohem Kontrast.

Antwort 10   Der **Fokussierungsabstand** beträgt etwa 60 cm.

Antwort 11   Der Vorteil der **Rastermammographie** liegt in der Verbesserung der Bildqualität durch verbesserten Bildkontrast infolge geringerer Streustrahlung.

Antwort 12   Die **Molybdänanode** emittiert einen hohen Anteil an charakteristischer Strahlung unterhalb 20 keV (s. Frage 6).

Frage 13   Woran erkennt man, wo sich die Anode bei der Molybdän-
röntgenröhre befindet?

Antworten	**Konventionelle Röntgendiagnostik: Mammographie**	

Antwort 13   Die Expositionsdosis bei der Mammographieaufnahme ist thoraxwandnah höher. Da dies durch den Heeleffekt erreicht wird, muß die Anode zum Patienten gerichtet sein, d. h. der Patient schaut aus der Richtung der Kathode auf die Anode. Den kathodenseitigen Teil der Röntgenröhre erkennt man an der Zuleitung für die Heizspannung.

Digitale Radiographie: Lumineszenzradiographie

Frage 1 Nennen Sie Vor- und Nachteile der DLR (digitalen Lumineszenzradiographie).

Frage 2 Wie funktionieren digitale Speicherfolien, wie werden Sie ausgelesen?

Frage 3 Welche Matrixgröße sollten DLR-Folien haben, und welche Speichertiefe kommt zur Anwendung?

Digitale Radiographie: Lumineszenzradiographie

Antwort 1 **Vorteile der DLR**

1. Digitale Systeme sind bedingt durch einen großen Dynamikbereich weitgehend unempfindlich gegenüber Fehlbelichtungen.
2. Durch digitale Bildnachbearbeitung lassen sich die Filmparameter optimal anpassen. Filtertechniken können zur Kantenanhebung und damit kontrastreicheren Darstellung verwendet werden.
3. Bei bestimmten Fragestellungen läßt sich die Strahlendosis reduzieren (z. B. in der Pädiatrie und Vergrößerungsradiographie).
4. Digitale Daten lassen sich platzsparender archivieren (z. B. auf Laserplatten, CD-Roms). Digitale Daten können über Netzwerke übertragen werden. Sie sind die Voraussetzung für den Einsatz eines PACS (Picture Archiving and Communication System).
5. Digitale Speicherfolien können in herkömmlichen Röntgensystemen verwendet werden.

Nachteile der DLR

1. Hohe Anschaffungskosten
2. Höherer Zeitaufwand bei individueller Bildnachbearbeitung
3. Zur Zeit noch eine gegenüber konventionellen Film-Folien-Systemen verringerte Ortsauflösung

Antwort 2 Das in **Speicherfolien** verwendete Barium-Fluor-Halogenid (BaF) zeigt eine starke Photolumineszenz. Durch die Einwirkung von Röntgenstrahlen werden Elektronen angeregt, das Strahlenrelief wird so als latentes Bild gespeichert.
Die Auslesung erfolgt über einen Laser. Dieser bewirkt, daß die angeregten Elektronen auf ihren Grundzustand zurückfallen und dabei Licht emittieren. Ein Photomultiplier mißt die Lichtintensität und führt sie in digitale Signale über, die bearbeitet werden.

Antwort 3 Moderne DLR-Folien sollten eine **Matrix** von 2–4 k (Pixel) und eine **Speichertiefe** (Anzahl der Grauabstufungen pro Pixel) von 10–12 bit haben.

Digitale Radiographie: Lumineszenzradiographie

Frage 4   Welches Ziel hat die Filterung bei der Bildnachbearbeitung?

Frage 5   Wie groß ist die Datenmenge in Byte von einer digitalen Thoraxaufnahme, einer CT- und MR-Aufnahme?

Frage 6   Was versteht man unter einem 1 K und einem 2 K Monitor?

Frage 7   Was versteht man unter Fenstertechnik im Rahmen der digitalen Bildverarbeitung?

	Digitale Radiographie: Lumineszenzradiographie	

Antwort 4 Digitale Bilddaten lassen sich in vielfältiger Weise nachbearbeiten. Meist ist das Ziel die Änderung des Bildcharakters; durch Filterung können Bilddetails z. B. kontrastreicher dargestellt werden. Außerdem lassen sich die Aufnahmen quantitativ auswerten und die digitalen Daten, komprimiert, speichern.
Filtertechniken erlauben eine Isolierung von Einzeldaten. Verwendet werden:
1. Die *Ortsfilterung* (z. B. Hochpaßfilterung, Fenstertechnik). Mit der Hochpaßfilterung und unscharfer Maskentechnik lassen sich kontrastreiche, kantenangehobene Aufnahmen herstellen.
2. Die *Rauschfilterung*. Bei der Rauschfilterung wird eine Rauschunterdrückung durch Aufsummierung mehrerer Bilder erzielt. Alternativ läßt sich das Rauschen auch durch Tiefpassfilterung (Kantenglättung) reduzieren.
3. Die *Subtraktionsfilterung* (s. DSA, Frage 11).

Antwort 5 Die digitale Datenmenge einer digitalen Thoraxaufnahme beträgt ca. 10 MB, die einer CT- und MR-Aufnahme (bei einer 512er Matrix) ca. 0,4 MB.

Antwort 6 Unter einem 1 K Monitor versteht man einen Monitor mit einer Matrix von 1024 × 1024 Pixeln, entsprechend hat ein 2 K Monitor eine Matrix von 2048 × 2048 Pixeln.
In der Regel werden derzeit noch 1 K Monitore zur diagnostischen Befundung eingesetzt.

Antwort 7 Die **Fenstertechnik** oder Bildintensitätstransfomation ist eine der wichtigsten digitalen Bildverarbeitungsmethoden. Innerhalb der gesamten Graustufen, die der Monitor zur Verfügung hat, lassen sich Bildintensitätsbereiche selektieren. Der darzustellende Intensitätsbereich wird als **Fensterbreite** bezeichnet und kann beliebig eng oder weit gewählt werden. Zusätzlich kann die **Fensterlage** geändert werden, das Bild kann so in beliebigen Intensitätsbereichen dargestellt werden. Diese Methode wird standardmäßig bei allen digitalen Verfahren, CT, MRT und digitaler Radiographie, eingesetzt.

138 Fragen **Digitale Radiographie: Lumineszenzradiographie**

Frage 8   Erklären Sie den Begriff Ortsfiltertechnik.

Frage 9   Gehen bei der Bilddatenkompression Bildinformationen verloren?

| Antworten | **Digitale Radiographie: Lumineszenzradiographie** | 139 |

Antwort 8 Die Strukturen der Röntgenaufnahme, d.h. abgebildete Kanten und Kontraste, werden als Ortsfrequenzen verstanden. Unter **Ortsfrequenzfiltern** versteht man Programme, mit denen eine Manipulation bzw. Änderung der Ortsfrequenzen möglich ist. Ziel dieser Filterung ist es, die Bildqualität zu verbessern, in dem z. B. schwache Kontrastsignale verstärkt werden. Beispiele für Ortsfrequenzfilter sind Hochpaßfilterung und Fenstertechnik (8).

Antwort 9 Bei der **Bilddatenkompression** werden Datenvolumina von Bildern zur Speicherung verkleinert. Die Kompression bewirkt eine Reduzierung sowohl der Bildmatrix als auch der Speichertiefe. Bei diesen Algorithmen gehen somit Bilddaten verloren. Allerdings handelt es sich um klinisch wenig oder nicht relevante Bilddaten, z. B. die Entfernung von Bildumfeldern oder die Zusammenfassung von Pixeln gleicher Information.

Frage 1   Was versteht man unter digitaler Fluroskopie?

Antworten **Digitale Radiographie: Bildverstärkerradiographie**

Antwort 1 Bei der **digitalen Fluroskopie** oder Bildverstärkerradiographie handelt es sich um eine Durchleuchtungseinrichtung, bei der Aufnahmen digital erstellt werden; diese können als digitale Aufnahmen gespeichert und nachverarbeitet werden. Das analoge Durchleuchtungsbild des Bildverstärkers wird mit einer Videokamera sequentiell abgetastet, logarithmiert und dann analog-digital umgesetzt. Die digitalen Aufnahmen können als Hardcopy (Film) ausgedruckt werden und parallel dazu digital abgespeichert werden.

Digitale Radiographie: Subtraktionsangiographie

Frage 1 Was verstehen Sie unter einer DSA und wie funktioniert sie?

Frage 2 Welche Vorteile hat der gepulste Betrieb bei der DSA?

Frage 3 Welche Möglichkeiten der Bildnachbearbeitung werden bei der DSA genutzt?

Digitale Radiographie: Subtraktionsangiographie

Antwort 1
DSA steht für Digitale Subtraktionsangiographie.
Von einer Gefäßregion werden vor und nach Kontrastmittelinjektion Bilder in fortlaufender Serie erstellt. Leerbild (Maske) und das dazugehörige Bild mit kontrastmittelgefüllten Gefäßen werden voneinander subtrahiert, so daß ein Bild, das lediglich die Gefäße darstellt, verbleibt.

Antwort 2
Unter **gepulstem Betrieb** versteht man Bildserien, die mit kurzen Röntgenpulsen (bis zu 6 Bilder/s) erstellt werden. Die kurzen Einzelpulse haben gegenüber dem kontinuierlichen Betrieb eine hohe Dosis, daher ist das Rauschen geringer; auch lassen sich die Röhrenbelastung und die Strahlenexposition für den Patienten reduzieren.

Antwort 3
Bei der DSA wird in der Regel eine **Bildnachbearbeitung** durchgeführt:

1. Durch geeignete Fensterung lassen sich Kontrast und Schwärzung korrigieren.
2. Bewegungsartefakte lassen sich durch Wahl einer neuen Maske minimieren.
3. Zusätzlich lassen sich Bewegungsartefakte durch die sogenannte Pixelshift korrigieren. Maskenbild und Füllungsbild werden bei dieser Technik pixelweise gegeneinander verschoben.
4. Mittels Zoom lassen sich die wichtigen Bilddetails herausvergrößern.

Fragen Computertomographie

Frage 1 Was verstehen Sie unter einem Computertomographen der 3. und 4. Generation?

Frage 2 Wie entstehen Aufhärtungsartefakte?

Frage 3 Wovon hängt die Kontrastauflösung in der CT ab?

| Antworten | **Computertomographie** | 145 |

Antwort 1   Bei Computertomographen der **3. Generation** handelt es sich um Rotationsscranner mit beweglichem Detektorsystem, bei der **4. Generation** hat das Rotationssystem einen stationären Detektorenring. Bei beiden Scannern beträgt die Abtastzeit i. d. R. 1 Sekunde. Computertomographen der 3. Generation werden häufiger eingesetzt (z. B. Somatom Plus, Siemens).

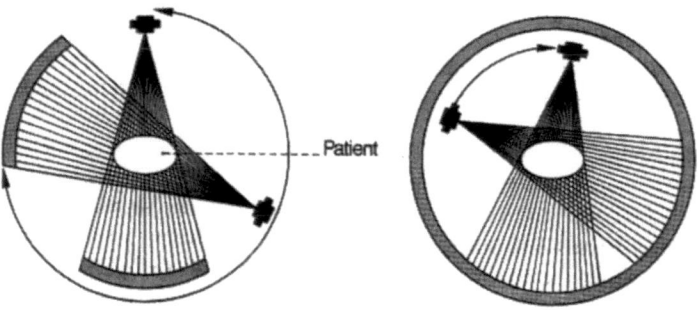

Abb. 28. Computertomograph der 3. (*links*) und der 4. (*rechts*) Generation

Antwort 2   Bei der CT führt die **Aufhärtung** von Strahlung bedingt durch die Bildrekonstruktionstechnik (Summation aus Projektionen) zu scheinbaren Dichteminderungen aufgrund der gewachsenen Durchdringungsfähigkeit der aufgehärteten Strahlung.
In der klinischen Praxis führen **Aufhärtungsartefakte** insbesondere in der hinteren Schädelgrube zu einer umschriebenen Dichteminderung zwischen den Felsenbeinen mit erschwerter Beurteilbarkeit dieser Region.

Antwort 3   Die **Kontrastauflösung** hängt ab

1. von der Schichtdicke (je dünner die Schicht, umso schlechter die Kontrastauflösung)
2. vom Filterkern und dem Nachbearbeitungsalgorithmus
3. von der Dosis
4. vom field of view (FOV)
5. von Patientenfaktoren
6. von der Matrixgröße.

| Frage 4 | Was verstehen Sie unter dem Begriff Partialvolumeneffekt? |

| Frage 5 | Was versteht man unter einem Hounsfield-Balken? |

| Frage 6 | Wofür sprechen parallele Streifen in der CT? |

| Frage 7 | Wofür sprechen konzentrische Ringartefakte in der CT? |

| Frage 8 | Was ist ein HR-CT und wie ist die Dosis bei dünneren Schichten? |

| Frage 9 | Je dicker der Patient, umso größer ist das Rauschen in der CT-Aufnahmetechnik. Wie kann man das Rauschen verringern? |

| Frage 10 | Wie kann man den Partialvolumeneffekt im CT reduzieren? |

| Antworten | Computertomographie | 147 |

Antwort 4 In der CT erfolgt die Datenerfassung in Voxeln (Volumenelementen), im Bereich von Grenzflächen werden die Voxel in der Schichtdicke meist nur partiell von einer Struktur ausgefüllt (partial volume). Es kommt zu einer Mittelung der Dichte im Voxel, so daß es zu einer Verwischung im Bereich der Grenzflächen kommt. Diese nennt man **Partialvolumeneffekt.**

Antwort 5 Es handelt sich um einen Aufhärtungsartefakt, der in der kranialen CT auftritt. Der **Hounsfield-Balken** ist ein hypodenses Band von einer Pyramidenkante zur anderen.

Antwort 6 **Parallele Streifen,** sogenannte Linienartefakte, entstehen am häufigsten durch einen Detektorausfall.

Antwort 7 **Konzentrische Ringartefakte** treten bei Scannern der 3. Generation durch mangelhafte Kalibrierung des Detektorensystems auf.

Antwort 8 Unter HR-CT versteht man ein **High resolution**-CT. Es werden CT-Schnitte in dünnen Schichten (Schichtdicke 1–2 mm) angefertigt, dabei kommen kontrastreiche Filterkerne mit speziellen Nachbearbeitungsalgorithmen zur Anwendung. Bei dünneren Schichten ist das Rauschen erhöht. Durch Erhöhung der Strahlendosis läßt sich das Rauschen reduzieren, daher ist die Strahlendosis in der HR-CT gegenüber der Standard-Untersuchungstechnik mit Schichtdicken von 5–10 mm i. d. R. erhöht.

Antwort 9 Das **Rauschen** läßt sich durch Erhöhung der Expositionsdosis (mAS-Produkt und kV) reduzieren. Auch eine Erhöhung der Schichtdicke reduziert das Rauschen.

Antwort 10 **Partialvolumeneffekte** können durch Anwendung dünnerer Schichten (Dünnschichttechnik) reduziert werden.

148　Fragen　　**Computertomographie**

Frage 11　　Nennen Sie Kenndaten einer CT-Röntgenröhre! Welche Art von Detektoren benutzt man?

Frage 12　　Wie erfolgt die Bildrekonstruktion bei der CT?

Frage 13　　Wie hoch ist die Strahlenexposition in der CT und wie hoch im Scanogramm/Topogramm?

Computertomographie

Antwort 11 In der CT werden hochbelastbare Drehanodenröhren genutzt: Anodenbelastung von 150 kW, kurze Aufnahmezeiten (bei modernen Geräten ≤2 s), die Fokusgröße liegt zwischen 0,6 und 1,8 mm, der Röhrenöffnungswinkel beträgt 30-45 Grad, die Röhrenspannung 125-150 kV.
Als Detektoren werden Xenondetektorzellen eingesetzt (Prinzip der Gasionisation), Anzahl der Detektorzellen bei Geräten der 3. Generation 500-1200, bei Geräten der 4. Generation mehr als 1000 (8).

Antwort 12 **Bildrekonstruktion:** Schwächungsprofile, die am Detektorsystem gemessen werden, werden logarithmiert und digitalisiert. Als Algorithmus bei der rechnergestützten Bearbeitung dient die gefilterte Rückprojektion. Der Rechenvorgang wird als Filterung oder Faltung bezeichnet und basiert auf Fourier-Transformationen und Integralfunktionen, sie bewirkt eine Detailkontrastanhebung. Die Daten werden auf eine rechnerische Ebene so projiziert, daß das Bild eine dem Objekt möglichst angenäherte Abbildung erreicht. Fehlerkorrekturen dienen der Bildoptimierung.

Antwort 13 Im Vergleich zur konventionellen Röntgendiagnostik ist die **Strahlenexposition bei der CT** deutlich höher.
Die Oberflächendosis für eine CT-Schicht beträgt 10-30 mSv und die absorbierte Dosis ca. 10 mJ (Joule). Die absorbierte Dosis für eine CT-Untersuchung mit 40 Schichten beträgt ca. 400 mJ. Im Gegensatz zur absorbierten Dosis nimmt die Oberflächendosis gegenüber der Einzelschicht bei einer gesamten Untersuchung nur geringfügig zu, da die Schicht verschoben wird (8, 10).
(*Vergleiche:* Thoraxübersicht in 2 Ebenen 1,4 mSv Oberflächendosis).
Im Vergleich zur Schichtuntersuchung ist die Strahlenexposition beim digitalen Übersichtsradiogramm (**Scanogramm**) in der CT sehr viel niedriger, sie liegt auch deutlich niedriger als die der konventionellen Röntgenuntersuchungen.

Fragen — Computertomographie

Frage 14 In der Computertomographie werden Bildinformationen in Voxeln akquiriert: Was ist ein Voxel und wie unterscheidet es sich vom Pixel?

Frage 15 Warum muß eine Kalibrierung bei der CT vorgenommen werden?

Frage 16 Was versteht man unter einer Hounsfield-Einheit?

Frage 17 Erklären Sie das Prinzip der QCT im Rahmen der Osteoporosediagnostik.
Welche alternativen Verfahren zur Knochendichtemessung kennen Sie?

Antworten — Computertomographie

Antwort 14 Ein **Voxel** ist ein Volumenelement (volume element, 3-dimensional), ein **Pixel** dagegen ein Bildelement bzw. Flächenelement (2-dimensional). In der CT wird die Voxelgröße aus Pixelgröße × Schichtdicke errechnet. Die Pixelgröße ist abhängig vom FOV (field of view) und der Matrixgröße. Die Kantenlänge des Pixels beträgt zwischen 0.8 und 0.2 mm. Die Pixelgröße und die Bildrekonstruktionsalgorithmen bestimmen die Ortsauflösung in der CT.

Antwort 15 Nach mehreren Untersuchungen kommt es bei der CT zu Änderungen der Empfindlichkeiten der Detektoren. Zur Konstanterhaltung der Bildqualität wird der Scanner nach Inbetriebnahme und einer bestimmten Anzahl von Untersuchungen kalibriert. Die **Kalibrierung** erfolgt zur Abgleichung der Unterschiede der Empfindlichkeit der Detektoren untereinander durch festeinprogrammierte Testläufe mit Korrekturprogrammen.

Antwort 16 Mittels **Hounsfield-Einheiten** (HE) wird die Dichte der Gewebe in der CT kodiert. (Absorption der Röntgenstrahlen und physikalische Dichte sind fast linear miteinander korreliert.) Wasser gilt als Referenz und hat den Hounsfield-Wert 0, Lungengewebe hat HE-Werte von −900 bis −200 und Lebergewebe HE-Werte um 60.

Antwort 17 **QCT bzw. quantitative CT:** Dichte und Röntgenabsorption korrelieren annähernd linear miteinander. Die Dichte des Knochens wird durch den Mineralsalzgehalt bestimmt. Durch ein Kalibrierungsphantom, das Hydroxylapatit-Standards definierter Konzentrationen enthält, ist es möglich die HE in mg Hydroxylapatit/cm^3 umzurechnen. Die Messungen werden im spongiösen Knochen vorgenommen, da er einen sehr viel höheren Stoffwechsel als der kortikale Knochen aufweist.
In der Praxis werden Schichten zentral durch LWK 2–4, oder 1–3 mit einer Schichtdicke von 10 mm plaziert. Dabei liegt der Patient auf einem Kalibrierungsphantom. Die Knochenmineraldichte wird in definierten ROIs (regions of interest) bestimmt.

Frage 18 Erklären Sie das Prinzip der Spiral-CT.
Wer bewegt sich bei der Untersuchung, die Röhre oder der Patient?

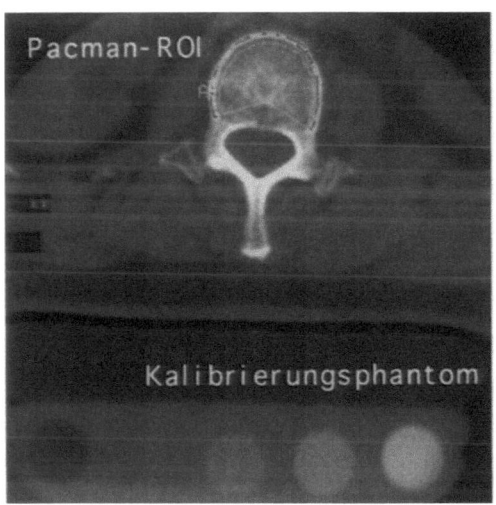

Abb. 29. Mineralsalzbestimmung des Knochens. Dichtemessung mittels einer sog., automatisierten Pacman-ROI in der Wirbelkörperspongiosa von LWK 2. Patient liegt auf einem sogenannten Cann-Genant Kalibrierungsphantom

Alternativ kann die **DXA** (Dual-energy-X-ray-absorptiometry) zur Knochendichtemessung eingesetzt werden. Hier wird auf einem digitalen Übersichtsradiogramm der LWS, des proximalen Femurs oder des distalen Radius die Knochendichte in mg Hydroxylapatit/cm² (Flächeneinheit) bestimmt.

Antwort 18　**Prinzip der Spiral-CT:** Während der CT-Aufnahme wird der Patient durch die Gantry bewegt. Die Röhre muß hier mehrmals um den Patienten kreisen, dabei wird ein Volumendatensatz erfaßt. Die Figur der Datenakquisition ist eine Spirale (Abb. 30). Die Schichtdicke ist hier wie bei der normalen Akquisition die Dicke des Strahlenfächers. Der Tischvorschub nimmt im Vergleich zur konventionellen Betriebsart eine neue Rolle ein. Er bestimmt nicht mehr den Schichtabstand (da lückenlos abgetastet wird), sondern die Menge der Projektionen, die pro Schicht zu Verfügung stehen.
Der Rekonstruktionsindex kann in gewissen Grenzen frei gewählt und auch nachträglich (solange die Rohdaten vorhanden sind) verändert werden. Für optimale Bildqualität hängt der beste Rekonstruktionsindex vom gewählten Tischvorschub ab.

Frage 19   Nennen Sie Vorteile und Nachteile der Spiral-CT.

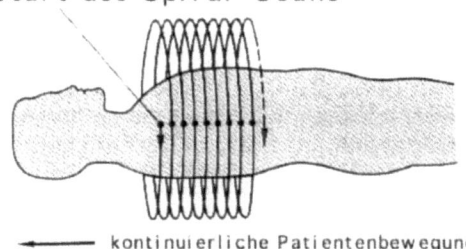

Abb. 30. Aufnahmeprinzip bei der Spiral-CT

Antwort 19

Vorteile der Spiral CT

1. Beschleunigung der **Untersuchungszeit**. Eine Region von bis zu 60 cm Länge kann in 1 Minute untersucht werden.
2. Bei der Spiral-CT wird ein **Volumenscan** angefertigt: durch Variation des Rekonstruktionsindexes können sich überschneidende Schichten in beliebiger Lokalisation nachrekonstruiert werden.
3. Da die Untersuchung in einer einzigen Atemphase durchgeführt wird, entstehen **keine Lücken** wie sie bei kontinuierlicher Scansequenz (Schicht-für-Schicht) durch unterschiedliche Inspirationslage auftreten können. Dies ist besonders wichtig bei Untersuchungen des Thorax bzw. der Lunge.
4. Optimierung der **Kontrastmitteluntersuchungen** durch bessere Erfassung des Kontrastmittelbolus. Ideal geeignet zur Gefäßdarstellung.

Nachteile der Spiral CT

1. Im Vergleich zur konventionellen CT bedingt durch geringere applizierbare Dosis schlechtere Bildqualität mit höherem Rauschen. (Die Röhre ist über längere Zeit (bis 60 s) kontinuierlich in Betrieb und kann nicht wie im Schicht-für-Schicht Betrieb, die zwischen den Scans liegenden Pausen zur Kühlung verwenden.)
2. Nach Datenakquisition längere Berechnungszeit der Bilder. Die Bilder liegen nicht direkt zur Begutachtung vor.
3. Im Vergleich zur konventionellen CT breitere Schicht-Sensitivitäts-Profile (section sensitivity profiles bzw. SSP).

Frage 20   Was versteht man unter dem Rekonstruktionsindex?

Frage 21   Was bezeichnet man in der Spiral-CT als Pitch?

Frage 22   Was ist der Vorteil der Spiral-CT bei 2D- und 3D-Rekonstruktionen?

Frage 23   In der konventionellen CT geben Sie die Schichtdicke und den Tischvorschub bei der Festlegung des Untersuchungsprotokolles an. Welchen zusätzlichen Parameter müssen Sie bei der Spiral-CT angeben?

| Antworten | **Computertomographie** | 157 |

Antwort 20 Unter dem **Rekonstruktionsindex** versteht man den Abstand, in dem die Schichten rekonstruiert werden. Wählt man beispielsweise eine Schichtdicke von 10 mm, einen Tischvorschub von 10 mm und einen Rekonstruktionsindex von 5 mm, so bedeutet dies, daß alle 5 mm eine Schicht mit einer Schichtdicke von 10 mm rekonstruiert wird. D. h. ein Areal das in der konventionellen CT durch eine Schicht abgedeckt wird, erfaßt die Spiral-CT durch 2 überlappende Schichten. Durch dieses Prinzip lassen sich Läsionen, die sonst möglicherweise durch Partialvolumeneffekte weggerechnet würden, besser erfassen.
Eine Reduktion des Rekonstruktionsindexes führt also nicht zur Reduktion der tatsächlichen Schichtdicke.

Antwort 21 Der **Pitch (P)** ist definiert durch die Formel:
$$P = \frac{\text{Tischvorschub (in mm/s)}}{\text{Schichtdicke (in mm)}} \cdot \text{Gantryrotationszeit (in s)}$$
Ein Pitch von 1 bedeutet, daß bei einer Gantryumdrehung sich der Tisch um eine Schichtdicke bzw. Kollimatorweite vorwärtsbewegt. Bei einem Pitch von 2 bewegt sich der Tisch um 2 Kollimatorweiten vorwärts, d. h. bei höherem Pitch wird die Untersuchungsgeschwindigkeit beschleunigt, gleichzeitig aber auch das Schicht-Sensitivitäts-Profil verbreitert, parallel dazu nehmen die Artefakte zu.

Antwort 22 Durch die Verwendung überlappender Schichten kann die Qualität von **2D- und 3D-Rekonstruktionen** deutlich gesteigert werden. Stufen, wie sie bei höheren Schichtdicken entstehen und im Schicht-für-Schicht Modus nicht vermeidbar sind, lassen sich durch Nachrekonstruktionen mit kleinem Rekonstruktionsindex minimieren.
Zusätzlich werden Bewegungsartefakte durch die kurze Untersuchungszeit reduziert und dadurch die Qualität von multiplanaren Rekonstruktionen gesteigert.

Antwort 23 Zusätzlich zur Schichtdicke und zum Tischvorschub muß der **Rekonstruktionsindex** angegeben werden.
Beispielsweise bedeutet die Angabe eines 10/10/5 Protokolles, daß die Untersuchung mit einer Schichtdicke und einem Tischvorschub von 10 mm gefahren wird, jedoch alle 5 mm eine Schicht nachrekonstruiert wird bzw. 2 Schichten mit einer Schichtdicke von 10 mm pro Tischvorschub berechnet werden.

Frage 24　Warum profitieren gerade die Kontrastmitteluntersuchungen von der Verwendung der Spiral-CT?

Antwort 24 Durch die kurze Untersuchungszeit mit einem zeitgerecht plazierten **Kontrastmittelbolus** wird die Gefäßdarstellung optimiert. Auch können bestimmte Durchblutungsstadien von Organen (z. B. früharteriell, portalvenös, Parenchymphase) erfaßt werden.
Mit der Spiral-CT wird die CT-Angiographie möglich. Mittels MIP (maximum intensity projection) und 3-D Darstellung (surface rendering technique) lassen sich die Gefäße isoliert darstellen. Zusätzlich zur 2-D Darstellung, wie wir sie aus der konventionellen Angiographie kennen, ist so auch die Beurteilung der Gefäßanatomie und -pathologie 3-dimensional möglich.

Fragen Ultraschall

Frage 1 Erklären Sie das Prinzip des Ultraschalls.

Frage 2 Welche Geschwindigkeit haben Schallwellen in Wasser und in Luft?

Frage 3 Wie ist eine Ultraschallsonde aufgebaut und wie funktioniert sie?

Frage 4 Was versteht man unter dem „Gain" im Ultraschall?

Frage 5 Wie ist die Auflösung im Ultraschall?

Antworten   **Ultraschall**   161

Antwort 1   Ultraschallwellen sind periodische Schwingungen von Materieteilchen, die sich als elastische Wellen räumlich ausbreiten. An einen Kristall wird eine elektrische Spannung angelegt, der Kristall (**Piezoelektrikum**) ändert dadurch seine Dicke und führt zur Aussendung von Ultraschallwellen.
Der Schallwellenempfang erfolgt ebenfalls am Piezoelektrikum, die reflektierten Schallwellen führen zu einer elektrischen Spannung, diese wird gemessen.
Der Schallkopf fungiert somit als Schallerzeuger und -empfänger.

Antwort 2   Die **Geschwindigkeit von Schallwellen** in Wasser beträgt 1490 m/s, in Knochen 3360 m/s und in Luft 330 m/s.

Antwort 3   Der Schallkopf fungiert als Schallerzeuger und -empfänger (s. Frage 1). Bei Realtimescannern unterscheidet man

1. **Sektorscanner:** Schallkopf mit 1–3 Kristallen, die rotieren.
2. **Linearscanner:** Schallkopf mit vielen in Reihe angeordneten Kristallen, die in Gruppen angesteuert werden. Häufig werden sogenannte „curved-arrays" benutzt, hierunter versteht man konvex angeordnete Linearscanner.

Antwort 4   Unter „**Gain**" versteht man die zeitabhängige Verstärkung der im Körper geschwächten Schallechos bzw. die laufzeitabhängige Verstärkung der Echoamplituden.
Sowohl die Allgemein- als auch die Nah- und Fernverstärkung kann reguliert werden.

Antwort 5   Das axiale **Auflösungsvermögen** (in Richtung der Schallbündelachse) ist von der Frequenz des Ultraschallkopfs abhängig, je nach Ultraschallkopf bzw. Frequenz z. B. 1 bis 10 MHz beträgt die Auflösung 1,5 bis 0,1 mm.

Frage 6   Was versteht man unter einem A- und einem B-Bild?

Frage 7   Erklären Sie die Doppler-Technik.

| Antworten | **Ultraschall** | 163 |

Antwort 6 **A-Bild:** Impulsechoverfahren, d. h. empfangene Echos werden als vertikale Signale mit unterschiedlichen Amplituden ausgelenkt.
B-Bild: zweidimensionale flächenhafte Abbildung (B steht für Brightness).
Die auf der B-Bildgebung basierende Realtime-Sonographie wird heute fast ausschließlich benutzt.

Antwort 7 Bei der **Doppler-Technik** wird ein Ultraschallstrahl in das Untersuchungsgebiet gerichtet. Der von der Herzwand oder bewegten Blutteilchen gestreute und wieder empfangene Schall ist in seiner Frequenz nach dem Doppler-Effekt verschoben, z. B. ist die Frequenz bei Annäherung der Teilchen an den Schallkopf geringfügig erhöht. Die Differenzfrequenz kann bestimmt werden.
Entsprechend der Geschwindigkeitsverteilung in dem vom Ultraschall erfaßten Strömungsbereich ergibt sich als Überlagerung der Signale aller Blutteilchen ein Rauschsignal. Die Differenzbildung erfolgt durch Demodulation.
Der Frequenzbereich des Rauschens kann durch die qualitativ arbeitenden Blutströmungsdetekoren über Lautsprecher hörbar gemacht werden und/oder als spektrales Signal analysiert werden. So kann der Blutfluß gemessen werden.
Bei den Farbdopplern tastet ein B-Scanner in Puls-Doppler-Technik die Schnittebben des B-Scans ab und überlagert das Doppler-Bild dem B-Bild in Farbe.

Magnetresonanztomographie: Physikalische Grundlagen

Frage 1   Welches physikalische Prinzip liegt der Magnetresonanztomographie zugrunde?

Frage 2   Was versteht man unter dem Kernspin?

Frage 3   Was versteht man unter „Präzession"?

| Antworten | Magnetresonanztomographie: Physikalische Grundlagen | 165 |

Antwort 1   Das Prinzip der **Kernspinresonanz** wurde 1946 von Bloch und Purcell entwickelt. Es beruht auf der Technik, Atome, die sich zur Richtung eines externen Magnetfeldes parallel oder antiparallel angeordnet haben, durch Energiezufuhr in Form von elektromagnetischer Strahlung vom energieärmeren, aber stärker besetzten, in das energiereichere, aber schwächer besetzte Energieniveau zu überführen.
Atomkerne mit unpaarer Nukleonenzahl zeigen einen Drehimpuls (**Kernspin**). Durch ein äußeres Magnetfeld richten sich die Kerne aus, dabei führen sie eine Kreiselbewegung um die Feldlinien des äußeren Magnetfeldes aus, diese wird als *Präzessionsbewegung* bezeichnet. Sie hat eine feste Frequenz. Durch Einstrahlung von Hochfrequenzwellen mit dieser Frequenz werden die Kerne umgeklappt und nehmen dabei Energie auf. Bei der Rückkehr der Spins in das thermische Gleichgewicht wird elektromagnetische Strahlung mit exakt der gleichen Energie und Frequenz wie die Anregungsstrahlung ausgesendet und kann als „*Resonanzsignal*" registriert werden.

Antwort 2   Kerne mit ungerader Anzahl von Neutronen und/oder Protonen besitzen eine nukleare Nettomagnetisierung oder ein magnetisches „Dipolmoment", den **Kernspin,** der die Voraussetzung für die Anwendung der MR-Bildgebung und MR-Spektroskopie bildet. Atomkerne mit gleicher Anzahl von Protonen und Neutronen, besitzen dagegen kein magnetisches Feld und kein magnetisches Dipolmoment, sie haben nach außen den Spin-Wert Null.

Antwort 3   Atomkerne mit ungerader Ordnungs- und Massenzahl besitzen ebenso wie Elektronen einen Eigendrehimpuls. Werden diese Atome in ein externes Magnetfeld gebracht, rotieren sie um das externe Magnetfeld B_0. Diese Rotationsbewegung bezeichnet man als **Präzession**.

Frage 4   Was versteht man unter der Larmorfrequenz? Geben Sie die Larmorgleichung an.

Frage 5   Nennen Sie die Grundvoraussetzungen für die Entstehung der Resonanz.

Frage 6   Erklären Sie den Begriff Relaxation.

Frage 7   Was versteht man unter FID (free induction decay)?

Antwort 4 Die Rotationsgeschwindigkeit der Atomkerne ist direkt proportional der Stärke des angelegten äußeren Magnetfeldes. Diese Beziehung wird durch die Larmor-Gleichung beschrieben:

Larmor-Gleichung: $f = \dfrac{\vec{\omega}}{2\pi} = \dfrac{\gamma \cdot \vec{B}_o}{2\pi}$

Hierbei ist f die Resonanzfrequenz in Hz (Hertz), ω gibt das Winkelmoment des Kerns (angegeben in radian/sec.), γ das gyromagnetische Verhältnis und B_0 die Stärke des äußeren Magnetfeldes wieder.

Antwort 5 Die **Grundvoraussetzungen für die Entstehung der Resonanz** sind:

1. unpaare Anzahl von Elektronen, „Kernspin"
2. äußeres Magnetfeld
3. Präzessionsbewegung der Atome
4. Übereinstimmung zwischen Frequenz der eingestrahlten Hochfrequenzpulse und der Präzessionsfrequenz.

Antwort 6 Meßbare Magnetisierung läßt sich nur erzeugen, indem ein Hauptfrequenzfeld B_1 direkt senkrecht zum äußeren Magnetfeld B_0 eingestrahlt wird. Dieser Hochfrequenzpuls lenkt die um die Hauptachse B_0 rotierenden Spins in die transversale Ebene aus und zwingt somit die Magnetisierung in dieser Ebene (Mxy) um die Achse des Hauptmagnetfeldes zu rotieren. Nach Abschalten des Hochfrequenzpulses kehrt die Magnetisierung aus der xy- Ebene in die Richtung des statischen Magnetfeldes (B_0) zurück. Diese Rückkehr der Magnetisierung in ihren Ausgangszustand wird als **Relaxationsbewegung** bezeichnet und kann als induzierte Spannung gemessen werden.

Antwort 7 Nach Abschalten des Hochfrequenzpulses streben die magnetischen Dipole von dem energetisch ungünstigeren angeregten Zustand in ihre energieärmeren Ausgangszustände zurück. Die dabei durch die Rotationsbewegung (Präzession) der Protonen induzierte Wechselspannung kann mit Hilfe einer Empfangsspule, bzw. eines Spulensystems gemessen werden und als Signalintensität, die im Zeitverlauf exponentiell abnimmt, dargestellt werden. Der Kurvenverlauf entspricht dem sogenannten „**freien Induktions-Zerfall**" (free induction decay, FID).

Frage 8 Welche beiden Prozesse laufen während eines FID ab?

Frage 9 Was versteht man unter der T1-Relaxationszeit?

Frage 10 Welche Faktoren beeinflussen die T1-Relaxationszeit?

Frage 11 Was versteht man unter der T2-Relaxationszeit?

Frage 12 Wird die T2-Relaxationszeit durch die Stärke des magnetischen Feldes beeinflußt?

Antworten   Magnetresonanztomographie: Physikalische Grundlagen   169

Antwort 8   Während eines FIDs laufen zwei Prozesse ab, die einem charakteristischen exponentiellen Verlauf über die Zeit folgen und als **T1-** und als **T2-Relaxation** bezeichnet werden. Diese Prozesse verhalten sich proportional zu ihrer jeweiligen Abweichung aus dem Gleichgewicht und folgen der Gesetzmäßigkeit der longitudinalen oder transversalen Relaxationszeit.

Antwort 9   Die **T1-Relaxationszeit,** auch longitudinale oder Spin-Gitter-Relaxationszeit genannt, ist ein Maß für die Zeit, die der durch einen 90°-Puls in die xy-Ebene ausgelenkte Vektor der Magnetisierung (Mz) benötigt, um sich parallel zum Hauptmagnetfeld (Mo) wieder aufzurichten. Die gemessene T1-Zeit entspricht dabei der Wiederaufrichtung des Vektors Mz um 63,21% der Gleichgewichtsmagnetisierung.

Antwort 10 Die **T1-Relaxationszeit** wird beeinflußt durch

- die Art des Atomkerns und den Aggregatzustand
- die Feldstärke, magnetische Induktion B_0
- die Temperatur
- die T1-Relaxationszeit ist phasenunabhängig, d. h. sie wird nicht durch Magnetfeldinhomogenitäten beeinflußt.

Antwort 11 Die **T2-Relaxationszeit,** auch transversale oder Spin-Spin-Relaxationszeit genannt, ist die Zeit, mit der die nach einem 90°-Puls gemessene Magnetisierung in der xy-Ebene (Mxy) zerfällt. Die nach dem Impuls in Phase präzidierenden Spins dephasieren, d. h. sie verlieren ihre Phasenkohärenz, da ein Teil der Spins sich etwas schneller und ein anderer Teil sich etwas langsamer bewegt. Durch Beeinflussung der Spins untereinander (Spin-Spin-Relaxation) nimmt die Dephasierung im zeitlichen Verlauf zu und die einzelnen Spins weisen nach einiger Zeit in alle Richtungen.

Antwort 12 Im Gegensatz zur T1-Relaxationszeit ist die **T2-Relaxationszeit** weitgehend unabhängig von der Stärke des statischen Magnetfeldes. Reine T2-Zeiten beziehen sich auf die Wechselwirkungen der einzelnen Spins untereinander im absolut homogenen Magnetfeld.

Frage 13   Was versteht man unter T2*-Relaxationszeit?

Frage 14   Welche Faktoren beeinflussen die T2*-Relaxation?

Frage 15   Was versteht man unter der Protonendichte?

Frage 16   Wie entsteht Magnetismus?

Frage 17   Was versteht man unter dem Kernspin?

Antwort 13 Der Signalzerfall in der xy-Ebene beruht im realen, nicht völlig homogenen Magnetfeld nicht nur auf der Spin-Spin-Wechselwirkung, sondern auch auf der Wirkung des nicht ganz homogenen Magnetfeldes auf die Spins, die durch die T2*-Komponente angegeben wird. Die zu beobachtende Relaxationszeit T2* setzt sich somit aus der wahren Relaxationszeit T2 und der T2-Relaxation bedingt durch Magnetfeldinhomogenitäten (T2 inhomogen) zusammen:

$$\frac{1}{T_2*} = \frac{1}{T_2} + \frac{1}{T_{2inhom.}}$$

Antwort 14 Die **T2*-Relaxation** wird beeinflußt durch
- die Homogenität des äußeren Magnetfeldes
- die Temperatur
- die Beweglichkeit der Spins
- die Wechselwirkungen mit Molekülen in der Umgebung.

Antwort 15 Neben der T1-und T2-Relaxation spielt für die MR-Bildgebung auch die Spindichte bzw. **Protonendichte** eine Rolle. Sie ist proportional zur Signalintensität, d. h. je mehr Kerne relaxieren, desto größer ist das erhaltene Signal.

Antwort 16 **Magnetismus** entsteht durch Bewegung von elektrisch geladenen Teilchen. Elektrisch geladene Teilchen oder massefreie Ladungen erzeugen durch die ihnen eigene Rotation ein lokales Magnetfeld. Die physikalische Grundlage der MR-Tomographie sowie der MR-Spektroskopie wird gebildet durch den prinzipiell allen Atomen eigenen Kernmagnetismus. Dieser entsteht durch die orbitale Bewegung von Kernpartikeln, nämlich der Protonen und der Neutronen innerhalb des Atomkerns.

Antwort 17 Kerne mit ungerader Anzahl von Neutronen und/oder Protonen besitzen eine nukleare Nettomagnetisierung oder ein magnetisches „Dipolmoment", den **Kernspin**. Atomkerne mit gleicher Anzahl von Protonen und Neutronen besitzen dagegen kein magnetisches Feld und kein magnetisches Dipolmoment, sie haben nach außen den Spin-Wert Null.

Frage 18 Welche Atome können für die MR-Tomographie verwendet werden?

Frage 19 Was ist Suszeptibilität?

Frage 20 Nennen Sie die vier Suszeptibilitäts-Klassen.

Frage 21 Was versteht man unter Diamagnetismus?

| Antworten | Magnetresonanztomographie: Physikalische Grundlagen | 173 |

Antwort 18 Aufgrund seiner breiten biologischen Verfügbarkeit in den unterschiedlichen Körpergeweben sowie seines starken magnetischen Dipolmoments (größtes Magnetfeld unter allen Elementen) kommt dem **Wasserstoffatom** (1H = Proton) bei der medizinischen MR-Tomographie eine besondere Bedeutung zu. Weitere Substanzen, die im Rahmen klinischer oder experimeteller Studien eingesetzt werden, sind z. B. Kohlenstoff, Fluor, Natrium und Phosphor.

Antwort 19 Die magnetische **Suszeptibilität** einer Substanz kennzeichnet ihre „Magnetisierbarkeit" bei angelegtem äußerem Magnetfeld. Wird eine Substanz in ein äußeres Magnetfeld eingebracht, addiert sich die in dieser Substanz induzierte Magnetisierung mit der des äußeren Magnetfeldes. Das Verhältnis dieser beiden Komponenten (induzierte Magnetisierung zu der des umgebenden Magnetfeldes) ist ein Maß für die Suszeptibilität der Substanz gegenüber dem angelegten Magnetfeld.

Antwort 20 Diamagnetismus, Paramagnetismus, Ferromagnetismus, Superparamagnetismus. Paramagnetische, ferromagnetische und superparamagnetische Substanzen besitzen eine positive Suszeptibilität und somit positive Magnetisierbarkeit.

Antwort 21 **Diamagnetische Substanzen** weisen paarige Elektronen und somit kein permanentes Spin-Moment, keine Sättigung oder verbleibende Magnetisierung und nur eine geringe negative Suszeptibiltät auf. Durch die Einwirkung eines Magnetfeldes kommt es nicht zu einer Verstärkung der magnetischen Wirkung, sondern sogar zu einer geringen Abschwächung durch eine Ausrichtung von Elektronen entgegengesetzt zum einwirkenden Magnetfeld.

Frage 22   Was versteht man unter Paramagnetismus?

Frage 23   Nennen Sie Beispiele für paramagnetische Substanzen.

Frage 24   Wofür werden paramagnetische Substanzen verwendet?

Frage 25   Worin unterscheiden sich paramagnetische und diamagnetische Substanzen?

| Antworten | Magnetresonanztomographie: Physikalische Grundlagen |

Antwort 22   **Atome paramagnetischer Substanzen** besitzen unpaarige Elektronen in ihrer äußeren Schale. Ihr magnetisches Dipolmoment ist auch ohne Anlage eines externen Magnetfeldes ungleich Null. Die Ansammlung paramagnetischer Atome zu einer Substanzmenge zeigt nach außen jedoch keine Magnetisierung, da die zufällig ausgerichteten atomaren magnetischen Dipole sich gegenseitig neutralisieren. In Anwesenheit eines äußeren Magnetfeldes richten sich die magnetischen Dipole parallel zum umgebenden Magnetfeld aus und bilden eine Gesamtmagnetisierung der Substanz. Die Stärke dieser Magnetisierung ist proportional zur Stärke des angelegten Magnetfeldes. Da die Richtung der entstandenen Magnetisierung der des äußeren Magnetfeldes entspricht, besitzen paramagnetische Substanzen eine positive Suszeptibilität. Paramagnetische Substanzen sind temperaturabhängig, d.h. die Nettomagnetisierung steigt bei sinkender Außentemperatur. Eine maximale oder Sättigungs-Magnetisierung läßt sich bei Temperaturen nahe des absoluten Nullpunktes ($-273\,°C$) feststellen.

Antwort 23   **Paramagnetische Substanzen** sind z.B. Gadolinium (Gd^{3+}), Mangan (Mn^{2+}), Dysprosium (Dy^{3+}), Chrom (Cr^{2+}) und Eisen (Fe^{2+}, Fe^{3+}).

Antwort 24   **Paramagnetische Substanzen** eignen sich zur Herstellung von MR-Kontrastmitteln. Die zum Teil toxischen Wirkungen der Grundsubstanzen werden durch feste Chelatverbindungen weitgehend ausgeschaltet. Typische Vertreter dieser Kontrastmittel sind Gadolinium-DTPA, Mangan-DPDP und Fe^{2+}- oder Fe^{3+}-Verbindungen.

Antwort 25

Tabelle 2. Unterschiede zwischen **paramagnetischen** und **diamagnetischen** Substanzen (14)

Diamagnetismus	Paramagnetismus
Paarige Elektronen	Unpaarige Elektronen
Kein permanenter Spin	Permanenter Spin
Suszeptibilität -10^{-6}	Suszeptibilität 10^{-1}
Temperaturunabhängig	Temperaturabhängig

| Frage 26 | Was versteht man unter Ferromagnetismus? |

| Frage 27 | Nennen Sie Beispiele für ferromagnetische Substanzen. |

| Frage 28 | Wofür verwendet man ferromagnetische Substanzen? |

| Frage 29 | Was versteht man unter Superparamagnetismus? |

Antwort 26

Ferromagnetismus entsteht in dichten kristallinen Strukturen, in denen sich die magnetischen Dipolmomente unpaariger Elektronen bei benachbarten Atomen vorzugsweise parallel zueinander ausrichten. Ferromagnetische Substanzen sind primär nicht magnetisch, da sie magnetische Untergruppen (Domänen) enthalten, die in ihrer Ausrichtung zufällig verteilt sind und sich in ihrer Wirksamkeit gegenseitig aufheben. Der Ferromagnetismus ist also nicht bezogen auf ein einzelnes Atom, sondern umfaßt die magnetischen Eigenschaften einer Gruppe von Atomen. Ferromagnetische Substanzen werden jedoch nach außen magnetisch, sobald sie in ein äußeres Magnetfeld eingebracht werden, da sich nun alle Domänen parallel zum Feld ausrichten. Auch bei relativ schwachem äußerem Magnetfeld können ferromagnetische Substanzen maximal magnetisiert werden, sie erreichen einen Sättigungsgrad. Ferromagnetische Substanzen besitzen eine z. T. extrem hohe magnetische Suszeptibilität, die auch nach Entfernung des äußeren Magnetfeldes aufgrund eines energetisch günstigen Zustandes anteilig erhalten bleibt.

Antwort 27

Typische **ferromagnetische Materialien** sind Permanentmagneten, deren Magnetisierung nahe des Sättigungsgrades auch außerhalb eines angebrachten Magnetfeldes erhalten bleibt, z. B. Eisen, Eisenoxid (Fe_3O_4), Nickel und Kobalt.

Antwort 28

Ferromagnetische Substanzen werden z. B. als Permanentmagnete zur Konstruktion von Niederfeld-MR-Tomographen verwendet.

Antwort 29

Superparamagnetismus entsteht bei Größenreduktion ferromagnetischer Kristalle, bis ein Partikel nur aus einer einzigen Gruppe parallel ausgerichteter Magnetdipole, sogenannte Einzeldomänen, besteht. Bei Raumtemperatur tritt Superparamagnetismus in Fe^{2+} und Fe^{3+} Kristallen bei einer Größe von ungefähr 35 nm ein. Sie besitzen eine deutlich ausgeprägte Suszeptibilität, die proportional zu der Stärke des angelegten äußeren Magnetfeldes ansteigt und nach Abschalten des äußeren Magnetfeldes nicht beibehalten wird. Bei hoher Feldstärke wird eine Sättigung der Suszeptibilität erreicht.

| Frage 30 | Wofür kann man superparamagnetische Substanzen verwenden? |

| Frage 31 | Worin unterscheiden sich ferromagnetische und superparamagnetische Substanzen? |

| Frage 32 | Worin unterscheiden sich paramagnetische und superparamagnetische Substanzen? |

Magnetresonanztomographie: Physikalische Grundlagen

Antwort 30 Aufgrund ihrer hohen Suszeptibilität verkürzen **superparamagnetische Substanzen** wie z. B. SPIO-Partikel die T2-Relaxationszeiten drastisch. Zusätzlich zeigen bestimmte Fe-Verbindungen einen T1-Effekt, d. h. sie verkürzen in geringerem Maße auch die T1-Relaxationszeiten. Diese Effekte zusammen mit der geringen Größe läßt superparamagnetische Substanzen (z. B. F_2O_3) als Kontrastmittel für die MR-Tomographie geeignet erscheinen.

Antwort 31

Tabelle 3. Unterschiede zwischen ferromagnetischen und superparamagnetischen Substanzen (14)

Ferromagnetismus	Superparamagnetismus
Kristalle > 35 nm	Kleine Partikel < 35 nm
Interaktive Domänen	Nicht interaktive Domänen
„Magnetisches Gedächtnis"	Kein „Magn. Gedächtnis"
Suszeptibilität 10^{+2}	Suszeptibilität 10^{+2}

Antwort 32

Tabelle 4. Unterschiede zwischen paramagnetischen und superparamagnetischen Substanzen

Paramagnetismus	Superparamagnetismus
Atome, unpaarige Elektronen	kleine Partikel < 35 nm
Permanenter Spin	Einzeldomäne
Suszeptibilität 10^{-1}	Suszeptibilität 10^{+2}

MRT: Signalgebung und ihre Parameter

Frage 1 Was versteht man im Rahmen der MRT unter Bildkontrast und welche Parameter bestimmen ihn?

Frage 2 Welche intrinsischen Parameter bestimmen den Bildkontrast?

Frage 3 Welche extrinsischen Parameter bestimmen den Bildkontrast?

Frage 4 Erklären Sie die T1-Wichtung einer Sequenz.

Frage 5 Erklären Sie die T2-Wichtung einer Sequenz.

Antworten	MRT: Signalgebung und ihre Parameter	

Antwort 1 Um verschiedene Gewebearten zu unterscheiden, müssen diese Gewebe mit unterschiedlicher Helligkeit zur Darstellung kommen. Diese unterschiedliche Signalintensität verschiedener Gewebe bezeichnet man als den **Kontrast** zwischen diesen Geweben.
Bei der MR-Bildgebung lassen sich intrinsische und extrinsische Faktoren, die zum Bildkontrast beitragen, unterscheiden.

Antwort 2 **Intrinsische Kontrastfaktoren** sind die Relaxationszeiten T1, T2 und T2* sowie die Protonendichte der Gewebe. Weitere Faktoren sind der Fluß in der Bildebene sowie Effekte der chemischen Verschiebung und Suszeptibilität.

Antwort 3 **Extrinsische Faktoren,** die den Bildkontrast beeinflussen, sind die Wahl der Pulssequenz, insbesondere die der Zeitparameter TR und TE sowie die Auswahl des Flipwinkels und der Bildmatrix (Anzahl der Phasenkodierschritte).

Antwort 4 Auf **T1-gewichteten Aufnahmen** werden Gewebe/Substanzen mit langer T1-Relaxationszeit (z. B. Flüssigkeiten, Wasser, Liquor, viele pathologische Prozesse) signalarm und Gewebe/Substanzen mit kurzer T1-Relaxationszeit (z. B. Fett, paramagnetische Kontrastmittel) signalreich abgebildet.

Antwort 5 Auf **T2-gewichteten Aufnahmen** werden Gewebe/Substanzen mit langer T2-Relaxationszeit (z. B. Flüssigkeiten, Wasser, Liquor, viele pathologische Prozesse) signalreich und Gewebe/Substanzen mit kurzer T2-Relaxationszeit (z. B. Basalganglien, Leber, eisenhaltige superparamagnetische Kontrastmittel) signalarm abgebildet. Paramagnetische gadoliniumhaltige Kontrastmittel haben auf die Signalgebung T2-gewichteter Aufnahmen in normaler Dosierung nur einen sehr geringen Einfluß. (*Ausnahme:* Spezielle, extrem suszeptibilitäts-empfindliche T2*-gewichtete Pulssequenzen für dynamische gadolinium-unterstützte Aufnahmen, z. B. Hirnperfusion und dynamische MR-Mammographie.)

Frage 6   Welche Bedeutung hat die Fourier-Transformation?

Frage 7   Was versteht man unter dem K-Raum?

Antworten	MRT: Signalgebung und ihre Parameter	183

Antwort 6 Die **Fourier-Transformation** ist ein mathematisches Verfahren zur Transformation von Sinus- und Kosinusschwingungen (Amplituden und Phasen) des erhaltenen MR-Resonanzsignals in räumliche Signal- Verteilungen:

1. Transformation für alle Linien der Frequenzkodierung => räumliche Signal-Verteilung entlang der x-Achse
2. Transformation für alle Phasenkodierschritte => räumliche Signal-Verteilung entlang der y-Achse

Antwort 7 Der **K-Raum** ist eine schachbrettartige Auflistung von Summationszahlen, die man durch Messung der Resonanzfrequenzen bei der MR-Datenakquisition erhält.

Im einfachsten Fall einer Bildgebung mittels 2D-Fourier-Transformation wird bei jedem Phasenkodierschritt eine Zeile des K-Raumes mit Daten gefüllt. Innerhalb jeder Zeile werden die nach einem Anregungspuls empfangenen Resonanzsignale nach ihrem zeitlichen Eintreffen am Empfänger geordnet: Signale während der frühen Entstehung des Echos werden links im K-Raum eingetragen, Signale während der Echo-Abklingphase erscheinen rechts im K-Raum. Das Maximum des Echos und damit das maximale Resonanzsignal erscheint in der Mitte jeder Zeile. Die Füllung der Zeilen des K-Raumes erfolgt durch Einstrahlung zunächst sukzessive sinkender und dann steigender Phasenkodiergradienten in die Untersuchungsschicht, so dass im Zentrum des K-Raumes Echo-Amplituden von Phasenkodierungen mit minimalem Gradienten eingetragen werden. Da das empfangene Signal umso größer ist, je kleiner der Phasenkodiergradient geschaltet wurde, werden im Zentrum des K-Raumes auch die größten Echo-Amplituden erscheinen.

Es ist wichtig zu verstehen, dass jedes Pixel im K-Raum Informationen des gesamten MR-Bildes enthält und nicht etwa zu einem einzigen Pixel auf dem MR-Bild korrespondiert. Mittels Fourier-Transformation werden die im K-Raum gesammelten Daten dann in Signalintensitäten auf dem resultierenden MR-Bild transformiert. Die niedrigen Frequenzen, die in der Peripherie des K-Raumes aufgetragen wurden, bestimmen dabei vor allem die Konturen des entstehenden MR-Bildes, während hohe Frequenzen, die im Zentrum des K-Raumes aufgetragen wurden, Bilddetails bestimmen.

Frage 8   Was versteht man unter dem Signal-zu-Rausch-Verhältnis?
           Wie kommt es zum Bildrauschen?

Frage 9   Wie kann man das Bildrauschen quantifizieren?

MRT: Signalgebung und ihre Parameter

Antwort 8 Das **Signal-zu-Rausch-Verhältnis** gibt an, wie stark das MR-Signal eines Gewebes im Vergleich zum Rauschen des MR-Bildes zur Darstellung kommt. Es gilt als Maß für die Qualität eines MR-Bildes. Das Bildrauschen kann in ein statistisches und ein systematisches Rauschen unterteilt werden.

Das statistische Rauschen wird vorwiegend durch zufällige thermische Bewegungen, die Braun'sche Molekularbewegung, hervorgerufen und ist vorwiegend bedingt durch geräteeigene Faktoren. Unter dem systematischen Rauschen versteht man strukturiertes Rauschen, das vor allem durch physiologische Prozesse, wie Atmung, Organbewegungen, Pulsschlag usw. hervorgerufen wird. Zusätzlich tragen auch gerätebedingte Faktoren, die durch Bewegung der Gradienten oder Empfängerspulen entstehen, zum systematischen Rauschen bei.

Antwort 9 Als quantitativer Parameter zur Bestimmung des Gewebekontrastes im MR-Bild gilt das **Signal-zu-Rausch-Verhältnis** (SNR), das sich ermitteln läßt durch Division der Signalintensität eines Gewebes durch die Stärke des Hintergrundsrauschens:

SNR = Signal/Hintergrundrauschen.

Alternativ kann SNR auch durch Division der Signalintensität des Gewebes durch die Standardabweichung der Signalintensität des Hintergrunds bestimmt werden.

Frage 10 Wovon hängt das Signal-zu-Rausch-Verhältnis (SNR) ab?

Frage 11 Durch welche Parameter wird die Ortsauflösung bestimmt?

Frage 12 Wie berechnet man die Akquisitionszeit bei „konventionellen" Pulssequenzen?

Frage 13 Wie kann die Scanzeit reduziert werden?

MRT: Signalgebung und ihre Parameter

Antwort 10 Das **Signal-zu-Rausch-Verhältnis (SNR)** ist abhängig von:

1. der Qualität der **RF-Spule** (gering bei Verwendung der Bodyspule und höher bei Verwendung von Oberflächenspulen),
2. der **Schichtdicke** und der **Pixelgröße** (das statistische Rauschen läßt sich durch Auswahl einer größeren Schichtdicke sowie durch die Vergrößerung der Pixelgröße reduzieren, d. h. je kleiner die Matrix und je größer das FOV, umso höher ist das SNR),
3. der **Untersuchungszeit** (eine Verkürzung der Untersuchungszeit (kürzere Untersuchungssequenz) reduziert das Rauschen, insbesonere durch Reduktion der Bewegungsartefakte),
4. **Pulssequenzparametern** (das systematische Rauschen ist von den Pulssequenzparametern abhängig, insbesondere von der Echozeit (TE), SNR nimmt mit der Echozeit ab),
5. der Anzahl der **Bildakquisitionen** (nimmt mit der Anzahl zu),
6. der **Stärke und Homogenität des statischen Magnetfeldes** (je höher die Magnetfeldstärke, je größer das Objektsignal),
7. der Abschirmung der Wände und der Empfangselektronik.

Antwort 11 Die **Ortsauflösung** wird bei der MRT bestimmt durch

- Schichtdicke
- FOV
- Matrixgröße

Antwort 12 Die **Akquisitionszeit** errechnet sich durch die Formel

$Ta = TR \times Na \times y\text{-Linien}$

(Ta = Akquisitionszeit, TR = Repetitionszeit, Na = Anzahl der Akquisitionen, y-Linien = Anzahl der Phasenkodierschritte)

Zum Beispiel beträgt die Zeit zur Erstellung von T2-gewichteten Spin-Echo-Bildern bei einer TR von 2000 ms und 128 Phasenkodierschritten sowie 2 Akquisitionen 512 s oder etwa 8,5 min.

Antwort 13 Die **Scanzeit** kann reduziert werden durch Reduktion der Repetitionszeit TR, Reduktion der Anzahl der Akquisitionen und Reduktion der Anzahl der Phasenkodierschritte.

188 Fragen   **Magnetresonanztomographie: Pulssequenzen**

Frage 1   Nennen Sie die wichtigsten Pulssequenzen.

Frage 2   Wie ist eine Spinecho (SE)-Sequenz aufgebaut?

Frage 3   Was versteht man unter TR?

Frage 4   Was versteht man unter TE?

Frage 5   Mit welchen Parametern erzielt man eine T1-Wichtung bei der Spinecho-Sequenz?

Frage 6   Mit welchen Parametern erzielt man eine protonendichtegewichtete oder eine T2-gewichtete Spinecho-Sequenz?

Antworten | **Magnetresonanztomographie: Pulssequenzen** | 189

Antwort 1 Die wichtigsten **Pulssequenzen** sind

- Spinecho (SE)-Sequenzen
- Inversion-Recovery (IR)-Sequenzen
- Gradientenecho (GE)-Bildgebung, z. B. FLASH, GRASS
- Schnelle Bildgebung:
  Turbo-Spinecho
  Echo Planare Bildgebung (EPI)
  Turbo-GE, z. B. Turbo-FLASH

Antwort 2 Die **Spinecho (SE)-Sequenz** besteht aus einem 90°-Anregungspuls und einem darauf folgenden 180°-Inversionspuls. Hierbei wird der 90°-HF-Impuls eingestrahlt, um die Magnetisierung der Gewebeprobe in die transversale Ebene auszulenken. Direkt nach diesem Impuls beginnt die Dephasierung der Spins in der xy-Ebene. Durch den einige Millisekunden später applizierten 180°-Impuls werden die Spins invertiert und die Magnetisierung in der xy-Ebene rephasiert. Die Messung des Signals (das Spinecho) erfolgt im Moment der exakten Rephasierung der Spins.

Antwort 3 TR ist die Repetitionszeit, die zwischen zwei 90°-Anregungsimpulsen liegt.

Antwort 4 TE ist die Echozeit, sie entspricht der Zeit zwischen der Mitte des Anregungsimpulses und dem Maximum des Signalempfangs.

Antwort 5 Für kurzes TR $\leq$ 500 ms und kurzes TE $\leq$ 30 ms ergibt sich bei der SE-Sequenz eine **T1-Wichtung.**

Antwort 6
- Langes TR > 1500 bis 2000 ms und kurzes TE < 20 ms ergibt **protonendichte-gewichtete Aufnahmen.**
- Mit langem TR zwischen 2000 und 3000 ms und langem TE > 50 bis 200 ms erhält man **T2-gewichtete Aufnahmen.**

190 Fragen   Magnetresonanztomographie: Pulssequenzen

Frage 7   Erklären Sie den Aufbau einer Inversion-Recovery-Sequenz.

Frage 8   Welchen Vorteil haben IR- gegenüber SE-Sequenzen?

Frage 9   Welches Ziel hat der Einsatz einer STIR Sequenz?

| Antworten | Magnetresonanztomographie: Pulssequenzen | 191 |

Antwort 7   Bei der **Inversion-Recovery-Sequenz** wird die initiale Magnetisierung entlang der Z-Achse durch einen 180°-Puls invertiert. Eine bestimmte Zeit (TI) später folgt ein 90°-Puls, der die zwischenzeitlich relaxierte Magnetisierung in die xy-Ebene klappt, in der sie dann gemessen werden kann. Ein weiterer 180°-Puls wird kurz nach diesem 90°-Puls appliziert und bildet, wie in einer Spinecho-Sequenz, die Voraussetzung für das nach der Echozeit (TE) nach dem 90°-Puls auftretende Spinecho. Somit enthält eine Inversion-Recovery-Sequenz (IR-Sequenz) drei vom Untersucher steuerbare Variable: Die Repetitionszeit (TR), die Echozeit (TE) und die Inversionszeit (TI).

Antwort 8   Ein Vorteil der **IR-Technik** gegenüber der SE-Pulssequenz liegt in dem durch den Inversionspuls bewirktem verlängerten T1-Faktor. Daher lassen sich bei Anwendung entsprechender IR-Pulssequenzen T1-Kontraste besonders gut darstellen. Der Nachteil dieser Sequenzen ist jedoch die längere Akquisitionszeit bei konventioneller Technik.

Antwort 9   Die **short TI-IR-Sequenz (STIR)** ermöglicht z. B. eine Unterdrückung des Fettsignals durch Wahl eines TI (Inversionszeit), das genau dem Nulldurchgang der Magnetisierung der Fettprotonen während ihrer Relaxation von $-180°$ nach $+180°$ entspricht.

Frage 10   Erklären Sie das Prinzip einer Gradientenecho-(GE)-Sequenz.

Frage 11   Welche Vor- und Nachteile hat der fehlende 180° Refokussierungspuls bei der GE-Sequenz?

Frage 12   Welche Parameter bestimmen das Signalverhalten bei GE-Sequenzen?

Antworten Magnetresonanztomographie: Pulssequenzen

Antwort 10   Bei der **GE-Bildgebung** werden Schichtselektion und Phasenkodierung analog zum SE-Verfahren vorgenommen. Jedoch benutzt die Gradientenechosequenz einen **RF-Anregungspuls**, der variabel ist, i. d. R. Regel < 90° (= Flipwinkel). Im Vergleich zur SE-Sequenz wird somit nicht die gesamte longitudinale Magnetisierung in die xy-Achse umgeklappt; die transversale Magnetisationskomponente ist geringer als bei der SE-Sequenz. Außerdem wird bei der GE-Sequenz kein 180° Refokussierungspuls eingesetzt.
Nach dem RF Anregungspuls kommt es unmittelbar zum FID (free induction decay), bedingt durch Inhomogenitäten im magnetischen Feld und die T2* Dephasierung. Die magnetischen Momente dephasieren und werden durch einen Gradienten mit gleicher Amplitude, aber entgegengesetzter Richtung zum initialen Hochfrequenzimpuls, rephasiert. Durch die Spinrephasierung kann ein Signal von der Spule empfangen werden, das sowohl T1 als auch T2 Information enthält, man nennt es Gradientenecho.
Vorteil: Bei den GE-Sequenzen kann das TR drastisch bis auf Werte um 20 ms reduziert werden, die Akquisitionszeit wird deutlich verringert.
Nachteil: GE-Sequenzen sind sehr empfindlich für magnetische Feldinhomogenitäten und Suszeptibilitätsartefakte sind häufig.

Antwort 11   Durch den fehlenden **180°-Refokussierungspuls** ist bei GE-Sequenzen im Vergleich zu SE-Sequenzen einerseits eine Verkürzung der Untersuchungszeit möglich, andererseits besteht bei GE-Sequenzen eine größere Labilität gegenüber Inhomogenitäten des Magnetfeldes.

Antwort 12   Die erreichbare **Signalintensität** der Gewebe hängt weniger von den Variablen TR und TE, sondern vielmehr vom **Flipwinkel α** ab. Für $\alpha > 60°$ ergeben sich T1-gewichtete Aufnahmen, für $\alpha < 20°$ ergeben sich T2-gewichtete Aufnahmen.

| Frage 13 | Nennen Sie die beiden wesentlichen Techniken der GE-Bildgebung. |

| Frage 14 | Wie unterscheidet sich eine Turbo-Spinechosequenz von einer „normalen" Spinechosequenz? |

| Frage 15 | Was sind die Vorteile und die Nachteile der Turbo-Spinecho-(TSE)-Sequenz? |

| Frage 16 | Beschreiben Sie das Prinzip der EPI-Sequenzen. |

Antwort 13 Man unterscheidet

1. **Gespoilte GE-Sequenzen.** Bei dieser Technik wird die transversale Rest-Magnetisierung vor jedem Hochfrequenzpuls durch einen Spoiler-Gradienten aktiv zerstört (z. B. FLASH).
2. **Gleichgewichtsstechniken,** bei denen die transversale Magnetisierung (steady state) zwischen den einzelnen HF-Pulsen erhalten bleibt durch Anwendung von kompensierenden Gradienten für die entsprechende Pulssequenz (z. B. GRASS, FISP).

Antwort 14 Bei der **Turbo-Spinechosequenz** werden pro Anregung mehrere Echos (sog. „Echozüge") einer Schicht ausgelesen. Dadurch kommt es zu einer Reduktion der Scandauer.

Antwort 15 *Vorteile* der **TSE-Sequenz:** In Abhängigkeit von der Zahl der erfaßten Echos/Anregungen kann die Aufnahmezeit im Routinebetrieb auf etwa 1/6 bis 1/4 reduziert werden. Zudem erlauben TSE-Sequenzen, in vertretbarer Zeit Bilder mit großer Matrix von 512 × 512 oder grösser anzufertigen.
Nachteile der **TSE-Sequenz:** TSE-Sequenzen haben eine geringere Suszeptibilitäts-Empfindlichkeit im Vergleich zu konventionellen SE-Sequenzen, was z. B. im Bereich der cerebralen MRT zu einem Kontrastverlust zwischen weisser Hirnsubstanz und Basalganglien führen kann.

Antwort 16 Bei der **Echo-Planaren-Bildgebung (Echo Planar Imaging, EPI)** werden nach einer einzigen HF-Anregung durch eine Serie von Spin- und Gradientenechos unterschiedlicher Phasenkodierung alle Daten für ein MR-Tomogramm aufgenommen und somit Aufnahmezeiten zwischen 30 und 200 ms pro Bild ermöglicht. Die Kodierung der räumlichen Information erfolgt in der zweiten Ebene mit Hilfe eines Gradienten niedriger Amplitude, der die Rolle des Phasenkodier-Gradienten übernimmt.

Magnetresonanztomographie: Artefakte

Frage 1 Mit welchen Artefakten ist bei der MR-Bildgebung zu rechnen?

Frage 2 Nennen Sie physiologisch bedingte Artefakte bei der MRT.

Frage 3 Wie kann man Bewegungsartefakte reduzieren?

Frage 4 Wie stellen sich Atemartefakte dar?

Frage 5 Wie kann man Atemartefakte reduzieren?

Antworten — **Magnetresonanztomographie: Artefakte**

Antwort 1 — Folgende **Artefakte** werden bei der MR-Bildgebung unterschieden:

1. Physiologisch bedingte Artefakte, z. B. Atem-, Schluck-, Pulsationsartefakte
2. Meßmethodisch bedingte Artefakte, z. B. chemical shift-Artefakte
3. System-bedingte Artefakte

Antwort 2 — **Physiologische Artefakte** entstehen durch Bewegungen des Patienten oder Bewegungen im Patienten:
Herzkontraktionen, Blut- und Liquor-Fluß, Atmung, Darmperistaltik, Schluckbewegung, Augenbewegungen, ungerichtete Bewegungen des Patienten.

Antwort 3 — **Bewegungsartefakte** lassen sich reduzieren durch Reduktion der Meßzeit (ultraschnelle Bildgebung), atemgehaltene Aufnahmen, Atemgating und EKG-Triggerung beim Herzen. Pulsationsartefakte lassen sich durch Vorsättigungspulse minimieren.

Antwort 4 — Durch **Atembewegungen** treten multiple Signalstrukturen der Körperoberfläche in der Phasenkodierrichtung auf.

Antwort 5 — Kompensationsmöglichkeiten zur **Vermeidung von Atemartefakten** haben als Nachteil längere Meßzeiten. Beispiele sind Atemgating (Atemgurt und Synchronisation der Datenaufnahme mit der Atmung), multiple Akquisitionen (siehe Grundlagen), Sättigungspulse und Gradient-Moment-Rephasing. Die sicherste Verhinderungsmöglichkeit besteht aber in Meßzeiten, die kürzer als Atembewegungen sind oder in Atemstillstand durchzuführen sind.

Fragen — Magnetresonanztomographie: Artefakte

Frage 6   Wie entstehen Flußartefakte?

Frage 7   Wie kann man Flußartefakte reduzieren?

Frage 8   Was versteht man unter Chemischer Verschiebungs- bzw. „Chemical Shift"-Artefakten?

Frage 9   Wie kann man Chemical Shift Artefakte reduzieren?

Antworten   Magnetresonanztomographie: Artefakte

Antwort 6   Periodische, **nicht turbulente Strömungen** führen zu periodischen Wiederholungen der Gefäßstruktur in Phasenkodierrichtung durch Einfluß ungesättigter Spins in die Untersuchungsschicht. Im Gefäß selbst kann es zu einem Signalverlust kommen („Flow Void"). **Turbulenter Fluß** senkrecht oder rechtwinklig zu der Schicht kann „säulen"-artige Artefakte in Phasenkodierrichtung hervorrufen. Diese Flußartefakte entstehen durch periodische Spinbewegung und damit Dephasierungen in Frequenzkodierrichtung.

Antwort 7   **Flußartefakte** lassen sich reduzieren durch Vorsättigungspulse, Gradientenrotation bei axialen Schichten (Vertauschen von Phasen- und Frequenzkodierung), Multischicht-Untersuchungen und EKG-Triggerung.

Antwort 8   Die **chemische Verschiebung** ist die Ursache von Fehlregistrierungen des Signals von Wasser und Fett in Frequenzrichtung an Fett-Wasser Gewebeübergängen (z. B. Milz, Nieren, Orbita, Wirbelkörper, Bandscheiben). Fettmoleküle haben eine niedrigere Resonanzfrequenz als Wassermoleküle (3.5 ppm). Deshalb werden Signalanteile der Fettmoleküle in Relation zu den Wassermolekülen räumlich versetzt im Pixel abgebildet.
Bei 1.0 T beträgt die chemische Verschiebung ca. 145 Hz und bei 1.5 T ca. 225 Hz, d. h. das Ausmaß der chemischen Verschiebung ist direkt proportional zur Feldstärke. Es entstehen helle und dunkle Kanten oder Begrenzungen, die bei Sequenzen mit variierender Echozeit zusätzlich durch oszillierenden Kontrast manifest werden können.

Antwort 9   **Chemical Shift Artefakte** lassen sich reduzieren durch

1. eine geringere Feldstärke des Untersuchungsgerätes
2. ein geringeres FOV
3. steilere Gradienten
4. eine Erhöhung der Bandbreite
5. fettgesättigte Sequenzen.

Frage 10   Erklären Sie die Entstehung von Einfaltungsartefakten.

Frage 11   Wie kann man Einfaltungsartefakte reduzieren?

Frage 12   Was versteht man unter Ringartefakten (bzw. „Truncation" oder „Gibbs" Artefakten)?

Frage 13   Wie kann man Ringartefakte reduzieren?

Frage 14   Wie entstehen Metallartefakte?

Antworten   Magnetresonanztomographie: Artefakte

Antwort 10 Umfaltungen oder **Einfaltungen** entstehen, wenn das Objekt den Bildumfang (FOV) überragt. Außerhalb der Bildbegrenzungen vorhandene Objektstrukturen werden fehlerhaft ortskodiert und projiziert (eingefaltet oder umgefaltet). Dies betrifft sowohl die Phasen- als auch die Frequenzkodierrichtung.

Antwort 11 **Einfaltungsartefakte** lassen sich reduzieren durch

1. die Vergrösserung des FOV
2. Oversampling (Verdopplung der Sammelrate in Frequenz- oder Phasenkodierrichtung)
3. Sättigungspulse (bei 3D-Messungen zu beiden Seiten des angeregten Volumens plaziert).

Antwort 12 Das MR-Signal verschiedener Organstrukturen wird durch eine Serie von Sinus und Kosinus-Schwingungen verschiedener Frequenz, Amplitude und Phase dargestellt. Die Abbildung abrupter Frequenz-Übergänge würde idealerweise durch eine unendliche Anzahl von Frequenzen repräsentiert. Da dies praktisch nicht möglich ist, müssen auch abrupte Übergänge mit einer begrenzten Anzahl von Frequenzen dargestellt werden. Dabei können **Ring-, Truncation- oder Gibbs-Artefakte** entstehen, die sich als alternierende Bänder hoher und niedriger Signalintensität zu beiden Seiten des Gewebeüberganges abbilden. Diese Bänder imponieren als periodische Oszillationen und ihre Ausprägung variiert erheblich.

Antwort 13 **Ring-, Truncation- oder Gibbs-Artefakte** lassen sich reduzieren durch

1. eine Erhöhung der Matrix (z. B. von 128 auf 256)
2. eine Verkleinerung des FOV
3. Einbau von Rohdatenfiltern (z. B. Hanning Filter: Nachteil eines geringen Verlustes an Auflösung).

Antwort 14 **Ferromagnetische Materialien** (Metalle) führen zu Signalauslöschung durch komplette Dephasierung oder Distorsionen. Dies ist ein häufiger Artefakt bedingt durch Metallimplantate, Clips oder andere metallische Fremdkörper. Der Artefakt tritt betont bei Sequenzen ohne Rephasierungspulse (Gradientenecho, z. B. FLASH, FISP) oder bei langen Echozeiten auf.

Magnetresonanztomographie: Artefakte

Frage 15   Wie kann man Metallartefakte reduzieren?

Frage 16   Was versteht man unter Suszeptibilitätsartefakten?

Frage 17   Wie kann man Suszeptibilitätsartefakte minimieren?

Frage 18   Was versteht man unter sog. „Arm"-Artefakten?

Frage 19   Wie kann man den „Arm"-Artefakt unterdrücken?

Frage 20   Nennen Sie Ursachen für erhöhtes Bildrauschen.

Magnetresonanztomographie: Artefakte

Antwort 15 **Metallartefakte** lassen sich durch Verwendung von Pulssequenzen mit Rephasierungspulsen (Spinecho-Sequenzen) und kurzen Echozeiten minimieren. Auch die Untersuchung in Geräten mit geringerer Feldstärke oder Einsatz von Sequenzen mit hoher Bandbreite reduzieren die Metallartefakte.

Antwort 16 **Suszeptibilitätsartefakte** treten an Übergängen von Geweben mit unterschiedlicher Suszeptibilität (Fähigkeit eines Gewebes, magnetisiert zu werden) auf. Dieser Artefakt manifestiert sich durch lokale Signalausfälle, insbesondere auf Gradientenecho-Sequenzen. Meist werden Suszeptibilitätsartefakte durch Metallfremdkörper oder den Eisengehalt alter Blutungen hervorgerufen, sie entstehen aber auch am Übergang von Gewebe zu Luft.

Antwort 17 **Suszeptibilitätsartefakte** lassen sich minimieren durch

1. Spinecho-Sequenzen unter Verwendung kurzer Echozeiten
2. Verkleinerung der Voxelgröße durch dünnere Schichten, kleineres FOV oder Vergrößerung der Matrix
3. Anwendung von Sequenzen mit hoher Bandbreite.

Antwort 18 Der „**Arm**"-Artefakt beschreibt die Projektion von signalreichen Strukturen (elliptisch oder zirkulär) in das erfaßte Bild durch die Mitanregung von Strukturen, häufig der Arme, außerhalb des 50 cm Raumes.

Antwort 19 Eine **Reduktion der „Arm"-Artefakte** ist möglich durch

1. Erhöhung der Schichtdicke
2. Verwendung von Meßsequenzen mit niedriger Bandbreite pro Pixel
3. HF-Abschirmung (der Arme), z. B. mit Aluminiumdecken oder Metallfolien (RF-Decken).

Antwort 20 **Erhöhtes Bildrauschen** kann bedingt sein durch fehlerhafte Transmitterabstimmungen oder Spulenabstimmungen, zu kurze Repetitionszeit, zu kleine Schichtdicke, zu große Matrixgröße oder eine zu lange Untersuchungszeit.

Magnetresonanztomographie: Artefakte

Frage 21 Nennen Sie Ursachen für Bildinhomogenitäten.

Frage 22 Wie äußern sich Gradientenfehler?

Frage 23 Was versteht man unter „Zipper"- bzw. sogenannten „Reißverschluß" Artefakten und wie entstehen sie?

Frage 24 Welche Maßnahme ist bei systembedingten Artefakten ratsam?

Antworten Magnetresonanztomographie: Artefakte

Antwort 21 **Bildinhomogenitäten** können bedingt sein durch Inhomogenitäten oder Schwankungen der RF-Spulen und der Transmitterabstimmung.

Antwort 22 **Gradientenfehler** machen sich bemerkbar durch Objektversetzungen in Phasenkodierrichtung und ausgedehnte Artefakte, z. B. Streifen über dem gesamten Bild oder einzelne Streifen ohne erkennbares Bild.

Antwort 23 Typischerweise stellen sich „**Reißverschluß**"**-Artefakte** als schmale dichte Linien auf dem Bild dar.
„Reißverschluß"-Artefakte entstehen durch einen von außen kommenden RF-Impuls, der den Untersuchungsraum mit einer bestimmten Frequenz erreicht und mit dem (normalerweise relativ schwachen) vom Patienten kommenden Signal interferiert. Bedingt ist er durch ein Leck in der RF-Abschirmung des Untersuchungsraumes.

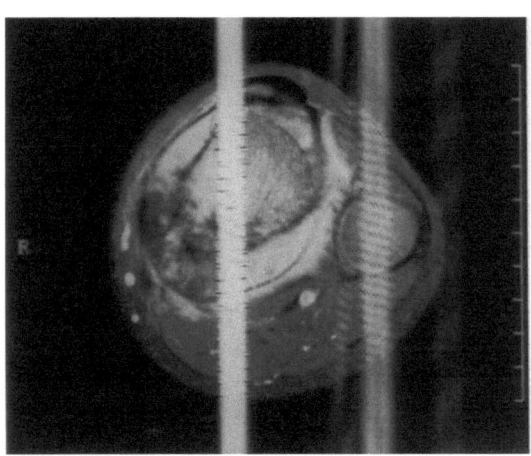

Abb. 31. „Reißverschluß"-Artefakt

Antwort 24 Bei **systembedingten Artefakten** sollten die auffälligen Bilder gespeichert, Fehlermeldungen notiert und der Servicetechniker verständigt werden.

Frage 1 Aus welchen Bestandteilen besteht ein MR-Tomograph?

Frage 2 Welche Magnettypen stehen für die klinische MR-Bildgebung zur Verfügung?

Magnetresonanztomographie: Hardware – Geräte und Spulen

Antwort 1 Wesentliche Bestandteile eines MR-Tomographen sind der Hauptmagnet (für die klinische Anwendung meist ein Ganzkörpermagnet), die Gradienten-Spulen sowie Spulen zur Aussendung und zum Empfang von HF-Impulsen und Signalen. Weitere essentielle Komponenten sind ein leistungsfähiges Computersystem, das die Umwandlung der HF-Signale in Bildinformation ermöglicht und die Aufbewahrung sowie die Nachbearbeitung von Daten erlaubt. **Ein MRT besteht aus:**

1. **Hauptmagnet** = Ganzkörpermagnet. Der Hauptmagnet erzeugt das Grundmagnetfeld B_0 (0,01–0,4 T niedrige Feldstärke, 0,5–0,9 T mittlere Feldstärke, >1 T hohe Feldstärke), eine Korrektur lokaler Magnetfeld-Inhomogenitäten erfolgt durch Shimspulen
2. **Gradientenspulen** = Ortskodierung (10–15 mT/m). Diese überlagern das äußere Magnetfeld. Drei Gradientenspulen in drei Ebenen sind für die dreidimensionale Zuordnung im Raum verantwortlich:
   - Schichtselektionsgradient
   - Frequenz-kodierender Gradient
   - Phasenkodiergradient
3. **Hochfrequenzsystem** = Radiofrequenz-Sender und Empfänger. Meist fungiert die Ganzkörperspule als Sendespule, zum Signalempfang kann ebenfalls die Ganzkörperspule oder Teilkörperspulen (z. B. Kopf-, Knie-, Wirbel-Spule) verwendet werden.
4. **Prozeßrechner,** steuert die Bildverarbeitung.

Antwort 2 Für die klinische MR-Bildgebung stehen **Magneten** mit

- niedriger (0,01 T–0,4 T)
- mittlerer (0,5–0,9 T) und
- hoher Magnetfeldstärke (1,0–1,5 T (–2,0 T)) zur Verfügung.

Während Magnetfelder bis zu einer Stärke von 0,35 T durch Permanentmagneten und resistive Magnetsysteme erzielt werden können, erfordert die Mittel- und Hochfeldtechnik supraleitende Magneten. Diese Hauptmagneten erzeugen das Grundmagnetfeld B_0, das möglichst homogen sein muß. Bei eventuellen Abweichungen kann das Hauptmagnetfeld durch kleine zusätzlich schaltbare elektromagnetische Spulen, die sogenannten Shimspulen korrigiert werden.

| Frage 3 | Worin unterscheiden sich Hoch- und Niederfeld-Magnetsysteme? |

| Frage 4 | Nennen Sie die verschiedenen MR-Spulen-Typen. |

| Frage 5 | Welche Aufgabe haben Gradientenspulen? |

| Frage 6 | Von welchen technischen Faktoren hängt die Schichtdicke ab? |

Antwort 3

Tabelle 5. Unterschiede zwischen Hoch- und Niederfeld-Magnetsystemen (14)

Hochfeld-MRT	Niederfeld-MRT
1,0–2,0 T	0,01–0,4 T
Supraleitende Spulen (flüssiges Helium zur Kühlung notw.)	Permanentmagnete oder resistive Magnetsysteme
Große Streufelder	Geringere Streufelder
Praktisch kein Stromverbrauch	Stromverbrauch
Hoher HF-Leistungsbedarf	Geringere HF-Leistung notwendig
Längeres T1	Kürzeres T1
Kürzere Meßzeiten	Längere Meßzeiten
Besseres SNR	Schlechteres SNR
Chemical shift	Weniger chem. shift Artefakte

Antwort 4   Folgende **MR-Spulen-Typen** werden unterschieden:

1. Gradientenspulen (Schichtselektion, Phasen- und Frequenzkodierung)
2. Hochfrequenzspulen (Ganz-/Teilkörperspulen).

Antwort 5   **Gradientenspulen** sind notwendig, um ein kontinuierlich ansteigendes (das Hauptmagnetfeld) überlagerndes Magnetfeld zu erstellen, das die Larmorfrequenz in unterschiedlichen Arealen definiert und ortsabhängig leicht verändert, so daß eine Lokalisation der signalgebenden Spins möglich wird. Die schnelle Schaltung dieser Gradienten in der x,y und z-Achse des Hauptmagnetfeldes ermöglicht die exakte räumliche Zuordnung eines MR-Signals. Die Stärke des erzeugten Gradienten-Feldes ist deutlich geringer als die des Hauptmagnetfeldes und wird in mT/m angegeben.

Antwort 6   Die **Schichtdicke** hängt ab von der Steilheit des Schichtselektionsgradienten und der Bandbreite der Frequenzen des HF-Pulses.

Frage 7   Welche Aufgabe haben Radiofrequenzspulen?

Frage 8   Was ist der Unterschied zwischen einer linear polarisierten und einer zirkulär polarisierten Oberflächenspule?

Frage 9   Nennen Sie

- Bauprinzip,
- Vorteile und
- Anwendungsgebiete für die sogenannten Phased-Array-Spulen.

Frage 10   Was bedeutet Quenching?

Antworten	Magnetresonanztomographie: Hardware – Geräte und Spulen

Antwort 7 — **Radiofrequenzspulen** werden zur Aussendung und zum Empfang von Radiofrequenzsignalen benutzt. Häufig wird die Ganzkörperspule eines MR-Systems auch als Sendespule genutzt. Eine weitere Hochfrequenzspule ist notwendig zum Empfang des MR-Signals aus der untersuchten Schicht. Hierbei handelt es sich um Ganz- oder Teilkörperspulen (z. B. Kniespulen, Wirbelsäulenspulen, Kopfspulen usw.).

Antwort 8 — Eine **linear polarisierte MR-Oberflächenspule** führt die HF-Einstrahlung und den Signalempfang in der gleichen Orientierung durch. Hierbei können sich Probleme bei der Ortszuordnung der Magnetisierung ergeben und das empfangene Signal kann nicht vollständig extrahiert werden.
Neuere **zirkulär polarisierte Oberflächenspulen** stellen eine technische Weiterentwicklung dar, bei der die HF-Einstrahlung und der Signalempfang in unterschiedlichen Orientierungen erfolgen. Dadurch wird ein besseres Signal-zu-Rausch-Verhältnis, eine effizienterere RF-Übertragung und eine Reduktion der Spezifischen Absorptionsrate (SAR) erreicht.

Antwort 9 — Eine **Phased-Array-Spule** besteht aus mehreren Einzelspulen bzw. Einzelantennen mit eigenem Empfangsverstärker und -kanal. Jede dieser Spulen erzeugt ein Bild mit einem kleinen Meßfeld. Die Signale aus den einzelnen Spulen werden zu einem großen Meßfeld verbunden. In der Regel werden bis zu 4 Spulen miteinander verknüpft.
Mit den **Phased-Array-Spulen** kann das anatomische Meßfeld vergrößert werden bei hohem Signal-Rausch-Verhältnis und guter Bildhomogenität.
Anwendungsgebiete sind die Wirbelsäule, Becken, Mamma, Abdomen und Temporo-Mandibular-Gelenk.

Antwort 10 — Unter **Quenching** versteht man den plötzlichen Verlust der supraleitenden Eigenschaften eines Hochfeldmagneten, z. B. durch Ausfall der Kühlung oder Temperaturerhöhung des Magneten. Die Gesamtenergie des Magneten wird in Form von Wärme frei, was zur Verdampfung des zur Kühlung benutzten Heliums führt.

Magnetresonanztomographie: MR-Angiographie (MRA)

Frage 1 Beschreiben Sie das technisch-physikalische Konzept, das der MR-Angiographie (MRA) zugrunde liegt und welche Sequenztypen werden für die MRA benutzt?

Frage 2 Benötigt man für die MRA Kontrastmittel?

Frage 3 Beschreiben Sie das Prinzip der Time of Flight (TOF)-MRA.

Frage 4 Was versteht man unter dem (In-) Flow related enhancement?

Frage 5 Nennen Sie die technischen Kennzeichen der TOF-MRA-Pulssequenzen.

| Antworten | **Magnetresonanztomographie: MR-Angiographie (MRA)** | 213 |

Antwort 1 Bei der **MRA** wird der Blutfluß im Gewebe gegenüber den stationären Spins sichtbar gemacht durch die Kombination von einer Signaloptimierung innerhalb der Blutleiter und Signalminderung der perivaskulären Strukturen. Die hierzu verwendeten Pulssequenzen nutzen nicht nur die Information der Relaxationszeiten, sondern zusätzlich die Information, die durch die Bewegung der Spins innerhalb der Blutgefäße zustande kommt. Verwendet werden Time of Flight- (TOF) und Phasenkontrast-Sequenzen.

Antwort 2 Prinzipiell wird die MRA im klinischen Routinebetrieb ohne Applikation von **Kontrastmitteln** durchgeführt. Erst neuere Techniken werden kontrastmittelunterstützt durchgeführt. Hierzu haben sich in präklinischen Studien die sogenannten Blutpool-Kontrastmittel (z. B. AMI227), die über mehrere Minuten bis Stunden im Intravasalraum verbleiben, als sehr vorteilhaft erwiesen.

Antwort 3 Die **Time of Flight (TOF)-MRA Technik** beruht primär auf Einfluß-(Inflow-)Phänomenen: „Frische" Blutspins, die in das Abbildungsvolumen hineinfließen, liefern mehr Signal als die Umgebung (stationäres Gewebe).

Antwort 4 Unter dem **(In-) Flow related enhancement** versteht man die Signalverstärkung durch Spins, die frisch in das Meßfeld/volumen einfließen. Die einfließenden Spins haben vorher noch keinen Hochfrequenzpuls erfahren, sie sind also völlig „ungesättigt" und liefern noch das von der Längsmagnetisierung abhängige Gesamtsignal. Stationäre Spins, die dagegen bereits mehrfach angeregt wurden, sind partiell aufgesättigt und liefern weniger Signal. Das (In-)Flow related enhancement wird für die TOF-MRA genutzt.

Antwort 5 Für die **TOF-MRA** verwendet man Gradientenecho-Sequenzen mit kleinem Flipwinkel (Reduktion der intravaskulären Sättigung), kurzem TR (Hintergrundunterdrückung) und kurzem TE (Minimierung von Phaseneffekten). Die Orientierung erfolgt senkrecht zum Gefäß, evtl. kann zur Bewegungsrephasierung eine Phasenkorrektur erfolgen. Die Akquisitionszeit beträgt etwa 3–10 Minuten.

Frage 6 Beschreiben Sie das Prinzip der Phasen-sensiblen MRA.

Frage 7 Nennen Sie die technischen Kennzeichen der Phasen-sensiblen MRA-Pulssequenzen.

Frage 8 Wozu benötigt man die Subtraktion bei der PCA?

Antworten	Magnetresonanztomographie: MR-Angiographie (MRA)	215

Antwort 6　Man unterscheidet die **Phasen-Kontrast (PCA)** und die **Betrags-Kontrast (Magnitude)-MRA**. Beide Methoden beruhen auf messbaren Phasendifferenzen zwischen bewegtem (Blut) und stationärem Gewebe. Die Signale beruhen also auf T2-Unterschieden.

Bei der **PCA** werden mindestens zwei Einzelmessungen mit gegensätzlichen bipolaren Pulsen voneinander subtrahiert (in der Regel werden 4 Einzelmessungen miteinander verrechnet), daher ist die PCA relativ zeitaufwendig. Die bipolaren Pulse können auch als Fluß-kodierende Gradienten beschrieben werden. Die **Magnitude-Kontrast-MRA** subtrahiert dagegen lediglich eine fluß-dephasierte von einer fluß-rephasierten Messung.

Antwort 7　Für die **PCA** verwendet man Gradientenecho-Sequenzen mit variablem Flipwinkel, kurzem TR (schnelle Akquisition) und relativ zur TOF längerem TE (Einfügung zusätzlicher Flußkodierungen). Die Orientierung ist unabhängig vom Gefäßverlauf, es können Flußgeschwindigkeiten (Velocity encoding: VENCs) in verschiedenen Orientierungen zur Phasenkodierung gewählt werden. Die Akquisitionszeit ist ca. 3–4mal länger als bei der TOF-MRA.

Antwort 8　Die mittels Kompensation der Spinphasendivergenz bei der **PCA** entstandenen, rephasierten MR-Bilder sind durch das helle Signal innerhalb des Gefäßlumens gekennzeichnet. Die Abgrenzung zum perivaskulären Gewebe kann jedoch schwierig sein, vor allem bei perivaskulärem Fettgewebe. Durch die Subtraktion eines rephasierten von einem nicht-rephasierten Bild wird daher die Gefäßregion sichtbar.

Frage 9 Beschreiben Sie physikalisch-technische Unterschiede der TOF-MRA und der PCA.

Frage 10 Beschreiben Sie Vor- und Nachteile der TOF-MRA und der PCA für die klinische Anwendung.

Frage 11 Was versteht man unter Maximum Intensity Projection (MIP)?

Antwort 9

Tabelle 6. Unterschiede zwischen TOF-MRA und PCA (12, 14)

TOF-MRA	PCA
Signalverstärkung intravasal durch Schichteintrittsphänomen	Flußkodierende Gradienten registrieren bewegungsbedingte Phasenverschiebungen
Messung basiert auf T1-Unterschieden	Messung basiert auf T2-Unterschieden
Günstig bei schnellem Blutfluß	Günstig bei langsamem Blutfluß
Beste Abbildungseben senkrecht zum Gefäßverlauf	Flußkodierung in mehreren Raumebenen, daher keine bevorzugte Abbildungsebene
Subtraktionstechnik mögl.	Prinzipiell als Subtraktionstechnik angewandt
Wenig anfällig gegen Bewegungsmuster höherer Ordnung	Anfällig gegen Bewegungsmuster höherer Ordnung

Antwort 10

Tabelle 7. Vor- und Nachteile der TOF-MRA und PCA (12, 14)

TOF-MRA	PCA
VORTEILE	
Schnelligkeit	Hohe Ortsauflösung mit Darstellung kleiner Gefäße
Geringe Anfälligkeit gegen komplexe Strömung	Thromben werden nicht dargestellt
NACHTEILE	
Nur Darstellung der Arterienhauptstämme	Überlagerung von arteriellen und venösen Gefäßen in der Rekonstruktion
Frische Thromben erscheinen wie fließendes Blut	Artefaktanfälligkeit

Antwort 11

Die **MIP** ist eine Methode zur Projektion von vielen Einzelbildern eines Datensatzes zu einem einzigen Summationsbild, wobei jeweils nur die Voxel mit der höchsten Signalintensität (z. B. Gefäße bei der TOF-MRA) zum Ergebnisbild beitragen. Voxel mit niedrigeren Signaldichten werden unterdrückt.

Frage 1	Nennen Sie die Sicherheitsbereiche, die den Kernspintomographen umgeben.
Frage 2	Nennen Sie allgemeine Sicherheitsanweisungen für Sicherheitsbereich A.
Frage 3	Nennen Sie allgemeine Sicherheitsanweisungen für den Sicherheitsbereich B.

Antworten	Magnetresonanztomographie: MR-Sicherheitsvorschriften

Antwort 1 Man unterscheidet **2 Sicherheitsbereiche**:

1. *Sicherheitsbereich A:* Herzschrittmacher-Sperrbereich. Die Zugänge zu dieser Zone sind durch Herzschrittmacher-Verbotsschilder kenntlich zu machen.
2. *Sicherheitsbereich B:* Hochfeldbereich. Ist ein Teilbereich von Sicherheitsbereich A und entspricht der räumlichen Begrenzung des Magnetraumes.

Antwort 2 Die Zugänge zum **Sicherheitsbereich A** sind gegen unbefugtes Betreten zu sichern: Personen, die einen Herzschrittmacher tragen, haben keinen Zutritt zu diesem Bereich. Türen und Fenster sind durch Herzschrittmacher-Verbotsschilder kenntlich zu machen. Patienten sind vor dem Eintritt in Sicherheitsbereich A nach Metallimplantaten zu befragen. Fenster dürfen nicht vollständig geöffnet, sondern nur gekippt werden. Vor Verlassen von Sicherheitsbereich A muß sichergestellt werden, daß sämtliche Zugangsmöglichkeiten verschlossen sind.
Analogarmbanduhren und magnetische Datenträger (Scheckkarten, Parkkarten, Kreditkarten, Disketten, etc.) sollten vor Betreten des Sicherheitsbereiches A in den vorgesehenen Schließfächern abgelegt werden, da sie gelöscht werden können.

Antwort 3 Im gesamten Magnetraum, dem **Sicherheitsbereich B,** ist das Mitführen ferromagnetischer Materialien untersagt. Personen, die Sicherheitsbereich B betreten wollen, müssen z. B. Kittel- und Hosentaschen sorgfältig entleeren. Eine Ausnahme bilden lediglich vom Gerätebeauftragten genehmigte Gegenstände. Patienten, die Metallteile oder Implantate (Gefäßclips, Endoprothesen, Kupferspiralen, etc.) im Körper haben oder in der metallverarbeitenden Industrie arbeiten oder gearbeitet haben, dürfen nur nach Absprache mit dem diensthabenden Arzt den Magnetraum betreten. Auch bei nicht-ferromagnetischen Implantaten besteht die Gefahr einer Erwärmung oder Verlagerung. Liegend zu transportierende Patienten müssen auf eine MR-geeignete Aluminiumliege umgelagert werden. Ein Betreten des Magnetraumes mit anderen Transportmitteln (z. B. Feuerwehrliegen, Rollstühlen) ist lebensgefährlich! Injektionskanülen aus Metall dürfen im Sicherheitsbereich B nicht verwendet werden, entsprechende Punktionen müssen ausserhalb des Magnetraumes erfolgen.

Frage 4   Wie können Sie die Untersuchung im Notfall unterbrechen?

Frage 5   Wann darf ein Quench-Schalter bedient werden?

Frage 6   Wie handeln Sie bei einem Brand im Magnetraum?

In den Sicherheitsbereich B dürfen nur besonders kenntlich gemachte Gegenstände (z. B. mit blauem Klebeband gekennzeichnete Infusionsständer) eingebracht werden. Die Tür zum Magnetraum darf nur offen stehen, wenn sich Personal in ihm befindet. Während der Meßsequenzen ist der Raum grundsätzlich geschlossen zu halten.

Antwort 4   Im **Notfall** stehen mehrere Möglichkeiten zur Verfügung, die Untersuchung zu unterbrechen.

1. *Tisch-Stop:* gibt die manuelle Patienten-Tischbewegung frei. Ort: Bedienfelder am Magneten.
2. *Anlagen-Stop:* schaltet die gesamte Anlage mit Ausnahme des Hauptmagneten stromlos aus. Ort: z. B. Magnet-Raum, Schaltraum, Befundungsraum, Rechnerraum.
3. *Magnet-Stop* (Quench-Schalter): führt zum Herunterfahren des Magnetfeldes innerhalb von 20–30 Minuten durch kontrolliertes Abdampfen der Flüssiggase, wodurch die Luft-Sauerstoff-Konzentration im Magnetraum gefährlich absinken kann (Erstickungsgefahr!) und es besteht zusätzlich Gefahr für Erfrierungen. Der Untersuchungsraum ist sofort von allen Personen zu verlassen. Ort: Bedienfelder am Magneten.

Antwort 5   Der **Quench-Schalter** darf nur in äußerstem Notfall verwendet werden, z. B. wenn nur bei ausgeschaltetem Magnetfeld eine Personenrettung möglich ist oder ein größerer Sachschaden nur durch Quenching zu vermeiden ist. Sollte genügend Zeit zum Handeln bleiben, darf ein Quench nur nach Rücksprache mit dem Geräteverantwortlichen oder -beauftragten erfolgen.

Antwort 6   Für **Kleinbrände** stehen speziell gekennzeichnete, nicht-magnetische Feuerlöscher im Magnetraum zur Verfügung. Bei Ansprechen der Feuermelder im Rechnerraum kann eine automatische Halon-Löschanlage einsetzen. Der Beginn des Löschvorganges wird 20 Sekunden vorher durch einen Warnton angezeigt. Der Raum ist sofort zu verlassen (Erstickungsgefahr). Bei Bränden stets die zuständige Feuerwehr verständigen.

Fragen Magnetresonanztomographie: MR-Sicherheitsvorschriften

Frage 7   Welche Schutzmassnahmen sind für den Umgang mit Flüssiggasen (Helium, Stickstoff) notwendig?

Frage 8   Nennen Sie Erste Hilfe Massnahmen bei Flüssiggas-Unfällen.

Frage 9   Wie wird die Sauerstoffkonzentration im Magnetraum und Flüssigkeitslager kontrolliert und welche Maßnahmen sind bei sinkender Sauerstoffkonzentration notwendig?

Frage 10 Was versteht man unter der SAR?

Frage 11 Welche Faktoren beeinflussen die SAR?

| Antworten | Magnetresonanztomographie: MR-Sicherheitsvorschriften |

Antwort 7 Beim Umgang mit Flüssiggasen ist die entsprechende Schutzkleidung zu tragen und jeglicher Hautkontakt zu vermeiden (Erfrierungen). Während des Füllvorganges ist nur dem technischen Personal der Aufenthalt im Magnetraum gestattet. Der Raum ist durch eine Sperrkette und ein Warnschild zusätzlich zu sichern. Bei Bruch einer Rohrleitung oder schwallartigem Austritt von Flüssiggasen ist der Raum wegen akuter Erstickungs- und Erfrierungsgefahr sofort zu verlassen.

Antwort 8 Im Rahmen der **Erste Hilfe Maßnahmen bei Flüssiggas-Unfällen** ist folgendes zu beachten:
- Erfrorene Hautstellen nicht reiben!
- Kleidung vorsichtig entfernen
- Zum Auftauen Hautstellen mit Wasser spülen
- Mit sterilem Verbandsmaterial abdecken

Antwort 9 Im Magnetraum und Flüssigkeitslager gibt es eine O_2-Warnanlage, die bei Absinken der Luft-Sauerstoffkonzentration infolge Gasaustritt mit einem Warnsignal oder Warnlicht an der Steuertafel anspricht. Bei Ansprechen der Warnanlage ist das Betreten der Räumlichkeiten zu vermeiden, für gute Durchlüftung zu sorgen und der Gerätebeauftragte zu verständigen.

Antwort 10 Die **SAR** (Spezifische Absorptionsrate) beschreibt die Menge Energie, die bei einem Hochfrequenzimpuls in das Gewebe eingestrahlt wird (Einheit W/kg). Die meisten MR-Geräte haben eine technisch eingestellte SAR-Begrenzung, oberhalb der eine Sequenz nicht gestartet werden kann.

Antwort 11 Folgende Faktoren bestimmen die **SAR**:
1. SAR steigt mit der Feldstärke
2. SAR steigt mit dem eingestrahlten Flipwinkel (hohe SAR bei SE, niedrige SAR bei GE)
3. SAR steigt mit zunehmender Frequenz der eingestrahlten HF-Pulse
4. SAR ist abhängig von der Gewebezusammensetzung (hohe SARs in Geweben mit hohem Flüssigkeitsgehalt, z. B. Hirn, Blut, Leber)
5. SAR ist abhängig von TR (je größer das TR, je kleiner die SAR).

Frage 12　　Nennen Sie den Grenzwert der SAR für

- Ganzkörperuntersuchungen in Deutschland
- Teilkörperuntersuchungen außer der Orbitaregion.

Frage 13　　Nennen Sie die absoluten Kontraindikationen für eine MRT-Untersuchung.

| Antworten | Magnetresonanztomographie: MR-Sicherheitsvorschriften |

Antwort 12 Der **Grenzwert der SAR** für

1. Ganzkörperuntersuchungen in Deutschland beträgt < 1 W/kg
2. Teilkörperuntersuchungen außer der Orbitaregion < 5 W/kg.

Bei Überschreiten der Grenzwerte ist eine Kontrolle des Herz-Kreislauf-Systems erforderlich.

Antwort 13 **Absolute Kontraindikationen für eine MRT-Untersuchung sind:**

1. Herzschrittmacher und interne Defibrillatoren, sowie spulenförmig gewickelte epikardiale Drähte
2. Neurostimulatoren
3. Cochlea Implantate
4. Ferromagnetische intravaskuläre Filter und Stents, die vor weniger als 1 Monat implantiert wurden oder wo der klinische Verdacht auf Lockerung oder Wanderung besteht
5. Starr-Edwards-Prothesen (alter Herzklappentyp aus Metall, wurde vor 1970 implantiert), die meisten anderen Herzklappen sind ungefährlich
6. Bestimmte Okularimplantate
7. Ferromagnetische Gefäßclips, die erst kürzlich implantiert wurden
8. Metallische Fremdkörper, insbesondere im Auge
9. Implantierte Infusionspumpen
10. Swan-Ganz-Katheter (Pulmonalis-Katheter zur Druckmessung)
11. Crutchfield-Extensoren, Halo-Kragen
12. Poppen-Blaylock Karotisgefäßklammern
13. Dacomed Omniphase Penisprothesen
14. Magnetisch aktivierte Gewebsexpander.

Frage 14	Nennen Sie relative Kontraindikationen für eine MRT-Untersuchung.
Frage 15	Welche Gefahren bestehen bei MR-tomographischen Untersuchungen bei Patienten mit Metallimplantaten?
Frage 16	Dürfen Patienten mit festsitzendem osteosynthetischen Material MR-tomographisch untersucht werden?
Frage 17	Dürfen Patienten mit ventrikulo-peritonealen oder -atrialen Shunts untersucht werden?

Antworten	Magnetresonanztomographie: MR-Sicherheitsvorschriften	227

Antwort 14　Relative **Kontraindikationen für eine MRT-Untersuchung** sind: Nicht ferromagnetische Clips, da sie im Verlauf ferromagnetische Eigenschaften zeigen können. Es wird daher empfohlen, in den ersten 6 Monaten keine MR-Untersuchung durchzuführen. Metallische Implantate auch wenn im Knochen fest fixiert, können sich aufheizen und Verbrennungen bewirken. Eine Schädigung des ungeborenen Kindes ist weder bewiesen noch widerlegt, so daß nur bei vitaler Indikation MRT-Untersuchungen in der Schwangerschaft durchgeführt werden sollten. Da Gd-DTPA die Plazentabarriere penetriert, sollte es nicht in der Schwangerschaft appliziert werden.

Antwort 15　Mögliche **Gefahren** bei der MR-tomographischen Untersuchung von Patienten mit **Metallimplantaten** sind:

1. Erhitzung des Materials
2. Dislokation des Materials
3. Erzeugung von Eddy Currents (Wirbelströme)
4. Bildartefakte.

Antwort 16　Patienten mit **festsitzendem osteosynthetischen Material** dürfen in der Regel MR-tomographisch untersucht werden. Eine Ausnahme ist beidseitig eingebrachtes Material, das wie eine Spule wirken könnte. Zu bedenken ist auch, daß Metall sich durch Eddy Currents aufheizen kann.

Antwort 17　Patienten mit **ventrikulo-peritonealen oder -atrialen Shunts** dürfen i. allg. untersucht werden. Verstellbare Shunts und Ventile müssen jedoch nach der Untersuchung (durch einen Neurochirurgen/Neurologen) überprüft werden, evtl. muß das Ventil nachgestellt werden.

Fragen Kontrastmittel

Frage 1   Wie bereiten Sie sich als Arzt/Ärztin auf potentielle allergische KM-Reaktionen vor?

Frage 2   Sind allergische Reaktionen zu unterbinden?

Frage 3   Warum sind allergische Reaktionen bei i.v. Gabe von jodhaltigen Kontrastmitteln häufiger als bei oraler Gabe?

Antworten **Kontrastmittel**

Antwort 1 Die **Vorbereitung auf potentielle allergische Kontrastmittelreaktionen** beinhaltet Anamneseerhebung, Frage nach Allergien und früheren Kontrastmittelreaktionen.
Bei früheren Kontrastmittelreaktionen werden keine **Kontrastmittel** verabreicht, bei zwingender Notwendigkeit ist eine Prämedikation mit Kortison über mehrere Tage, sowie Gabe von H1- und H2-Blockern 30 min vor der Untersuchung erforderlich. Auch bei bekannter allergischer Diathese werden H1- und H2-Blocker 30 min vor der Untersuchung i.v. verabreicht.
Bei der **Kontrastmittelinjektion** sollten Suprarenin 1:10 verdünnt, Antihistaminika, Kortison sowie Antiarrhythmika aufgezogen bereit liegen.
Ein Notfallset muß verfügbar sein und der Radiologe muß die Notfallmaßnahmen kennen. Die Telefonnummer der Anästhesisten oder Notfallärzte in der Klinik muß Arzt und MTR bekannt sein. Nach der KM-Gabe muß der Patient überwacht werden.
Die Injektion von KM sollte immer nur über eine Verweilkanüle erfolgen.

Antwort 2 Eine **allergische Reaktion** läßt sich nicht unterbinden, jedoch läßt sich durch die Prämedikation die allergische Reaktion dämpfen.

Antwort 3 Durch direkte Interaktion mit den Zellen der Immunabwehr und der direkten Histaminfreisetzung aus Mastzellen kommt es **bei intravenöser KM-Gabe häufiger zu KM-Reaktionen**. Insbesondere ist die Histaminausschütung in der Lunge häufiger, auch im Vergleich zur intraarteriellen KM-Verabreichung. Nach **oraler Gabe** von Kontrastmitteln kann es zur Interaktion mit den Zellen in der Mucosa zu allergischen Reaktionen kommen, diese sind aber deutlich seltener als bei intravasaler KM-Applikation.

Fragen Kontrastmittel

Frage 4 Welche Kontraindikationen gibt es bei jodhaltigen Kontrastmitteln?

Frage 5 Welche Arten von Kontrastmitteln kennen Sie?

Frage 6 Nennen Sie Vor- und Nachteile ionischer und nichtionischer Kontrastmittel.

Antworten	Kontrastmittel	

Antwort 4 — **Kontraindikationen bei Gabe jodhaltiger Kontrastmittel sind:**
1. KM-Allergie
2. Schilddrüsenüberfunktion
3. Schilddrüsenkarzinom bei geplanter Radiojodtherapie oder Diagnostik
4. Plasmocytom (relativ)
5. M. Waldenström (relativ)
6. schwere Niereninsuffizienz.

Antwort 5 — **Kontrastmitteltypen**

Einteilung nach der **Art des Kontrasts:**
1. Negative (Luft)
2. Positive Kontrastmittel.

Einteilung nach ihrer **Wasserlöslichkeit:**
1. Wasserlösliche, jodhaltige KM, zur intravenösen und peroralen Gabe:
   - ionisch
   - nichtionisch   * nephrotrop
                    * hepatotrop.
2. Wasserunlösliche, bariumhaltige KM zur peroralen oder rektalen Verabreichung.
3. Ölhaltige KM in der Lymphographie (heute nicht mehr verwendet).

Die bei der **Kernspintomographie** verwendeten Gadoliniumpräparate (Gd-DTPA) zeichnen sich durch eine sehr geringe Nebenwirkungsrate aus. Allergien sind extrem selten und eine Wärmeempfindung bei der Injektion, wie bei jodhaltigen Kontrastmitteln, bleibt meist aus.

Antwort 6 — **Nichtionische jodhaltige Kontrastmittel** haben eine wesentlich geringere Nebenwirkungsrate als ionische Kontrastmittel (1,7 zu 3,3%).
Sie haben eine deutlich geringere allgemeine Toxizität in Bezug auf osmotische Schrumpfung der Blutzellen, Diurese, Kreislaufnebenwirkung und Schädigung der Bluthirnschranke. Auch allergische Reaktionen sind 3–4mal seltener. Nichtionische Kontrastmittel sollten deshalb ausschließlich eingesetzt werden, ihr Nachteil ist jedoch der höhere Preis.

Frage 7	Nennen Sie die Ursache der Leberausscheidung gallegängiger Kontrastmittel.	
Frage 8	Was verstehen Sie unter dem Begriff heterotope Ausscheidung?	
Frage 9	Warum sind i.a. applizierte KM verträglicher als i.v. applizierte KM?	
Frage 10	Wann verwenden Sie wasserlösliche Kontrastmittel peroral oder rektal?	
Frage 11	Welches Kontrastmittel nehmen Sie bei Verdacht auf eine Perforation eines Hohlorgans?	
Frage 12	Sie sollen bei einem Patienten eine KM-Untersuchung durchführen. Wie verfahren Sie?	

| Antworten | **Kontrastmittel** | 233 |

Antwort 7 **Lebergängige KM** werden im Blut an Albumin gebunden und dadurch an die Rezeptorproteine der Leber gebunden, sie werden über einen aktiven Sekretionsmechanismus der Leberzelle in die Gallenwege ausgeschieden.

Antwort 8 Die **Ausscheidung von Kontrastmitteln** erfolgt nicht über den vorgesehenen Stoffwechselweg, sondern bei nephrotropen KM über die Leber und bei hepatotropen KM über die Niere.

Antwort 9 Nach **i.v. Injektion** kommt es in der Lunge häufiger zu einer allergisch bedingten Histaminausschüttung als bei intraarterieller Verabreichung (first-pass-Effekt).
Außerdem kann bei intravenöser Verabreichung großer Mengen von KM eine direkte Einwirkung auf Lunge und Herz eintreten, Nebenwirkungen wie Lungenödem und Blutdruckabfall sind häufiger als bei intraarterieller KM-Gabe.

Antwort 10 Bei Verdacht auf eine Leckage der Hohlorgane, z. B. Perforation, insbesondere aber auch postoperativ müssen **wasserlösliche perorale oder rektale Kontrastmittel** verabreicht werden.

Antwort 11 Bei Verdacht auf Perforation eines Hohlorgans verwendet man **wasserlösliche Kontrastmittel,** z. B. Gastrografin, aber auch jedes andere wasserlösliche Kontrastmittel, das für die i.v. oder i.a. Applikation eingesetzt wird. Bei Verdacht auf Fistel zum Bronchialsystem sollte ein nichtionisches (i.v.) Kontrastmittel eingesetzt werden, da das osmotisch sehr aktive Gastrografin zu einer Schädigung der Lunge führen kann.

Antwort 12 **Vor der KM-Untersuchung** wird der Patient zunächst aufgeklärt, d. h. es werden ihm die möglichen Komplikationen erläutert und nach einer evtl. bestehenden KM-Allergie gefragt. Der Patient muß eine Einverständniserklärung unterschreiben.
Notfallmedikamente müssen bereit stehen, das Procedere im Notfall muß klar sein.
Nach der Injektion des Kontrastmittels muß der Patient überwacht werden.

| Frage 13 | Fallbeispiel: Der Patient gibt an, er habe Heuschnupfen. Dürfen Sie eine Kontrastmittel-Untersuchung durchführen? Wie schützen Sie sich vor einem Kontrastmittelzwischenfall? |

| Frage 14 | Was benötigen Sie für den Notfall an Ausrüstung und Medikamenten? |

| Frage 15 | Wie lange ist die Plasmahalbwertszeit nephrotroper Kontrastmittel? |

| Frage 16 | In welcher Dosierung werden jodhaltige Kontrastmittel bei Erwachsenen in der Regel verabreicht? |

| Frage 17 | In welchem zeitlichen Intervall treten allergische Akutreaktionen auf Kontrastmittel auf? |

Antworten **Kontrastmittel** 235

Antwort 13 Grundsätzlich darf die Kontrastmitteluntersuchung durchgeführt werden.
Eine Prämedikation des Patienten erscheint je nach dem Ausmaß der allergischen Diathese aber sinnvoll: Gabe eines H1-Blockers z. B. 1 Amp. Tavegil und eines H2-Blockers z. B. Tagamet 30 Min. vor der Untersuchung.

Antwort 14 Im Untersuchungsraum sollte eine Notfallausrüstung mit den untengenannten Medikamenten bereit stehen.
Notfallausrüstung: Blutdruckmeßgerät, Sauerstoffanschluß, Ambu-Beutel, Guedel-Tubus, Braunülen, EKG-Gerät, Defibrillator.
Medikamente: Solu-Decortin, Tavegil, Suprarenin (bei allergischen Reaktionen), Infusionen z.B: Ringerlösung, Rheomacrodex, Natriumbicarbonat, Valium (z. B. bei cerebralen Krampfanfällen), Nitro-Spray bei Angina pectoris, Lasix bei Auftreten einer Lungenstauung oder eines Lungenödems, bei Kammerflimmern: Defibrillator, Lidocain, Procainamid (8).

Antwort 15 Die **Plasmahalbwertszeit** nephrotroper Kontrastmittel beträgt 1–3 h.

Antwort 16 Jodhaltige Kontrastmittel werden bei Erwachsenen in der Regel mit einer **Dosierung** von 2 ml/kg Körpergewicht verabreicht.

Antwort 17 In den ersten 5 min nach Injektion treten ca. 75% und bis 15 min nach Injektion ca. 90% der schweren allergischen Kontrastmittelreaktionen auf (8).

Kontrastmittel: MR-Kontrastmittel

Frage 1 Welcher Mechanismus bestimmt die Signalanreicherung bzw. das Enhancement nach der Injektion von gadoliniumhaltigem Kontrastmittel?

Frage 2 In welcher Dosierung wird gadoliniumhaltiges Kontrastmittel üblicherweise verabreicht?

Frage 3 Beschreiben Sie die Anreicherung von Gd-DTPA in intra- und extrazerebralen Geweben.

Frage 4 Welche Faktoren bestimmen die Schnelligkeit und Quantität der Kontrastmittelanreicherung?

Frage 5 Wie und wie schnell wird Gd-DTPA ausgeschieden?

Frage 6 Nennen Sie eine Kontraindikation für die Gadolinium-Applikation.

Antworten: Kontrastmittel: MR-Kontrastmittel

Antwort 1 — Das die Signalgebung beeinflussende Element **Gadolinium** (Gd^{3+}) besitzt infolge seiner sieben ungepaarten Elektronen starke paramagnetische Eigenschaften. Die Aufnahme von Gadolinium in Gewebe führt vornehmlich zu einer Verkürzung der T1-Relaxationszeiten und in deutlich geringerem Ausmaß auch der T2-Zeiten, entsprechend sind Kontrastmittel auf Gd-Basis T1-Kontrastmittel.

Antwort 2 — Die für **Gd-DTPA** (Magnevist) empfohlene **Dosis** beträgt 0,1 mmol (0,2 ml) je kg Körpergewicht, so daß beispielsweise ein 70 kg schwerer Patient eine Menge von 14 ml Magnevist erhält. Die maximal erreichbare Signalintensität hängt außer von technischen Gegebenheiten von einer optimalen, nicht maximalen Konzentration und Dosis des Kontrastmittels ab.

Antwort 3 — Das **niedermolekulare Gd-DTPA** kann die Blut-Hirn-Schranke nicht passieren und reichert sich daher nicht im normalen Hirngewebe an. In extrazerebralen Geweben kann Gd-DTPA Gefässendothelien frei passieren und reichert sich daher im Extrazellularraum, intravasal und interstitiell, an. Zellmembranen können von der sehr hydrophilen Substanz praktisch nicht passiert werden.

Antwort 4 — Die Schnelligkeit und Quantität der Kontrastmittelverteilung werden beeinflußt vom Vaskularisationsgrad, von der Kapillarpermeabilität und vom Extrazellularvolumen (EZV) des jeweiligen Gewebes.

Antwort 5 — **Gadolinium-DTPA** wird nicht aktiv transportiert und nicht metabolisiert, sondern durch glomeruläre Filtration unverändert über die Nieren ausgeschieden. Bei normaler Nierenfunktion und einer Dosis von 0,1 mmol (0,2 ml) je kg Körpergewicht beträgt die Halbwertszeit etwa 90 Minuten, so daß nach 6 Stunden 93% der verabreichten Dosis renal eliminiert worden sind.

Antwort 6 — Eine **Kontraindikation** für die Gadolinium-Applikation stellen schwere Nierenfunktionsstörungen dar.

Frage 7   Wie häufig treten Nebenwirkungen nach Injektion von gadoliniumhaltigen Kontrastmitteln auf?

Frage 8   Welche Nebenwirkungen können nach Injektion von gadoliniumhaltigen Kontrastmitteln auftreten?

Frage 9   Kann man einem Patienten mit bekannter Unverträglichkeit gegen (jodhaltige) Röntgenkontrastmittel gadoliniumhaltige Kontrastmittel verabreichen?

Frage 10   Nennen Sie alternative Kontrastmittel zu Gd-DTPA.

Antwort 7 Die **Nebenwirkungsrate** von Gd-DTPA (Magnevist) liegt unter 1%. Schwache Reaktionen überwiegen (s. Antwort 8). Schwerere Nebenwirkungen wie Bronchospasmus, Gesichtsödem oder Arrhythmien treten mit einer Wahrscheinlichkeit von 1:5000 auf.

Antwort 8 Als schwacher Aktivator des Komplementsystems kann **Gd-DTPA** leichte Wärme- und/oder Schmerzgefühle erzeugen. Nach Bolusinjektion kann eine leichte süßliche Geschmacksempfindung auftreten. Übelkeit und Erbrechen, Kopfschmerzen und Parästhesien treten mit einer Wahrscheinlichkeit von 0,4–0,1% auf. Die Herz-Kreislauf-Verträglichkeit von Gd-DTPA ist im Allgemeinen sehr gut. In seltenen Fällen kann es aber zu allergischen Reaktionen mit Kreislauf-Dysregulation und extrem selten zu anaphylaktischen Reaktionen bis zum Schock kommen.

Antwort 9 Patienten mit **Unverträglichkeit gegen jodhaltige Kontrastmittel,** wie sie in der Computertomographie gebräuchlich sind, können in der Regel komplikationslos mit gadoliniumhaltigem Kontrastmittel in der MRT untersucht werden. Zu empfehlen ist jedoch eine intensive Patientenüberwachung nach der Injektion der MR-Kontrastmittels.

Antwort 10 Neben Gadopentetat-Dimeglumin bzw. Gd-DTPA gibt es **weitere paramagnetische Kontrastmittel,** die vorwiegend zu einer Reduktion der T1-Zeit und damit zu einem Signalanstieg auf T1-gewichteten Aufnahmen führen (Gd-DOTA, Gd-DTPA-EOB, Gd-BOPTA, Mn-DPDP).
Zusätzlich befinden sich T2-Kontrastmittel in unterschiedlichen Phasen klinischer Prüfungen. Dies sind vorwiegend superparamagnetische Eisenoxidpartikel (SPIO, USPIO, MION), die besonders die **T2-Zeit** verkürzen und zu einer Signalabnahme auf T2-gewichteten Aufnahmen führen. SPIO und USPIO werden in naher Zukunft klinisch verfügbar sein. Sie werden spezifisch von Zellen des RES aufgenommen und eignen sich daher für die Detektion pathologischer Strukturen in Leber, Milz, Lymphknoten und Knochenmark.

Gesetzliche Bestimmungen

Röntgenverordnung

Frage 1 Definieren Sie den Begriff Kontroll- und Überwachungsbereich und nennen Sie die maximale Dosisbelastung.

Frage 2 Wie hoch ist der gesetzlich festgelegte Höchstwert der Körperdosis für strahlenexponierte Personen im Kalenderjahr der Kategorie A?

Frage 3 Wer führt bei beruflich strahlenexponierten Personen die Strahlenschutzuntersuchungen durch?

Frage 4 Wie häufig müssen Sie als beruflich strahlenexponiertes Personal der Gruppe A/Gruppe B zur Strahlenschutzuntersuchung gehen?

Frage 5 Wer ist Strahlenschutzverantwortlicher nach RöV?

| Antworten | Röntgenverordnung | 243 |

Antwort 1   Als **Kontrollbereich** gilt nach RöV § 19 der Bereich, in dem eine Dosisbelastung von mehr als 15 mSv/a (Körperdosis) möglich ist.
Während der Einschaltzeit muß dieser Bereich mit „Kein Zutritt Röntgen" gekennzeichnet sein. Der Zutritt ist nur Beschäftigten über 18 Jahren, Jugendlichen zur Ausbildung und Patienten zur Untersuchung gestattet.
Unter dem **Überwachungsbereich** versteht man an den Kontrollbereich angrenzende Räume, in denen eine Körperdosis von mehr als 5 mSv/a bei Daueraufenthalt möglich ist.

Antwort 2   Nach Anlage IV der RöV werden die **Körperdosen** für Personen der Kategorie A wie folgt angegeben:

1. für die effektive Körperdosis: 50 mSv
2. Teilkörperdosis: Keimdrüsen, Gebärmutter, rotes Knochenmark: 50 mSv
3. Teilkörperdosis: außer 2., 4. und 5.: 150 mSv
4. Teilkörperdosis: Schilddrüse, Knochenoberfläche, Haut: 300 mSv
5. Teilkörperdosis: Hände, Unterarme, Füße, Unterschenkel, Knöchel mit Haut: 500 mSv.

Antwort 3   Nach der Röntgenverordnung darf die **Strahlenschutzuntersuchung** nur der von der zuständigen Behörde ermächtigte Arzt vornehmen.
Die Akten über die Untersuchung sind 30 Jahre aufzubewahren.

Antwort 4   Die **Strahlenschutzuntersuchung** bestimmt, daß Personen der Kategorie A mindestens einmal jährlich untersucht werden.
Bei Personen der Kategorie B wird die Untersuchung nicht in jährlichen Abständen gefordert, kann von der Behörde oder dem ermächtigten Arzt jedoch jederzeit angeordnet werden.

Antwort 5   *Nach RöV Paragraph 13:* Der **Strahlenschutzverantwortliche** ist der Betreiber der Röntgenanlage.
Er hat eine ausreichende Anzahl an Strahlenschutzbeauftragten zu bestellen.

Frage 6	Woraus besteht die Fachkunde des Strahlenschutzbeauftragten?	
Frage 7	Wer darf Röntgenstrahlen zur Diagnose oder Therapie anordnen?	
Frage 8	Seit wann ist die neue RöV (Röntgenverordnung) in Kraft?	
Frage 9	In welchen Zeitabständen müssen Röntgenanlagen durch einen Sachverständigen überprüft werden?	
Frage 10	Unter welchen Voraussetzungen dürfen medizinische Hilfskräfte, OP-Personal etc. Röntgenstrahlen anwenden?	
Frage 11	Unter welchen Bedingungen dürfen Nicht-Fachkundige Röntgenanforderungen ausfüllen?	
Frage 12	In welchen Zeitabständen ist das Röntgenpersonal zu belehren?	
Frage 13	Welche effektive Dosis(Körperdosis) darf nach RöV bei beruflich strahlenexponierten Personen der Kategorie A im Jahr nicht überschritten werden?	

	Röntgenverordnung	

Antwort 6   Die **Fachkunde** besteht aus der Sachkunde (je nach Gebiet bestimmte Mindestzeiten der Anwendung von Röntgenstrahlen am Patienten) und mit Erfolg besuchten Strahlenschutzkursen nach der „Richtlinie über den Erwerb der Fachkunde und der Kenntnisse im Strahlenschutz nach der Röntgenverordnung".

Antwort 7   Ärzte dürfen **Röntgenstrahlen zur Diagnose oder Therapie anordnen** nur, sofern sie die Fachkunde besitzen (s. oben).

Antwort 8   Die neue **RöV** ist seit dem 1.1.1988 in Kraft.

Antwort 9   **Röntgenanlagen müssen durch einen Sachverständigen** vor Inbetriebnahme und bei jeder Änderung der Einrichtung, die die Bildqualität beeinflußt, überprüft werden. Ansonsten sind regelmäßige Sachverständigenprüfungen mindestens alle 5 Jahre durchzuführen.
Auch bei Übernahme durch einen anderen Besitzer ist die Überprüfung durch einen Sachverständigen erforderlich.

Antwort 10   **Medizinische Hilfskräfte** dürfen nur unter ständiger Aufsicht und Verantwortung eines fachkundigen Arztes Röntgenstrahlen anwenden.

Antwort 11   Nur unter der Vorraussetzung daß ein fachkundiger Arzt die Anforderung und Indikation überprüft, dürfen **Nicht-Fachkundige Röntgenanforderungen** ausfüllen.

Antwort 12   **Die Belehrung** hat in halbjährlichen Abständen zu erfolgen und sie ist zu dokumentieren.

Antwort 13   Bei beruflich strahlenexponierten Personen der Kategorie A darf eine effektive Dosis von 50 mSv im Jahr nicht überschritten werden (s. Frage 2).

Fragen   Röntgenverordnung

Frage 14   Wer ist für die Durchführung der Strahlenschutzbestimmungen im jeweiligen Dienstbereich zuständig?

Frage 15   Aus welchen Dosisgrößen wird die effektive Äquivalentdosis ermittelt?

Frage 16   Wie ist die effektive Äquivalentdosis definiert?

Frage 17   Welchen Wert darf nach RöV die Summe der in der Zeit eines Berufslebens ermittelten effektiven Äquivalentdosen einer beruflich strahlenexponierten Person nicht überschreiten?

Frage 18   Bei welcher vermuteten Strahlendosis ist eine besondere ärztliche Überwachung vorgeschrieben?

Antworten	Röntgenverordnung	

Antwort 14 Der **Strahlenschutzverantwortliche**, d. h. der Betreiber der Röntgenanlage muß Gewähr dafür übernehmen, daß die Strahlenschutzvorschriften eingehalten werden. Zu diesem Zweck ernennt er **Strahlenschutzbeauftragte**.

Antwort 15 Die **Körperdosen** können nicht direkt ermittelt werden, sie werden aus der Energiedosis berechnet, die in einer Dosimetersonde (Filmdosimeter, Stabdosimeter) erzeugt wird (Ionendosismeßwert), dieses Dosimeter ist an einer repräsentativen Stelle der Körperoberfläche zu tragen (RöV § 35).
Die Energiedosis multipliziert mit einem Bewertungsfaktor q und der Summe der organspezifischen Wichtungsfaktoren w_1 ergibt die effektive Äquivalentdosis.

Antwort 16 Die **effektive Äquivalentdosis** ergibt sich aus der Energiedosis multipliziert mit einem Bewertungsfaktor q (der Bewertungsfaktor ist abhängig von dem Linear Energy Transfer bzw. der Art der Strahlung (s. oben)) und der Summe der organspezifischen Wichtungsfaktoren w_1 (RöV Anlage IV, Tabelle 2, S. 349).

Antwort 17 Die **Berufslebensdosis** ist entsprechend der Röntgenverordnung auf 400 mSv festgelegt.

Antwort 18 Bei **beruflich Strahlenexponierten der Kategorie A** hat eine jährliche ärztliche Untersuchung zu erfolgen.
Nach Anlage IV der Röntgenverordnung werden die Körperdosen wie folgt angegeben:

1. für die effektive Körperdosis: 50 mSv
2. Teilkörperdosis: Keimdrüsen, Gebärmutter, rotes Knochenmark: 50 mSv
3. Teilkörperdosis: außer 2., 4. und 5.: 150 mSv
4. Teilkörperdosis: Schilddrüse, Knochenoberfläche, Haut: 300 mSv
5. Teilkörperdosis: Hände, Unterarme, Füße, Unterschenkel, Knöchel mit Haut: 500 mSv

Bei **beruflich Strahlenexponierten der Kategorie B** erfolgt die Untersuchung nur auf Anordnung der Behörde.
Bei Erhalt der 2fachen oben aufgeführten Dosis ist eine direkte Vorstellung beim ermächtigten Arzt erforderlich.

Frage 19	Ab welcher Äquivalentdosis des Feten kann ein Schwangerschaftsabbruch erwogen werden?
Frage 20	Wem werden die Ergebnisse der Filmdosimetermessungen in der Strahlenschutzüberwachung nach der RöV mitgeteilt?
Frage 21	Wie hoch ist die maximal zulässige Äquivalentdosis im „Berufsleben" eines Radiologen?
Frage 22	Was passiert bei Überschreiten dieser Dosis?
Frage 23	Gibt es von obiger Regel Ausnahmen?
Frage 24	Dürfen schwangere MTR im Schaltraum eines CT's eingesetzt werden?
Frage 25	Welche Aufgaben hat der Strahlenschutzbeauftragte gemäß der RöV?

Antworten	Röntgenverordnung	

Antwort 19 Ab einer Dosis von 200 mSv sollte ein **Schwangerschaftsabbruch** erwogen werden.

Antwort 20 Die Ergebnisse der **Filmdosimetermessungen** werden dem Strahlenschutzbeauftragten mitgeteilt. Diese sind nach Paragraph 35 der RöV 30 Jahre aufzubewahren.

Antwort 21 Die **maximal zulässige Äquivalentdosis im „Berufsleben"** eines Radiologen sind 400 mSv.

Antwort 22 Die Person darf nicht mehr an einem strahlenexponiertem Arbeitsplatz arbeiten.

Antwort 23 Ja, z. B. ist eine weitere Tätigkeit dann erlaubt, wenn gewährleistet ist, daß die Strahlenexposition weniger als 1/10 der erlaubten Jahreshöchstdosis beträgt.

Antwort 24 **Schwangere MTR** dürfen im Schaltraum eines CT's eingesetzt werden, da dieser nicht zum Kontrollbereich gehört.

Antwort 25 Dem **Strahlenschutzbeauftragten** unterliegt nach § 13, 14 und 15 der RöV die Leitung und Beaufsichtigung des Betriebs, er hat den Strahlenschutzverantwortlichen unverzüglich über alle Mängel zu unterrichten, die den Strahlenschutz beeinträchtigen. Er darf bei seiner Tätigkeit nicht behindert oder dadurch benachteiligt werden.
Er hat dafür zu sorgen, daß

1. jede unnötige Strahlenexposition von Menschen vermieden wird
2. die Strahlenexposition so gering als möglich ist
3. die in der RöV bestimmten Schutzvorschriften eingehalten werden.

Frage 26 Welche Aufgabe hat die Ärztliche Stelle gemäß §16 der RöV?

Frage 27 Wer führt gemäß RöV die Strahlenschutzuntersuchungen durch und in welchen Zeitabständen finden diese statt?

Frage 28 Was sind Wichtungsfaktoren nach der RöV?

Frage 29 Welche Vorschriften gelten für den Kontrollbereich?

Frage 30 Wer ist Strahlenschutzverantwortlicher nach RöV §13?

| Antworten | Röntgenverordnung | 251 |

Antwort 26 Der **Ärztlichen Stelle** obliegt die Qualitätssicherung. Die Röntgenaufnahmen sind der ärztlichen Stelle zugängig zu machen. Die Stelle hat die Aufgabe, dem Strahlenschutzverantwortlichen und dem anwendenden Arzt Vorschläge zur Verringerung der Strahlenexposition zu machen. (RöV § 16)

Antwort 27 Gemäß RöV führt die **Strahlenschutzuntersuchungen** der ermächtigte Arzt durch, bei Personal der Kategorie A in jährlichen Abständen.

Antwort 28 Die **Wichtungsfaktoren** berücksichtigen die unterschiedlichen Strahlenrisiken der einzelnen Organe bezüglich stochastischer Strahlenwirkung.

Laut Anlage IV, Tabelle 2 der RöV für
Keimdrüsen	0,25
Brust	0,15
rotes Knochenmark	0,12
Lunge	0,12
Schilddrüse	0,03
Knochen	0,03
übrige Organe	0,06.

Antwort 29 Der **Kontrollbereich** muß gekennzeichnet sein, die Kennzeichnung muß deutlich sichtbar die Worte „Kein Zutritt – Röntgen" enthalten.
Es gilt die besondere Vorschrift, daß der Schutz beruflich strahlenexponierter Personen durch Abschirmungen z. B. baulicher Art oder Abstandshaltung sicherzustellen ist. Laut § 21 der RöV haben alle Personen im Kontrollbereich eine ausreichende Schutzkleidung zu tragen, soweit nicht durch eine Dauereinrichtung ein ausreichender Schutz gewährleistet ist. Dies gilt nicht für die zu untersuchenden oder zu behandelnden Personen.

Antwort 30 Der **Strahlenschutzverantwortliche** ist der Betreiber der Röntgenröhre, er bestellt die Strahlenschutzbeauftragten.

Frage 31	In welchen Zeitabständen muß das Röntgenpersonal belehrt werden?
Frage 32	Welche Person ist für die Durchführung der Strahlenschutzbestimmungen im jeweiligen Dienstbereich zuständig?
Frage 33	Wer ist für die Durchführung der Konstanzprüfungen bei Röntgeneinrichtungen verantwortlich, wie sind die gesetzlichen Bestimmungen?
Frage 34	Wie ist der Kontrollbereich bei Intensivaufnahmen, Durchleuchtung und Mammographie definiert?
Frage 35	Nennen Sie bauliche Strahlenschutzmaßnahmen.

Antworten Röntgenverordnung 253

Antwort 31 Das Röntgenpersonal muß in halbjährlichen Abständen **belehrt** werden.

Antwort 32 Die Durchführung der Strahlenschutzbestimmungen wird von dem Strahlenschutzverantwortlichen an den **Strahlenschutzbeauftragten** delegiert.

Antwort 33 Die **Durchführung der Konstanzprüfung** bei Röntgeneinrichtungen obliegt dem Anwender. Sie ist von der Röntgenverordnung vorgeschrieben und 2 Jahre aufzubewahren. Die Konstanzprüfung ist in regelmäßigen Zeitabständen, mindestens monatlich durchzuführen (RöV § 16 (2)).

Antwort 34 Der § 19 der RöV besagt: **Der Kontrollbereich** ist ein Bereich, in dem Personen im Kalenderjahr höhere Körperdosen aus Ganzkörperexposition als 15 mSv erhalten können. Dieser Bereich muß deutlich gekennzeichnet sein. Je nach Gerät ist er unterschiedlich groß

- bei Durchleuchtungsgeräten   6,5 m
- bei stationären Aufnahmegeräten und chirurgischen Bildverstärkern (100 KV)   2,5 m
- bei Mammographiegeräten   1,5 m

Antwort 35 **Bauliche Strahlenschutzmaßnahmen** werden in § 20 der RöV beschrieben: Der **Röntgenraum** muß ein allseitig umschlossener Raum sein, dieser gilt als Kontrollbereich während des Betriebs.
Genehmigung und Bescheinigung des Sachverständigen sind erforderlich, ebenso eine Überprüfung alle 5 Jahre.
Es muß gewährleistet sein, daß in den umgebenden Räumen keine Strahlenexposition für das Personal besteht.
Die Lieferfirma der Röntgenanlage muß eine Strahlenschutzberechnung zur Festlegung der Abschirmung vorlegen. Dieser Strahlenschutzplan enthält die Bleigleichwerte für Wände, Türen und Fenster.

Frage 36	Wie ist der betriebliche Überwachungsbereich definiert?
Frage 37	Dürfen schwangere MTRA im Kontrollbereich eingesetzt werden?
Frage 38	Wo dürfen schwangere MTRA in einer Röntgenabteilung eingesetzt werden?
Frage 39	Welchen Wert darf die kumulierte Dosis am Uterus nicht überschreiten (RöV § 31)?
Frage 40	Welches sind nach § 23 der Röntgenverordnung für die Anwendung ionisierender Strahlung am Menschen berechtigte Personen?
Frage 41	Welche Personen haben Zugang zum Kontrollbereich?

| | Antworten Röntgenverordnung | 255 |

Antwort 36 **Betrieblicher Überwachungsbereich (§ 22, RöV):** Körperdosis mehr als 5 mSv bei Daueraufenthalt in an den Kontrollbereich angrenzenden Räumen.
Zutritt darf nur Beschäftigten, Auszubildenden und Besuchern erlaubt werden.

Antwort 37 Nach der Röntgenverordnung ist dies nicht gestattet.

Antwort 38 **Schwangere MTRA** dürfen z. B. im CT-Schaltraum, Ultraschall und in der Anmeldung eingesetzt werden; somit überall dort, wo keine erhöhte Strahlenexposition zu erwarten ist.

Antwort 39 Nach § 31, RöV, darf die **kumulierte Dosis am Uterus** nicht höher als 5 mSv pro Monat sein.

Antwort 40 Nach der RöV ist die **Anwendung ionisierender Strahlung am Menschen** nur gestattet durch

1. Ärzte und Zahnärzte, sofern sie die Fachkunde besitzen
2. Ärzte ohne Fachkunde und Hilfskräfte nur unter Aufsicht der obengenannten
3. MTRA's

Antwort 41 Zum **Kontrollbereich** Zutritt haben nur

1. Beschäftigte über 18 Jahren
2. Jugendliche zur Ausbildung und Patienten zur Untersuchung
3. Begleitpersonen, falls dies medizinisch erforderlich ist.

Frage 42 Welche Jahreshöchstdosis für strahlenexponierte Personen ist erlaubt?

Frage 43 Wie ist der Geltungsbereich der Röntgenverordnung in Bezug auf die Strahlenqualität definiert?

Frage 44 Wie erfolgt die Überwachung strahlenexponierter Personen?

| Antworten | Röntgenverordnung |

Antwort 42 Bei **beruflich Strahlenexponierten der Kategorie A:** Nach Anlage IV der Röntgenverordnung werden die Körperdosen für beruflich strahlenexponierte Personen im Kalenderjahr wie folgt angegeben:

1. für die effektive Körperdosis: 50 mSv
2. Teilkörperdosis: Keimdrüsen, Gebärmutter, rotes Knochenmark: 50 mSv
3. Teilkörperdosis: außer 2., 4. und 5.: 150 mSv
4. Teilkörperdosis: Schilddrüse, Knochenoberfläche, Haut: 300 mSv
5. Teilkörperdosis: Hände, Unterarme, Füße, Unterschenkel, Knöchel mit Haut: 500 mSv

Bei **beruflich Strahlenexponierten der Kategorie B:** Nach Anlage IV der Röntgenverordnung werden die Körperdosen für beruflich strahlenexponierte Personen im Kalenderjahr wie folgt angegeben:

1. für die effektive Körperdosis: 15 mSv
2. Teilkörperdosis: Keimdrüsen, Gebärmutter, rotes Knochenmark: 15 mSv
3. Teilkörperdosis: außer 2., 4. und 5.: 45 mSv
4. Teilkörperdosis: Schilddrüse, Knochenoberfläche, Haut: 90 mSv
5. Teilkörperdosis: Hände, Unterarme, Füße, Unterschenkel, Knöchel mit Haut: 150 mSv

Diese Werte dürfen nicht überschritten werden, auch darf in 3 aneinanderfolgenden Monaten nicht mehr als die Hälfte der Dosis gemessen werden.

Antwort 43 Die Röntgenverordnung gilt für die Spannungsbereiche von 5 keV bis 3 MeV (§ 1, RöV).

Antwort 44 Die **ärztliche Eingangsuntersuchung** muß innerhalb von 2 Monaten nach Tätigkeitsaufnahme erfolgen, die ärztliche **Wiederholungsuntersuchung** spätestens 1 Jahr nach Eingangsuntersuchung. Dies gilt jedoch nur für strahlenexponiertes Personal der Kategorie A nach RöV.

Frage 45 Welchen Geltungsbereich hat die Röntgenverordnung und welchen die Strahlenschutzverordnung?

Antwort 45 **Röntgenverordnung:** Sie ist seit 1.1.1988 gültig und wurde am 8.1.1987 vom Bundesminesterium für Arbeit und Sozialordnung erlassen. Sie regelt die Anwendung von Röntgeneinrichtungen und Störstrahlern von 5 keV bis 3 MeV.

Strahlenschutzverordnung: Sie ist die gesetzliche Grundlage des Strahlenschutzes bei Anwendung ionisierender Strahlung außer den von Röntgengeräten erzeugten Strahlen. Sie regelt den Umgang mit radioaktiven Stoffen und Kernbrennstoffen sowie Anlagen zur Erzeugung ionisierender Strahlung mit Ausnahme von Röntgenstrahlern. Sie enthält Überwachungs- und Schutzvorschriften.

Fragen — Strahlenschutz

Frage 1 Wie wird die Strahlenexposition für den Patienten vermindert?

Frage 2 Von welchen Parametern ist die Streustrahlung abhängig?

Frage 3 Nennen Sie Maßnahmen zur Reduktion der Streustrahlung.

Antworten   **Strahlenschutz**

Antwort 1   Eine Verminderung der **Strahlenexposition** läßt sich erzielen durch

1. zunächst korrekte Indikationsstellung
2. Gonadenschutz
3. korrekte Positionierung, z. B. bei Aufnahmen der Hand Patientenposition so weit wie möglich von der Strahlenquelle entfernt
4. Einblendung
5. Kompression
6. adäquate FF-Kombination
7. Erhöhung der Röhrenspannung
8. Filter.

Antwort 2   Die **Streustrahlung** ist abhängig

1. von der Dicke des Objekts
2. von der Größe des Strahlenbündels bzw. der Einblendung
3. vom Objekt-Film-Abstand
4. vom verwendeten Raster
5. gering auch von der Aufnahmespannung.

Antwort 3   Eine Reduktion der **Streustrahlung** wird erzielt durch

1. Einblendung
   - mit Tuben (Schädelaufnahmen, Zahntubus)
   - Tiefenblende mit verstellbaren Bleilamellen und Tiefenblendenautomatik (Einblendung wird der Kassettengröße automatisch angepaßt)
   - beim BV zusätzlich Irisblenden mit runder Einblendung des Strahlenkegels
2. Kompression und damit Reduktion der Dicke des durchstrahlten Objekts
3. Groedel-Technik (Vergrößerung des Film-Objekt-Abstands)
4. **Streustrahlenraster** (Streustrahlung wird von Rasterlamellen absorbiert).

Frage 4   Wie kann man die Expositionsdosis bei einer Aufnahme reduzieren?

Frage 5   Definieren Sie die Begriffe Ionendosis und Äquivalentdosis.

Frage 6   Wie hoch ist die Strahlenexposition für einzelne Organe in der Computertomographie?

Antworten **Strahlenschutz** 263

Antwort 4 Eine Reduktion der **Exposition** wird erreicht durch

1. Erhöhung der Aufnahmespannung
2. Verwendung geeigneter Filter (Al-GW größer als 4 mm)
3. Einblendung
4. Kompression
5. Verwendung eines höherempfindlichen Film-Foliensystems
(6. Je nach Aufnahmeregion Bleischürze und Gonadenschutz für den Patienten)

Antwort 5 Die Dosis ist die absorbierte Energie/Masse.

Die **Ionendosis** wird in Coulomb (elektrische Ladungseinheit) pro kg (früher in Röntgen), angegeben, sie wird meist in einer luftgefüllten Ionisationskammer gemesen. Durch Multiplikation mit einem Umrechnungsfaktor erhält man aus der Ionendosis die Energiedosis, ihre Einheit ist Joule/kg (bzw. Gy), d. h. die Energiedosis wird indirekt ermittelt.

Die **Äquivalentdosis** entspricht der Energiedosis multipliziert mit einem dimensionslosen Bewertungsfaktor q. Dieser gibt die biologische Wirksamkeit der Strahlung an (um wieviel die Strahlung im Vergleich zu Röntgen- und Gammastrahlung wirksamer ist).

Die Äquivalentdosis spielt für den Strahlenschutz die entscheidende Rolle, sie wird in Sievert (Sv) angegeben.

Antwort 6 **Strahlenexposition bei der CT:** Es kommt zu einer integralen Strahlenbelastung der untersuchten Körperschicht von 10–20 mGy. Mit der Anzahl der Schichten steigt die absorbierte Dosis linear an, die Oberflächendosis steigt in Folge der Überlappung der Schichten gering an.

Absorbierte Dosis (10):

Oberbauch/Schicht ca.	10–20 mGy
für eine komplette Untersuchung ca.	200 mGy
Schädel/Schicht ca.	15 mGy
für eine komplette Untersuchung ca.	120 mGy

Vergleiche konventionelle Aufnahmen:

Schädel p.a.	1 mGy
Thorax p.a.	2 mGy
LWS	35 mGy
MDP/KE	160 mGy.

Die **Gonadendosis** ist im Vergleich dazu in der Regel um den Faktor 10–100 niedriger.

| Frage 7 | Was sind die Besonderheiten bei der Strahlenexposition im CT? |

| Frage 8 | Nennen Sie die Unterschiede in der Exposition bei verschiedenen Schichtdicken. |

| Frage 9 | Wie hoch ist die effektive Strahlendosis durch die natürliche Strahlenbelastung im Mittel jährlich in Deutschland? |

| Frage 10 | Wodurch kann bei der Durchleuchtung die Dosis reduziert werden? |

| Frage 11 | Ab welcher Äquivalentdosis des Feten kann ein Schwangerschaftsabbruch erwogen werden? |

Antworten **Strahlenschutz** 265

Antwort 7 Die **Strahlenexposition** pro Körperschicht nimmt mit der Anzahl der Schichten, entsprechend der Integraldosis, linear zu. Die Strahlendosis ist in der untersuchten Schicht deutlich höher als bei der konventionellen Röntgenaufnahme.

Antwort 8 Je dünner die **Schichtdicke**, umso höher die Strahlenexposition bei gleichem Signal-Rausch-Verhältnis. Bei unveränderter Dosis (mAs und kV) ist die Exposition gleich, jedoch nimmt das Rauschen umgekehrt proportional zur Schichtdicke zu.

Antwort 9 Die Summe der **natürlichen Strahlenexposition** ist ca. 2 mSv/a.
Sie besteht aus kosmischer (0,25 mSv), terrestrischer (0,45 mSv) Strahlung sowie der Inkorporation natürlich radioaktiver Stoffe (0,3 mSv) und Aufenthalt in Häusern (Radonbestrahlung, ca. 1,0 mSv).
Die zivilisatorische Strahlenbelastung beträgt zusätzlich 0,6 mSv/a.

Antwort 10 Eine **Reduktion der Strahlenexposition bei der Durchleuchtung** erfolgt durch

1. Indikationsüberprüfung
2. Einblendung
3. BV-nahe Positionierung des Patienten
4. Kompression
5. Kurze Einschaltzeit
6. Je nach Untersuchung entsprechendem Strahlenschutz für den Patienten
7. Für den Untersucher läßt sich die Strahlenexposition durch Bleilamellen und größtmöglichsten Abstand vom Patienten reduzieren.

Antwort 11 Ab einer Dosis von 200 mSv sollte ein **Schwangerschaftsabbruch** erwogen werden.

Frage 12   In welchen Größenordnungen liegt die Strahlenexposition auf der Haut bei Verwendung hochempfindlicher Aufnahmen für Lungen, Magen, Galle, Niere und Extremitäten?

Frage 13   Welche dosissparenden Maßnahmen kennen Sie?

Frage 14   Was bedeutet das Abstandsquadratgesetz?

Frage 15   Welcher Bleigleichwert ist für die Schutzkleidung nach DIN 6813 erforderlich?

Frage 16   In wieweit kann durch die Bleischürze die Strahlenexposition für den Untersucher reduziert werden?

Antworten **Strahlenschutz**

Antwort 12

Tabelle 8. Strahlenexposition (2, 8)

	Oberflächendosis in mSv	Keimdrüsendosis in mSv (männlich/weiblich)	
1. Lunge fern	0,5–1	0,01	0,06
2. Magen, Kolon	100–300	1,4	4–10
3. Galle, Niere	40–60	1–3	5–10
4. Mammographie	25		<0,1
5. Becken, Wirbelsäule	10–40	0,01–1	0,05–3
6. Extremitäten	2–10	0,01–0,001	0,01–0,001

Antwort 13 **Die Expositionsdosis** läßt sich durch folgende Maßnahmen minimieren

1. durch eine korrekte Indikationsstellung
2. adäquaten Gonadenschutz (bei Männern bevorzugt Hodenkapsel, zum besseren Schutz vor Streustrahlung)
3. strahlenferne Positionierung
4. Einblendung
5. adäquate hochempfindliche Film-Folien-Kombination
6. Erhöhung der Röhrenspannung
7. ausreichende Filter
(8. ädaquates BV-Format).

Antwort 14 Bei einer Verdoppelung des Abstandes zur Strahlenquelle sinkt die Strahlenexposition auf 1/4, bei einer Verdreifachung um 1/9, entsprechend des **Abstandsquadratgesetzes.**

Antwort 15 Für die **Schutzkleidung** ist ein **Bleigleichwert** von 0,35 mm auf der Körpervorderseite und von 0,25 mm auf der Rückseite erforderlich, damit kommt es bei 100-kV-Aufnahmen bzw. Durchleuchtung zu einer Reduktion der Streustrahlung auf 5–10%.

Antwort 16 Die Strahlenexposition wird durch die **Bleischürze** je nach Strahlenqualität und Bleigleichwert der Schürze auf mindestens ein Zehntel reduziert. Bei nicht zu hohen Röhrenspannungen wird sie auf 5% reduziert.

268 Fragen   Strahlenschutz

Frage 17   Nennen Sie die drei wichtigsten zellulären Strahlenwirkungen.

Frage 18   Welche Möglichkeiten gibt es, sich vor Streustrahlen zu schützen?

Frage 19   Wie dick muß die Bleischürze sein?

Frage 20   Wie dick muß die Bleischürze sein, um vor der Nutzstrahlung der Röntgenstrahlung zu schützen?

Frage 21   Was verstehen Sie unter einer Dosiseffektkurve?

Antworten **Strahlenschutz**

Antwort 17 Man unterscheidet eine direkte und indirekte **zelluläre Strahlenwirkung:**
Direkte Wirkung: direkte Zerstörung von Molekülen in der Zelle,
Indirekte Wirkung: Wirkung durch sekundär erzeugte Wasserstoffradikale.
Die Strahlenwirkung führt zu

1. einer Funktionsstörung der Zelle
2. dem Zelltod
3. der Veränderung des Erbmaterials bzw. zur Mutation.

Antwort 18 Die **Streustrahlenexposition** kann minimiert werden durch

1. Schutzkleidung und Gonadenschutz
2. größtmöglichen Abstand! (Abstandsquadratgesetz)
3. Reduktion der Expositionszeit
4. Einblendung
5. Kompression.

Antwort 19 Für die **Bleischürze** ist ein Bleigleichwert von mehr als 0,4 mm für Patienten zum Strahlenschutz vorgeschrieben, für im Kontrollbereich tätiges Personal von 0,35 mm und für Schutzhandschuhe mindestens 0,25 mm.

Antwort 20 Zum Schutz vor der **Nutzstrahlung** ist ein Bleigleichwert von mindestens 1 mm erforderlich, dieser wird zum Schutz von Hoden und Ovarien angewendet.

Antwort 21 Die **Dosiseffektkurve** zeigt den Zusammenhang zwischen Strahlendosis und biologischer Wirkung.

Frage 1	Wie verhält sich das Flächen-Dosis-Produkt bei Veränderung der Feldgröße und des Fokus-Haut-Abstands?
Frage 2	Wie wird die Röntgenaufnahme der Wirbelsäule a.p. aussehen, wenn die beiden seitlichen Meßkammern der Dreifelderkammer angewählt werden?
Frage 3	Wie verändert sich die Oberflächendosis bei Durchleuchtung mit gleichbleibender Bildqualität bei Veränderung der Größe des BV-Eingangsschirmes?
Frage 4	Welche variablen Daten werden beim Flächen-Dosis-Produkt erfaßt?
Frage 5	Nennen Sie Nachteile des Stabdosimeters.
Frage 6	Welche Stabdosimeter sind in der Diagnostik geeeignet?
Frage 7	Wann kann bei Stabdosimetern eine erneute Eichung entfallen?

Antworten   Meßverfahren

Antwort 1 Das **Flächendosisprodukt** nimmt mit der Feldgröße zu, bleibt jedoch unverändert bei der Änderung des Fokus-Haut-Abstands. Gemessen wird es durch den Diamentor, der an der Tiefenblende montiert ist.

Antwort 2 Infolge inadäquater Expositionsdosis wird die Aufnahme unterbelichtet sein, da lediglich die Durchdringung der Weichteile die Belichtungsdauer und -dosis bestimmt.

Antwort 3 In Folge des geringeren Konversions- und Verstärkungsfaktors bei kleinerem Eingangsfeld muß die **Dosisleistung bei kleinerem BV-Eingangsbildschirm** erhöht werden.

Antwort 4 Beim **Flächen-Dosis-Produkt** werden erfaßt:

1. Röhrenstromstärke
2. Filterung
3. Untersuchungszeit
4. Feldgröße.

Antwort 5 **Nachteile des Stabdosimeters** sind

1. Fading, d.h. Entladung des Kondensators ohne Strahleneinwirkung
2. empfindliche Reaktion auf Stoß, Temperatur und Luftdruckänderung.

Stabdosimeter müssen täglich abgelesen werden, ihr Meßbereich liegt zwischen 0 und 2 mSv.

Antwort 6 In der Diagnostik sind nur **Stabdosimeter** mit 2 mSv Vollausschlag geeeignet.

Antwort 7 Wenn eine mindestens halbjährliche Überprüfung des Stabdosimeters mit Hilfe einer radioaktiven Kontrollvorrichtung erfolgt, kann eine erneute Eichung entfallen.

Fragen	Meßverfahren
Frage 8	Muß man das Flächen-Dosis-Produkt aufzeichnen?
Frage 9	Wie wird die Körperdosis bestimmmt?
Frage 10	In welcher Einheit wird die Energiedosis gemessen?
Frage 11	Für welche Personen ist die Filmdosimetrie zwingend vorgeschrieben?
Frage 12	Welche Einheiten hat 1. die Ionendosis, 2. die Energiedosis, 3. die Äquivalentdosis und wie sind diese miteinander verknüpft?
Frage 13	Was versteht man unter Kerma?

Antworten	Meßverfahren	

Antwort 8 — Das Flächen-Dosis-Produkt ist gemäß § 28 der RöV aufzeichnungspflichtig. Die Unterlagen darüber sind 10 Jahre lang aufzubewahren.

Antwort 9 — Die **Körperdosen** können nicht direkt ermittelt werden, sie werden aus der Energiedosis berechnet, die in einer Dosimetersonde (Filmdosimeter, Stabdosimeter) erzeugt wird (Personendosis). Dieses Dosimeter ist an einer repräsentativen Stelle der Körperoberfläche zu tragen (RöV § 35). Die mit diesem Dosimeter bestimmte Energiedosis multipliziert mit einem Bewertungsfaktor q ergibt die Äquivalentdosis.

Antwort 10 — Die **Energiedosis** wird in Gray bzw. Joule/kg angegeben.

Antwort 11 — Alle Personen, die sich aus anderen Gründen als zu einer ärztlichen Untersuchung im Kontrollbereich aufhalten, müssen zur Ermittlung der Personendosen ein **Dosimeter** tragen. Eine Ausnahme der Duldungspflicht besteht nur, wenn weniger als ein Zehntel der Grenzwerte erreicht wird (RöV § 35 (1)).

Antwort 12 — **Einheiten von**

1. **Ionendosis** = C/kg
2. **Energiedosis** = J/kg = Gy
3. **Äquivalentdosis** = J/kg = Sv

(Gy = Gray, Sv = Sievert)

Energiedosis = Ionendosis * Umrechnungsfaktor (f),
Äquivalentdosis = Energiedosis * Bewertungsfaktor (q).

Antwort 13 — **Kerma (Kinetic energy released in matter):** Indirekt ionisierende Strahlen (z. B. Photonen, Neutronen) lösen geladene Teilchen aus. Die Summe der beim ersten Stoß übertragenen Energie entspricht dem Kerma. Die Einheit von Kerma ist das Gray.

274 Fragen Meßverfahren

Frage 14   Aus welchen Bestandteilen besteht ein Dosismeßgerät?

Frage 15   Erklären Sie das Prinzip der Dosismessung.

Frage 16   Erklären das Prinzip von Kondensatormeßkammern.

Frage 17   Wie wird die Ionendosisleistung gemessen?

Frage 18   Was versteht man unter
1. einem Dosimentor,
2. einem Kondiometer,
3. einem Diamentor?

| Antworten | Meßverfahren | 275 |

Antwort 14 Ein Dosismeßgerät bzw. ein **Dosimeter** besteht aus einer Ionisationskammer, aus einem Anzeigegerät und aus einer radioaktiven Kontrollvorrichtung.
In der Strahlentherapie werden je nach Energie unterschiedliche Dosimeter eingesetzt.

Antwort 15 **Dosismessung:** Die im Körper absorbierte Energie kann nicht direkt gemessen werden, daher wird die Luftionisation bei Strahleneinwirkung gemessen: Luft wird unter der Strahleneinwirkung zu einem Leiter, da es zur Ionisation der Luft kommt. Die Ladungsänderungen werden am Galvanometer angezeigt. Mit zunehmender Strahlenmenge steigt der Stromfluß.

Antwort 16 **Kondensatormeßkammern:** Vor der Messung werden sie mit einer genau definierten Ladung versehen, bei der Bestrahlung wird durch die Ionisation die Ladung verringert. Der Ladungsverlust wird am Meßgerät abgelesen, dieses Prinzip wird z. B. bei Stabdosimetern benutzt.

Antwort 17 Unter der **Ionendosisleistungsmessung** versteht man eine kontinuierliche Messung der in der Ionisationskammer erzeugten Ladung. Der Ionisationsstrom ist ein Maß für die Dosisleistung.
Bei der integrierenden Messung der Dosis wird ein Kondensator entladen, danach gleich wieder aufgeladen und wieder entladen. Die Dosismessung erfolgt in Entladungssprüngen.

Antwort 18
1. Ein **Dosimentor** ist ein universelles Dosismeßgerät für die Strahlentherapie; die radioaktiven Kontrolleinrichtungen bestehen aus Strontium.
2. Ein **Kondiometer** ist ein Lade- und Meßgerät für Kondensatorkammern.
3. Ein **Diamentor** ist ein Meßgerät, das in der Röntgendiagnostik zur Bestimmung des Flächen-Dosis-Produkts eingesetzt wird. Die Meßkammer besteht aus Plexiglas und wird an die Tiefenblende montiert. Für das Flächen-Dosis-Produkt besteht eine Aufzeichnungpflicht gemäß der RöV.

Frage 19   Welche Typen von Dosimetern werden benutzt?

Frage 20   Kann mit der Filmplakette auch eine Bestimmung der Strahlenqualität durchgeführt werden?

Frage 21   Welche Filter befinden sich in der Filmplakette?

Frage 22   Welche Wirkung der Röntgenstrahlung wird bei der Filmdosimetrie genutzt?

Frage 23   Welche Dosimeter werden in der Überwachung strahlenexponierter Personen eingesetzt?

| Antworten | Meßverfahren | 277 |

Antwort 19   3 Typen von Dosimetern werden benutzt:

1. **Füllhalterdosimeter** sind jederzeit ablesbare Dosimeter, die zur Bestimmung von Personendosen eingesetzt werden, ihr Meßbereich liegt zwischen 0 und 2 mSv. Der Nachteil ist eine mögliche Selbstentladung. Sie basieren auf dem Prinzip der Kondensatormeßkammern.
2. **Fimdosimeter** müssen gemäß § 40 der RöV in der Strahlenschutzüberwachung benutzt werden. Sie müssen an einer repräsentativen Stelle der Körperoberfläche unter der Strahlenschutzkleidung getragen werden. Die untere Strahlennachweisgrenze liegt bei 0,2 mSv.
3. **TLD (Thermolumineszenzdosimeter) – Ringdosimeter:** Durch Strahleneinwirkung werden Elektronen von LiF, CaF_2 auf ein höheres Energieniveau gehoben. Bei Zufuhr von Wärmeenergie wird diese Energie frei und als Licht emittiert.

Antwort 20   **Dosis und Strahlenqualität** werden gleichzeitig bestimmt. Filter unterschiedlicher Dicke führen je nach Strahlenqualität zu unterschiedlichen Schwärzungen des Films.

Antwort 21   In der **Filmplakette** befinden sich 3 Kupferfilter unterschiedlicher Dicke und 1 Bleifilter (1,2, 0,3, 0,05 mm Cu, 0,8 mm Pb). Diese führen zu einer unterschiedlichen Schwärzung des Films und sie erlauben Rückschlüsse auf die Energie der Strahlung.

Antwort 22   Durch die Röntgenstrahlung kommt es zu einer Schwärzung von folienlosen Filmen in den **Filmdosimetern,** je nach Strahlenenergie und Dosis unterschiedlich entsprechend der Filterung.

Antwort 23   Zur **Überwachung strahlenexponierter Personen** werden eingesetzt:

1. Filmdosimeter
2. Stabdosimeter
3. Fingerringdosimeter

Frage 24	Nennen Sie eine Methode der biologischen Dosimetrie?
Frage 25	Welche „Filme" befinden sich in der Röntgenfilmplakette?
Frage 26	Was ist ein Diamentor und was ein Dosimentor?
Frage 27	Wo liegt die Nachweisgrenze der Filmdosimetrie?
Frage 28	Nennen Sie den Meßbereich für Filmplaketten.
Frage 29	Welche Parameter werden mit Filmplaketten erfaßt?
Frage 30	Für welche Strahlenarten sind die Filmplaketten empfindlich?
Frage 31	Wie wird die Körperdosis ermittelt?

Antworten	Meßverfahren	

Antwort 24 **Biologische Dosimetrie:** Biologische Strukturen z. B. Zellkulturen, Blutzellen, Versuchstiere werden unter definierten Bedingungen mit bestimmten Dosen bestrahlt.
Die Absterberate und andere biologische Veränderungen werden als Kriterium der Strahlenwirkung herangezogen.

Antwort 25 In der **Röntgenfilmplakette** befinden sich 2 folienlose Filme unterschiedlicher Empfindlichkeit.

Antwort 26 Ein **Dosimentor** ist ein universelles Dosismeßgerät in der Strahlentherapie zum Messen von Photonen- und Elektronenstrahlen. Er mißt einen Energiebereich von 5 keV bis 50 MeV und kann auch in der Diagnostik zum Strahlenschutz eingesetzt werden.
Ein **Diamentor** ist ein Meßgerät zur Bestimmung des Flächen-Dosis-Produktes. Die Meßkammer wird an der Tiefenblende montiert und erfaßt die Flächendosis (Ionendosis in cGy/Fläche in cm^2).

Antwort 27 Die **Nachweisgrenze von Filmdosimetern** liegt bei 20 mrem, bzw. 0,2 mSv. (10 mSv = 1 rem)

Antwort 28 Der **Meßbereich** von Filmplaketten beträgt 0,20 mSv–5 mSv.

Antwort 29 Mit Filmdosimetern wird die sogenannte **Personendosis** bestimmt. Neben Strahlendosis und Strahlenqualität wird auch die Einfallsrichtung erfaßt.
Aus der Personendosis kann die Körperdosis errechnet werden.

Antwort 30 **Filmplaketten** sind empfindlich für Röntgen- und Gammastrahlung von 5 kV–40 MV und für Betastrahlung größer als 300 kV.

Antwort 31 Die **Körperdosis** wird aus der Personendosis (Filmplakette) und der Ortsdosis ermittelt (s. RöV § 35).

Aufnahmen mit technischen Mängeln oder Artefakten

282 Fragen Aufnahmen mit technischen Mängeln oder Artefakten

Frage 1 Welche Ursachen kommen für die fehlbelichtete Aufnahme in Frage? Was ist außerdem noch an der vorliegenden Aufnahme zu kritisieren?

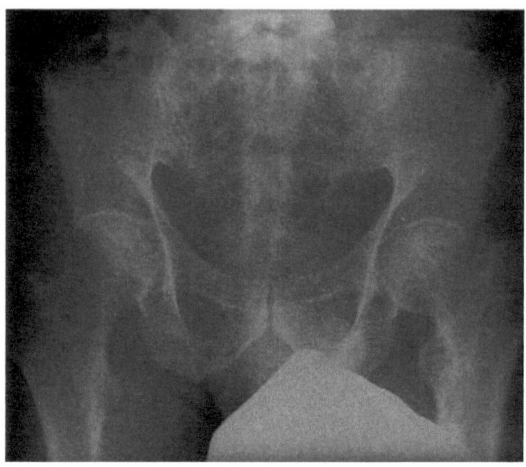

Abb. 32

Frage 2 Nennen Sie Ursachen für die mangelhafte Aufnahmequalität? Wie erklärt sich die langgestreckte glatt begrenzte, angedeutet rechtwinklige, Aufhellungfigur (<) in Projektion auf das Kniegelenk?

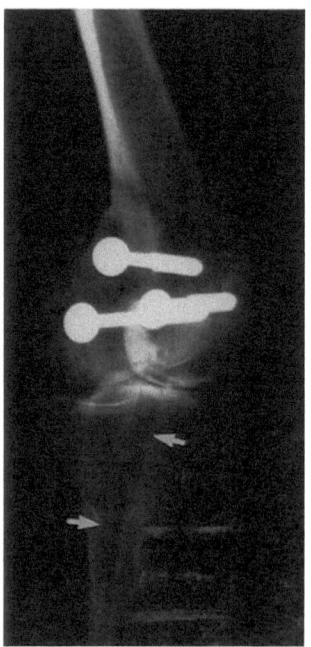

Abb. 33

Antworten | **Aufnahmen mit technischen Mängeln oder Artefakten** | 283

Antwort 1 | Die Ursache der Unterbelichtung bei dieser mit automatischer Belichtung durchgeführten Aufnahme war eine falsch angewählte Schwärzungstaste. Als Resultat der niedrigen Expositionsdosis zeigt sich ein ausgeprägtes Rauschen.
Als weitere Ursachen einer Unterbelichtung sind aufzuführen:

1. Ein zu geringes mAs-Produkt (bei manueller Belichtung)
2. Eine Film-Folien-Kombination mit einer zu geringen Empfindlichkeit
3. Eine falsche Positionierung Röhre-Raster (z. B. Dezentrierung, Defokussierung oder bei manueller Belichtung ein zu großer Film-Fokus-Abstand)
4. Eine falsch gewählte Belichtungskammer.

Der Gonadenschutz ist falsch plaziert, er deckt zusätzlich die proximale Femurdiaphyse mit ab. Außerdem wäre eine Hodenkapsel zum Strahlenschutz besser geeignet, da sie einen besseren Schutz gegen Streustrahlung bietet.

Antwort 2 | Ursachen der mangelhaften Aufnahmequalität sind:

1. Die Überbelichtung der Aufnahme durch eine zu hohe Expositionsdosis (manuelle Belichtung).
   Bei überexponierten Aufnahmen ist desweiteren zu denken an
   - eine falsche Einstellung der Schwärzungstaste (automatische Belichtung)
   - einen zu niedrigen Fokus-Film-Abstand
   - ein zu empfindliches Film-Folien-System
   - eine Vorbelichtung des Films
   - eine falsche Meßkammer
2. Die fehlende Einblendung
3. Eine fehlerhafte Positionierung.

Die Aufnahme wurde in einem gespaltenen Kunststoffbycast angefertigt, daher die Aufhellungslinien.
Die MTR war davon ausgegangen, daß das Bycastmaterial Gips sei und hatte dementsprechend eine höhere Dosis gewählt.

284 Fragen   Aufnahmen mit technischen Mängeln oder Artefakten

Frage 3   Welche aufnahmetechnischen Fehler liegen vor?
Wie lassen sich die diskreten streifigen Verdichtungsstrukturen temporoparietal (<) erklären?
Was würden Sie besser machen?

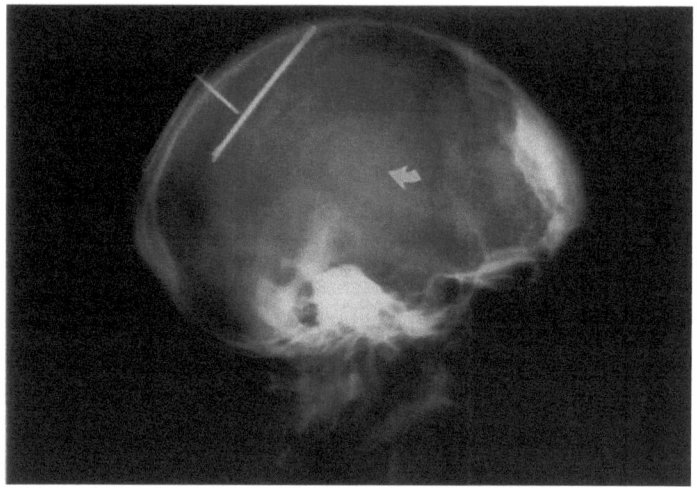

Abb. 34

Frage 4   Welche Ursache hat die dem proximalen Femurschaft benachbarte Struktur (<)?
Wie können Sie deren Genese klären?

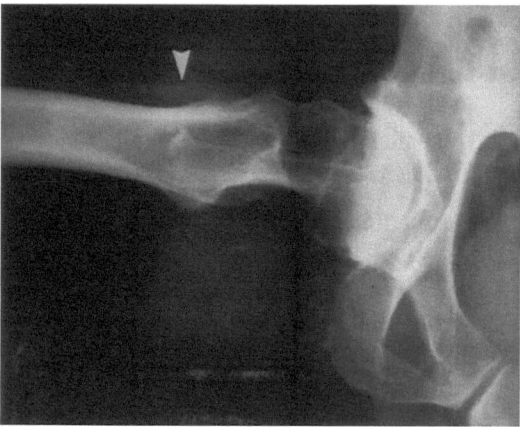

Abb. 35

Antwort 3   Wie bei Abb. 2 wurde bei der Aufnahme nicht suffizient eingeblendet.
Als Folge der zu hohen Expositionsdosis ist der Gesichtsschädel nicht ausreichend abgrenzbar.
Die MTR gab an, daß das Kopftuch der Patientin bei der Aufnahme nicht entfernt worden war und sie deshalb die Haarklammern nicht gesehen hatte. Im Kopftuch war jedoch röntgendichtes Material, das zu den streifigen Verdichtungsstrukturen temporoparietal führte.
Nebenbefund: Hyperostosis frontalis interna.

Antwort 4   Ursache der dem Femurschaft benachbarten, flauen kalkdichten Verschattung war keine Weichteilverkalkung, sondern eine Verunreinigung der Folie. Zum Beweis dieser Genese wurde die Kassette mit Film, aber ohne Objekt exponiert.

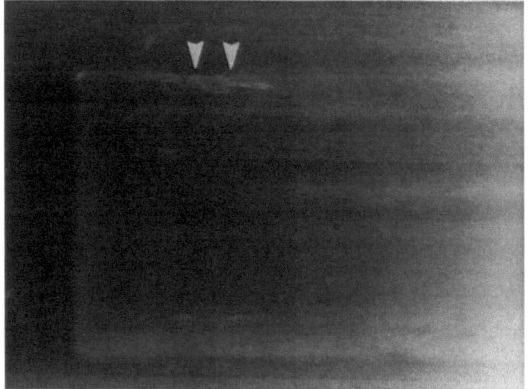

Abb. 36

Frage 5   Welche Aufnahme wurde hier gemacht?
Nennen Sie die Indikationen.
Welche aufnahmetechnischen Fehler liegen vor, was würden Sie besser machen?

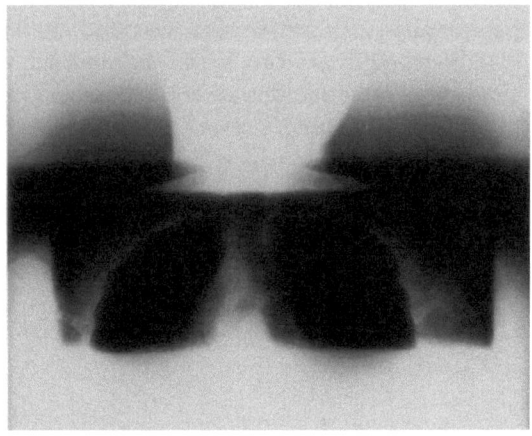

Abb. 37

Frage 6   Wie unterscheiden sich die beiden mit gleicher Dosis angefertigten Aufnahmen?

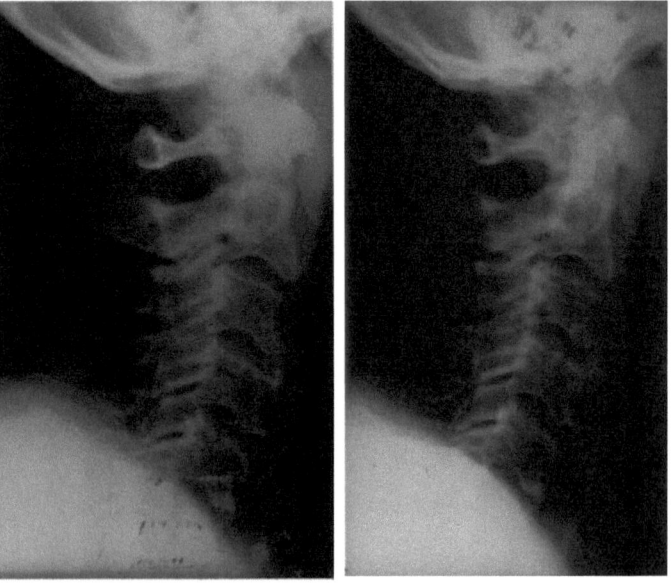

Abb. 38   **Abb. 39**

Antworten   **Aufnahmen mit technischen Mängeln oder Artefakten**   287

Antwort 5   Die angefertigte **Lordoseaufnahme** wird bei unklaren Befunden in den Lungenspitzen angefertigt, dabei lehnt sich der Patient in einem Winkel von 30 Grad mit seinen oberen Thoraxpartien gegen die Filmkassette, der Strahlengang verläuft ventrodorsal.
Die Lungenspitzen projizieren sich unter die Claviculae und werden dabei vollständig abgebildet.
Im vorliegenden Fall liegen zwei Aufnahmefehler vor:

1. Verwendung eines ungeeigneten, zu großen Filmformats.
2. überexponierte Aufnahme mit schlecht abgrenzbarer Lungenstruktur.

Von der Positionierung her ist die Aufnahme gut eingestellt.

Antwort 6   Es liegt eine unterschiedliche Zeichenschärfe beider Aufnahmen vor. Die Spongiosastruktur ist in der linken Abbildung deutlich unschärfer als in der rechten Abbildung.
Die Ursache der Unschärfe ist ein falscher **Fokus.** Versehentlich wurde bei der Aufnahme der große Fokus (1000–1200 µm) angewählt. Aufnahmen der HWS sollten jedoch immer mit kleinem Fokus (500–600 µm) angefertigt werden, um feine Strukturen, insbesondere auch Frakturlinien, zu erkennen.

| Frage 7 | Die vorliegende digitale Aufnahme zeigt eine regelrechte optische Dichte, dennoch ist die Qualität der Aufnahme schlecht. Welche Ursache ist anzuführen?
Bei welchen Fragestellungen ist dies zu tolerieren?
Welche zusätzlichen Fehler weist die Aufnahme auf?
Beschreiben Sie den röntgenologischen Befund. |
|---|---|

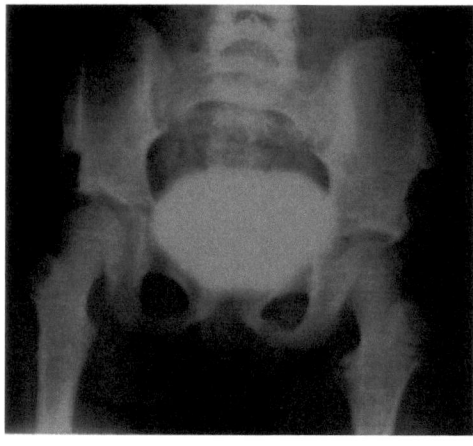

Abb. 40

Frage 8	Welche Aufnahme hat die bessere Bildqualität? Welche der beiden vorliegenden Aufnahmen wurde entsprechend den Qualitätsleitlinien der Bundesärztekammer angefertigt?

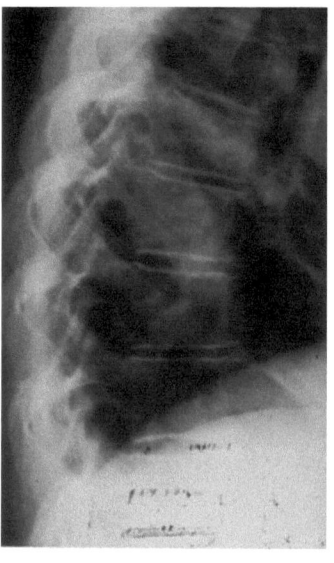 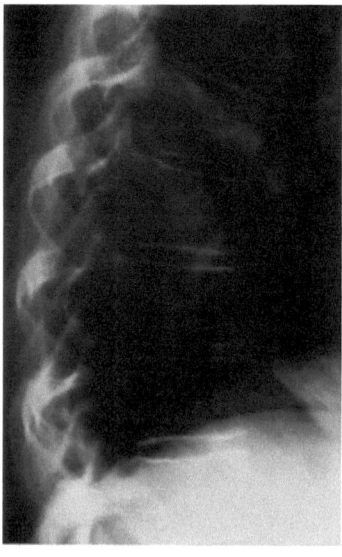

Abb. 41   Abb. 42

Antworten	Aufnahmen mit technischen Mängeln oder Artefakten

Antwort 7　Die **digitale Radiographie** wird in der Kinderradiologie zur Reduktion der Strahlenexposition eingesetzt. Als Folge einer niedrigeren Dosis kommt es jedoch verglichen mit konventionellen Aufnahmen zu einem höheren Rauschen, dies zeigt sich am deutlichsten im Bereich des Sakrums.
Es handelt sich im vorliegenden Fall um eine Rippstein-1 Aufnahme. Diese werden in der Regel zur Stellungskontrolle bei Hüftdysplasien im Kindesalter angefertigt. Da hier die Stellungskontrolle im Vordergrund steht und eine Feinstrukturanalyse in der Regel nicht erforderlich ist, kann die Expositionsdosis reduziert werden.
Bei der Aufnahme wurde ein zu großer Gonadenschutz verwendet, daher ist ein Anlegen der Hilgenreiner'schen Linie zur Bestimmung des Pfannenneigungswinkels links nicht möglich.
Röntgenologisch läßt sich ein Zustand nach Umstellungsosteotomie beidseits sowie eine Coxa valga beidseits diagnostizieren.

Antwort 8　Aufnahmetechnisch ist das linke Röntgenbild als besser zu bewerten: die Aufnahme ist richtig belichtet und die Wirbelkörper bilden sich scharf ab.
Dennoch entspricht die Aufnahme nicht den Qualitätsleitlinien der Bundesärztekammer, da sie mit einer Film-Folien Kombination der Empfindlichkeitsklasse 100 angefertigt wurde. Gefordert wird eine 400er Empfindlichkeitsklasse bei Aufnahmen der Brustwirbelsäule. Die bessere Zeichenschärfe der linken Aufnahme wird mit einer deutlichen Erhöhung der Strahlendosis erkauft.
Die rechte Aufnahme wurde mit einer korrekten 400er Film-Folien-Kombination erstellt, zeigt daher eine geringere Zeichenschärfe, ist aber überschwärzt.

290 Fragen **Aufnahmen mit technischen Mängeln oder Artefakten**

Frage 9 Welche aufnahmetechnischen Fehler liegen bei der a.p. Aufnahme des rechten Schultergelenks vor?
Werden Aufnahmen des Schultergelenks entsprechend den Qualitätsleitlinien mit oder ohne Raster durchgeführt?

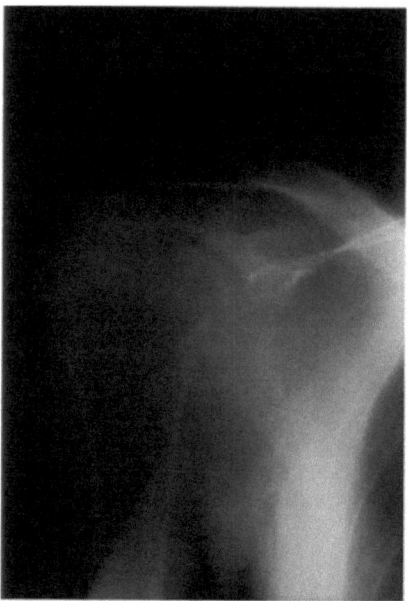

Abb. 43

Antworten | **Aufnahmen mit technischen Mängeln oder Artefakten**

Antwort 9 Die Aufnahme des rechten Schultergelenks weist mehrere Fehler auf:

1. Fehlende Einblendung
2. Falsche Positionierung
3. Überschwärzung
4. Nachweis feiner Rasterlamellen als Hinweis auf eine fehlende Rasterbewegung bei der Exposition.

Entsprechend der Qualitätsleitlinien werden Aufnahmen des Schultergelenks mit Raster angefertigt, während Aufnahmen des Ellbogens und weiter distal ohne Raster angefertigt werden.

Frage 10 Wie kommt es zu der Transparenzminderung der rechten Lunge?
Wie werden Lungenaufnahmen auf Intensivstation angefertigt?

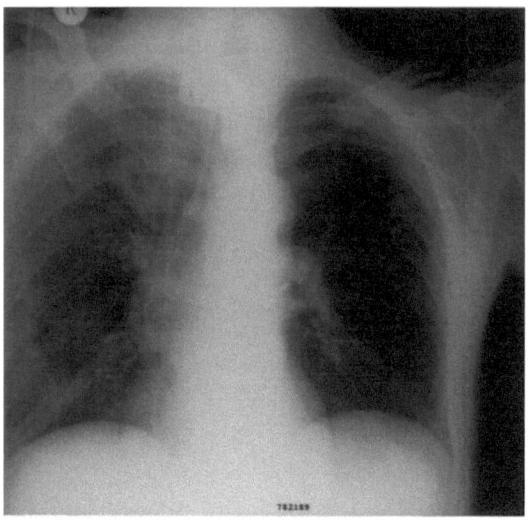

Abb. 44

Frage 11 Welche Ursache haben die streifigen Artefakte, die im vorliegenden CT von rechts unten nach links oben verlaufen?

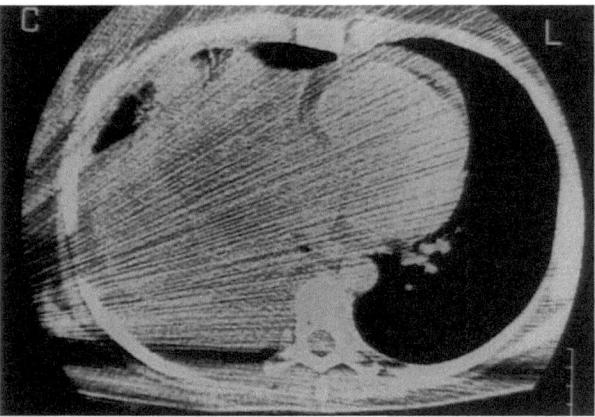

Abb. 45

Antworten   **Aufnahmen mit technischen Mängeln oder Artefakten**   293

Antwort 10   Aufnahmen auf Intensivstation werden mit einem stehenden Raster (Rastertunnel, Rasterkassetten) angefertigt. Im vorliegenden Fall ist die Röhre gegenüber dem Raster dezentriert (der Zentralstrahl ist fälschlicherweise auf die linke Lunge gerichtet), daher ist die Lunge rechts weniger transparent.
Bei schräg liegendem Raster kann es zu ähnlichen Transparenzunterschieden der Lunge kommen, dies darf nicht mit Infiltraten oder auslaufenden Pleuraergüssen verwechselt werden.

Antwort 11   Die von rechts unten nach links oben verlaufenden streifigen Artefakte sind durch **Metall** im rechten Oberarm bedingt (Metallplatte im rechten Humerus nach pathologischer Fraktur). Durch ein enges Fenster kommen die Metallartefakte noch stärker zur Darstellung.

294 Fragen Aufnahmen mit technischen Mängeln oder Artefakten

Frage 12 Wie ist die schlechte Bildqualität der vorliegenden CT-Aufnahme durch das Abdomen zu erklären?

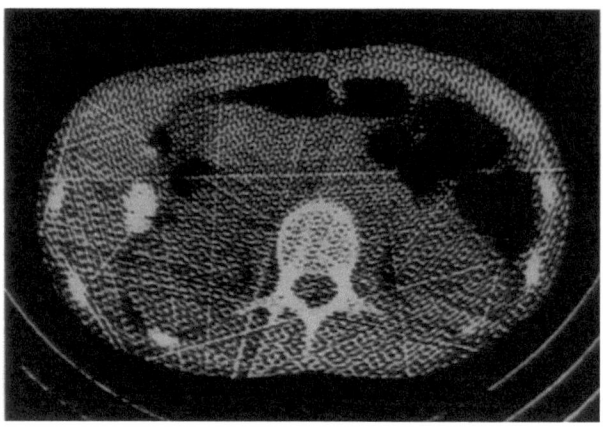

Abb. 46

Frage 13 Wie kommt es im vorliegenden Schädel-CT zu der hyperdensen Struktur im Bereich der hinteren Schädelgrube?

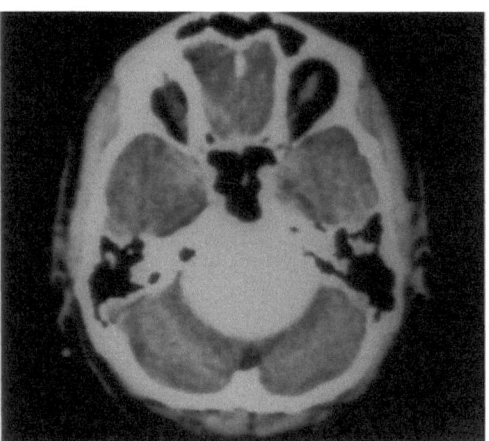

Abb. 47

Antworten Aufnahmen mit technischen Mängeln oder Artefakten

Antwort 12 Die schlechte Bildqualität der vorliegenden Aufnahme erklärt sich durch eine **unzureichende Expositionsdosis**. Beim durchgeführten Scan war die Strahlenintensität instabil und fiel zum Teil aus. Entsprechend kommt es zu einer mangelhaften Rekonstruktion und zu multiplen Streifenartefakten.

Antwort 13 Die kreisförmige hyperdense Struktur im Bereich der hinteren Schädelgrube erklärt sich durch eine **Fehlfunktion von Detektoren** des Scanners.
Je nach Gerätetyp kann es bei Detektorfehlfunktionen oder -ausfällen zu kreisförmigen Signalausfällen oder Ringartefakten kommen.

296 Fragen Aufnahmen mit technischen Mängeln oder Artefakten

Frage 14   Wie erklären sich die Signalauslöschungen und signalintensiven strichförmigen Veränderungen in den Bulbi beidseits medial (Pfeile)? Um welche Wichtung handelt es sich?

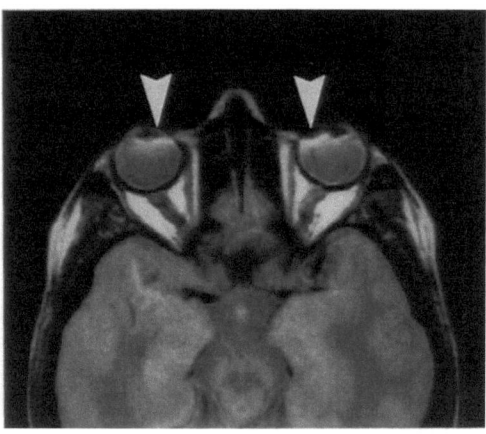

Abb. 48

Frage 15   Handelt es sich bei der rundlichen signalarmen Läsion im linken Leberlappen in dieser T1-gewichteten axialen Aufnahme um eine Lebermetastase? Wie können Sie ein Artefakt bestätigen oder ausschliessen?
Wie lassen sich derartige Artefakte vermeiden?
Welche sonstigen Auffälligkeiten finden sich?

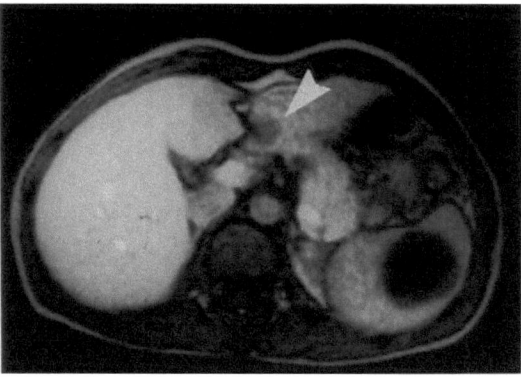

Abb. 49

| Antworten | **Aufnahmen mit technischen Mängeln oder Artefakten** |

Antwort 14 Die Signalauslöschungen im Bereich beider Bulbi medial der Linse mit dorsal davon erkennbaren strichförmigen Signalanhebungen entsprechen **Suszeptibilitäts-Artefakten,** die durch metallhaltigen Lidschatten auf den Augenlidern hervorgerufen werden.
Es handelt sich um eine axiale T1-gewichtete Spinecho-Sequenz. Auf den stärker Suszeptibilitäts-empfindlichen Gradientenecho-Sequenzen sind diese Artefakte noch ausgeprägter und können zusätzlich eine „Pseudo"-Deformierung der Bulbi hervorrufen.

Antwort 15 Die signalarme Läsion entspricht einem **Pulsationsartefakt,** der durch Blutfluß in der Aorta hervorgerufen wird. Durch Fehlregistrierung der Blut-Spins in der Phasenkodierrichtung wird die Aorta in Längsrichtung, d. h. in der kurzen Achse des Patienten (Phasenkodierrichtung) doppelt oder mehrfach abgebildet. Falls Zweifel bei der Differentialdiagnose zu einer fokalen Leberläsion bestehen, kann man die Lokalisation der „Läsion" auf anderen Sequenzen überprüfen: dort wird sie entweder nicht vorhanden sein oder in anderer Lokalisation auftreten. Wenn man die Phasenkodierrichtung um 90° dreht, so daß sie nun von rechts nach links reicht, wird sich auch der Pulsationsartefakt entlang des Querdurchmessers des Patienten ausrichten.
Pulsationsartefakte lassen sich vermeiden durch Vorsättigungspulse oder durch Pulssequenzen, die nicht nur die Spins in einer bestimmten Schicht anregen, sondern in dem gesamten Patienten oder einem Volumen, das eine größere Längsausdehnung hat als die Flußgeschwindigkeit der Spins pro Aufnahmezeit. Die selektive Sättigung des Signals von fließendem Blut kann durch die Applikation eines breiten, möglichst exakten Rechteckpulses erfolgen, z. B. mit einer Breite von ca. 5 cm, ober- und unterhalb des abgebildeten Volumens in Richtung des Schichtselektionsgradienten.

298 Fragen   Aufnahmen mit technischen Mängeln oder Artefakten

Frage 16   Wie erklären sich die Signalauslöschungen frontal in dieser axialen protonendichte-gewichteten Spinecho-Aufnahme durch den Schädel?

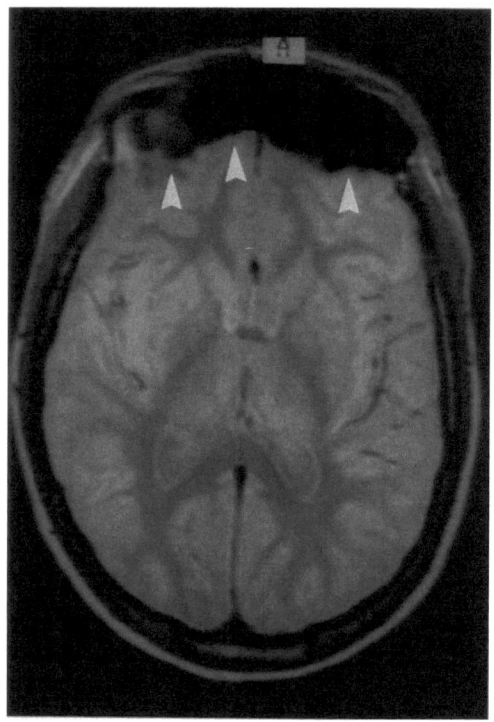

Abb. 50

| Antworten | Aufnahmen mit technischen Mängeln oder Artefakten |

Als Nebenbefund findet sich eine große glatt begrenzte, in der T1-Wichtung signalarme Läsion in der Milz, die einer Echinokokkus-Zyste entspricht.

Antwort 16 Bei den Signalauslöschungen frontal handelt es sich um **Suszeptibilitätsartefakte** durch hyperpneumatisierte Sinus frontales.
Diese führen zu einer eingeschränkten Beurteilbarkeit und scheinbaren Deformierung des Frontallappens.

Frage 17   Die vorliegende T2-gewichtete Aufnahme zeigt einen sagittalen Schnitt durch die BWS eines 11jährigen männlichen Patienten. Erklären Sie die Genese der signalarmen Strukturen dorsal des Myelons. Wie können Sie Ihre Verdachtsdiagnose bestätigen?

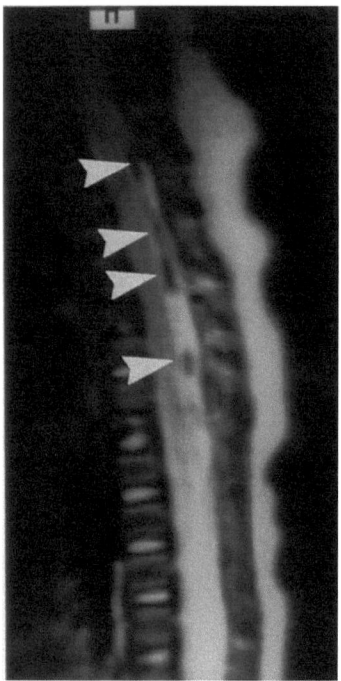

Abb. 51

Antworten	**Aufnahmen mit technischen Mängeln oder Artefakten**	301

Antwort 17   Die signalarmen geschlängelten Veränderungen dorsal des Myelons entsprechen **Liquorpulsationsartefakten,** die durch Einfließen gesättigter Spins in die Untersuchungsebene bedingt sind. Auch hier gilt die Regel, daß ein Artefakt auf Aufnahmen mit anderer Orientierung (z. B. axiale Aufnahmen durch die verdächtige Struktur) oder bei anderen Pulssequenzparametern (z. B. T1-gewichtete Sequenz) nicht oder in veränderter Lokalisation zu sehen sein wird.

Anhang

Verordnung
über den Schutz vor Schäden durch Röntgenstrahlen
(Röntgenverordnung – RöV)

Vom 8. Januar 1987 (BGBl I S. 114),
geändert durch Verordnung vom 18. Mai 1989 (BGBl I S. 943),
3. April 1990 (BGBl I S. 607), 19. Dezember 1990) (BGBl I S. 2949)
und § 49 und § 50 des Gesetzes vom 2. August 1994 (BGBl I S. 1963)

Inhaltsübersicht

Erster Abschnitt
Allgemeine Vorschriften

§ 1 Anwendungsbereich
§ 2 Begriffsbestimmungen

Zweiter Abschnitt
Überwachungsvorschriften

1. Betrieb von Röntgeneinrichtungen
und Störstrahlern

§ 3 Genehmigungsbedürftiger Betrieb von Röntgeneinrichtungen
§ 4 Genehmigungsfreier Betrieb von Röntgeneinrichtungen
§ 5 Betrieb von Störstrahlern

2. Prüfung, Erprobung,
Wartung und Instandsetzung

§ 6 Anzeigebedürftigkeit
§ 7 Untersagung

3. Bauartzulassung

§ 8 Voraussetzungen
§ 9 Pflichten des Zulassungsinhabers
§ 10 Zulassungsschein
§ 11 Bekanntmachung im Bundesanzeiger
§ 12 Pflichten des Betreibers einer zugelassenen Verordnung

Dritter Abschnitt
Vorschriften für den Betrieb

1. Allgemeine Vorschriften

§ 13 Strahlenschutzverantwortliche und Strahlenschutzbeauftragte
§ 14 Stellung des Strahlenschutzverantwortlichen und des Strahlenschutzbeauftragten
§ 15 Allgemeine Schutzmaßnahmen
§ 16 Qualitätssicherung bei Röntgeneinrichtungen zur Untersuchung von Menschen

§ 17 Qualitätssicherung bei Röntgeneinrichtungen zur Behandlung von Menschen
§ 18 Sonstige Pflichten des Betreibers
§ 19 Kontrollbereich und betrieblicher Überwachungsbereich
§ 20 Röntgenräume
§ 21 Besondere Vorschriften für den Kontrollbereich
§ 22 Zutritt zum Kontroll- und betrieblichen Überwachungsbereich

2. Anwendung von Röntgenstrahlen auf Menschen

§ 23 Zur Anwendung berechtigte Personen
§ 24 Anwendungsbeschränkungen
§ 25 Anwendungsgrundsätze
§ 26 Röntgendurchleuchtung
§ 27 Röntgenbehandlung
§ 28 Aufzeichnungen

3. Anwendung von Röntgenstrahlen in sonstigen Fällen

§ 29 Zur Anwendung auf Tiere berechtigte Personen
§ 30 Zur Anwendung in anderen Fällen berechtigte Personen

4. Vorschriften über die Strahlenexposition

§ 31 Dosiswerte für beruflich strahlenexponierte und besonders schutzbedürftige Personen
§ 32 Dosiswerte für andere Personen
§ 33 Anordnungen
§ 34 Messung von Ortsdosis und Ortsdosisleistung
§ 35 Ermittlung der Körperdosis
§ 36 Belehrung

Vierter Abschnitt
Ärztliche Überwachung

§ 37 Erfordernis
§ 38 Ärztliche Bescheinigung
§ 39 Behördliche Entscheidung
§ 40 Sofortmaßnahmen bei Bestrahlung mit einer erhöhten Einzeldosis
§ 41 Ermächtigte Ärzte
§ 42 Allgemeine Unfallanzeige

Fünfter Abschnitt
Ergänzende Vorschriften

§ 43 Änderung der Prüfungsordnung für Zahnärzte
§ 44 Änderung der Strahlenschutzverordnung
§ 45 Übergangsvorschriften

Anhang   Röntgenverordnung (RöV)

Sechster Abschnitt
Bußgeld und Schlußvorschriften

§ 46 Ordnungswidrigkeiten
§ 47 Berlin-Klausel
§ 48 Inkrafttreten

Anlagen

Anlage I (zu § 2)
Begriffsbestimmungen

Anlage II (zu § 8 Abs. 1 Satz 1)
Vorschriften über die Bauart von Röntgenstrahlern, die zur Anwendung von Röntgenstrahlen auf Menschen oder auf Tiere bestimmt sind (Röntgeneinrichtungen für medizinische Zwecke)

Anlage III (zu § 8 Abs. 1 Satz 1)
Vorschriften über die Bauart von Röntgenstrahlern und Röntgeneinrichtungen, die zur Anwendung in den in § 30 bezeichneten Fällen bestimmt sind (Röntgeneinrichtungen für nichtmedizinische Zwecke), von Störstrahlern (§ 5 Abs. 3) und von eigensicheren Kathodenstrahlröhren (§ 5 Abs. 4)

Anlage IV (zu § 21 Abs. 1 Satz 2, §§ 31, 32 Abs. 1, § 35 Abs. 2 und 3, § 40 Abs. 1)
Werte der Körperdosen für beruflich strahlenexponierte Personen

Anlage V (zu § 37 Abs. 7 Satz 2)
Ärztliche Bescheinigung

Auf Grund der §§ 11, 12 und 54 Abs. 1 Satz 1 und Abs. 2 Satz 1 des Atomgesetzes in der Fassung der Bekanntmachung von 15. Juli 1985 (BGBl. I S. 1565) verordnet die Bundesregierung,

auf Grund des § 3 des Gesetzes über die Ausübung der Zahnheilkunde in der im Bundesgesetzblatt Teil III, Gliederungsnummer 2123-1, veröffentlichten bereinigten Fassung, der durch Artikel 1 des Gesetzes von 25. Februar 1983 (BGBl. I S. 187) neu gefaßt worden ist, verordnet der Bundesminister für Jugend, Familie, Frauen und Gesundheit

mit Zustimmung des Bundesrates:

Erster Abschnitt
Allgemeine Vorschriften

§ 1
Anwendungsbereich

(1) Diese Verordnung gilt für Röntgeneinrichtungen und Störstrahler, in denen Röntgenstrahlen mit einer Grenzenergie von mindestens fünf Kiloelektronvolt durch beschleunigte Elektronen erzeugt werden können und bei denen die Beschleunigung der Elektronen auf eine Energie von drei Megaelektronvolt begrenzt ist.

(2) Diese Verordnung gilt nicht für Störstrahler, die zur Erzeugung ionisierender Teilchenstrahlung betrieben werden und der Strahlenschutzverordnung unterliegen.

§ 2
Begriffsbestimmungen

Für die Anwendung dieser Verordnung gelten die Begriffsbestimmungen der Anlage I.

Zweiter Abschnitt
Überwachungsvorschriften

1. Betrieb von Röntgeneinrichtungen und Störstrahlern

§ 3
Genehmigungsbedürftiger Betrieb von Röntgeneinrichtungen

(1) Wer eine Röntgeneinrichtung betreibt, bedarf der Genehmigung.

(2) Die Genehmigung ist zu erteilen wenn

1. keine Tatsachen vorliegen, aus denen sich Bedenken gegen die Zuverlässigkeit
    a) des Antragstellers, seines gesetzlichen Vertreters oder, bei juristischen Personen oder nicht rechtsfähigen Personenvereinigungen, der nach Gesetz, Satzung oder Gesellschaftsvertrag zur Vertretung oder Geschäftsführung Berechtigten oder
    b) eines Strahlenschutzbeauftragten
   ergaben,

2. die für den sicheren Betrieb der Röntgeneinrichtung notwendigen Anzahl von Strahlenschutzbeauftragten vorhanden, der ihnen übertragene Entscheidungsbereich festgelegt ist und ihnen die für die Erfüllung ihrer Aufgaben erforderlichen Befugnisse eingeräumt sind,

3. jeder Strahlenschutzbeauftragte oder, falls ein Strahlenschutzbeauftragter nicht notwendig ist, eine der in Nummer 1 Buchstabe a genannten Personen die für den Strahlenschutz erforderliche Fachkunde besitzt,

4. gewährleistet ist, daß die beim Betrieb der Röntgeneinrichtung sonst tätigen Personen die notwendigen Kenntnisse über die mögliche Strahlengefährdung und die anzuwendenden Schutzmaßnahmen besitzen,

5. gewährleistet ist, daß beim Betrieb der Röntgeneinrichtung die Einrichtungen vorhanden und die Maßnahmen getroffen sind, die nach dem Stand der Technik erforderlich sind, damit die Schutzvorschriften eingehalten werden,

6. der Antragsteller oder der von ihm bestellte Strahlenschutzbeauftragte als Arzt, Zahnarzt oder Tierarzt approbiert oder zur vorüber-

gehenden Ausübung des ärztlichen, zahnärztlichen oder tierärztlichen Berufs berechtigt ist, falls die Röntgeneinrichtung im Zusammenhang mit der Ausübung der Heilkunde oder Zahnheilkunde am Menschen oder der Tierheilkunde betrieben wird,

7. bei einer Röntgeneinrichtung zur Untersuchung von Menschen gewährleistet ist, daß

   a) bei dem vorgesehenen Betrieb die erforderliche Bildqualität mit einer möglichst geringen Strahlenexposition erreicht wird und
   b) die Verpflichtung nach § 16 Abs. 3 Satz 1 eingehalten wird, und

8. dem Betrieb sonstige öffentlich-rechtliche Vorschriften nicht entgegenstehen.

(3) Dem Genehmigungsantrag sind die zur Prüfung erforderlichen Unterlagen beizufügen, insbesondere

1. erläuternde Pläne, Zeichnungen und Beschreibungen,
2. ein Nachweis der für den Strahlenschutz erforderlichen Fachkunde (Absatz 2 Nr. 3) durch

   a) eine Bescheinigung der zuständigen Stelle,
   b) das Zeugnis über das Bestehen der zahnärztlichen Prüfung (Abschlußprüfung) nach der Prüfungsverordnung für Zahnärzte, das ausweist, daß die für den Strahlenschutz erforderliche Fachkunde in einem besonderen Teil der Prüfung in der Chirurgie geprüft wurde, und eine schriftliche Bestätigung des Vorsitzenden des Prüfungsausschusses, vor dem diese Prüfung abgelegt worden ist, daß die zahnärztliche Prüfung eine Prüfung gemäß § 48 Abs. 4 der Prüfungsordnung für Zahnärzte umfaßt hat, oder
   c) das Zeugnis über das Bestehen der Tierärztlichen Prüfung nach der Approbationsordnung für Tierärzte, das eine Prüfung in dem Prüfungsfach Radiologie ausweist,

3. Angaben, die es ermöglichen zu prüfen, ob Absatz 2 Nr. 5 eingehalten ist, und
4. in den Fällen des Absatzes 2 Nr. 6 und 7 Nachweis der dort genannten Voraussetzungen.

(4) Bei Änderungen, die den Strahlenschutz beeinflussen können, sind die Absätze 1 bis 3 entsprechend anzuwenden.

(5) Wer den Betrieb einer Röntgeneinrichtung beendet, hat dies der zuständigen Behörde unverzüglich anzuzeigen.

§ 4
Genehmigungsfreier Betrieb von Röntgeneinrichtungen

(1) Wer eine Röntgeneinrichtung betreibt, deren Röntgenstrahler der Bauart nach zugelassen ist, bedarf der Genehmigung nach § 3 Abs. 1 nicht, wenn er die Inbetriebnahme der zuständigen Behörde spätestens zwei Wochen vorher anzeigt und der Anzeige folgende Unterlagen beifügt:

1. Abdruck der Bescheinigung einschließlich des Prüfberichtes eines von der zuständigen Behörde bestimmten Sachverständigen, in der
   a) die Röntgeneinrichtung und der vorgesehene Betrieb beschrieben sind,
   b) festgestellt ist, daß die Bauart des Röntgenstrahlers zugelassen ist,
   c) festgestellt ist, daß die Anforderungen nach § 3 Abs. 2 Nr. 5 erfüllt sind, und
   d) bei einer Röntgeneinrichtung zur Untersuchung von Menschen durch Kontrolle der Abnahmeprüfung festgestellt ist, daß bei dem vorgesehenen Betrieb die erforderliche Bildqualität mit einer möglichst geringen Strahlenexposition erreicht wird,
2. Abdruck des Zulassungsscheins,
3. Nachweis nach § 3 Abs. 3 Nr. 2 und
4. in den Fällen des
   a) § 3 Abs. 2 Nr. 6 der Nachweis einer der dort genannten Voraussetzungen und
   b) § 3 Abs. 2 Nr. 7 der Nachweis der dort in Buchstabe b genannten Voraussetzung.

Verweigert der Sachverständige die Erteilung der Bescheinigung nach Satz 1 Nr. 1, entscheidet auf Antrag die zuständige Behörde.

(2) Einer Genehmigung nach § 3 Abs. 1 bedarf auch nicht, wer eine Röntgeneinrichtung betreibt, die als Hochschutzgerät oder Schulröntgeneinrichtung der Bauart nach zugelassen ist, wenn er die Inbetriebnahme der zuständigen Behörde spätestens zwei Wochen vorher anzeigt und der Anzeige

1. einen Abdruck des Zulassungsscheins und
2. den Nachweis nach § 3 Abs. 3 Nr. 2 beifügt.

Röntgeneinrichtungen, die der Bauart nach nicht als Schulröntgeneinrichtungen zugelassen sind, dürfen im Zusammenhang mit dem Unterricht in allgemeinbildenden Schulen nicht betrieben werden.

(3) Einer Genehmigung nach § 3 Abs. 1 bedarf ferner nicht, wer eine Röntgeneinrichtung betreibt, die als Vollschutzgerät der Bauart nach zugelassen ist, wenn er die Inbetriebnahme der zuständigen Behörde spätestens zwei Wochen vorher anzeigt und der Anzeige einen Abdruck des Zulassungsscheins beifügt.

(4) Die zuständige Behörde kann den nach Absatz 1 oder 2 angezeigten Betrieb einer Röntgeneinrichtung binnen zwei Wochen nach Eingang der Anzeige untersagen, wenn eine Genehmigung nach § 3 Abs. 2 nicht erteilt werden könnte; danach kann der Betrieb nur noch untersagt werden, wenn eine erteilte Genehmigung zurückgenommen oder widerrufen werden könnte. Die Behörde kann den nach Absatz 3 angezeigten Betrieb einer Röntgeneinrichtung untersagen, wenn Tatsachen vorliegen, aus denen sich Bedenken gegen die Zuverlässigkeit des Strahlenschutzverantwortlichen ergeben.

(5) Bei Änderungen, die den Strahlenschutz beeinflussen können, ist Absatz 1 entsprechend anzuwenden.

(6) § 3 Abs. 5 gilt entsprechend.

§ 5
Betrieb von Störstrahlern

(1) Wer einen Störstrahler betreibt, bedarf der Genehmigung. § 3 Abs. 2 Nr. 1 bis 5 und 8, Abs. 3 Nr. 1, 2 Buchstabe a, Nr. 3, Abs. 4 und 5 gelten entsprechend.

(2) Einer Genehmigung nach Absatz 1 bedarf nicht, wer einen Störstrahler betreibt, bei dem die Spannung zur Beschleunigung von Elektronen 20 Kilovolt nicht überschreitet, wenn

1. die Ortsdosisleistung im Abstand von 0,1 m von der Oberfläche 1 µSv/h nicht überscheitet und
2. auf dem Störstrahler ausreichend darauf hingewiesen ist, daß
   a) Röntgenstrahlen erzeugt werden und
   b) die Spannung zur Beschleunigung von Elektronen den vom Hersteller oder Einführer bezeichneten Höchstwert nicht überschreiten darf.

(3) Einer Genehmigung nach Absatz 1 bedarf auch nicht, wer einen Störstrahler betreibt, bei dem die Spannung zur Beschleunigung von Elektronen 20 Kilovolt überschreitet, wenn

1. der Störstrahler der Bauart nach zugelassen ist und
2. auf dem Störstrahler ausreichend darauf hingewiesen ist, daß
   a) Röntgenstrahlen erzeugt werden,
   b) durch die vom Hersteller oder Einführer bezeichnete Vorrichtung gewährleistet ist, daß die nach der Bauartzulassung höchstzulässige Ortsdosisleistung nicht überschritten wird, und
   c) die Spannung zur Beschleunigung der Elektronen den vom Hersteller oder Einführer bezeichneten Höchstwert nicht überschreiten darf.

(4) Einer Genehmigung nach Absatz 1 bedarf ferner, wer einen Störstrahler betreibt, bei dem die Spannung zur Beschleunigung von Elektronen 30 Kilowatt nicht überschreitet, wenn

1. die Röntgenstrahlen nur durch eigensichere Kathodenstrahlröhren, die der Anlage III Nr. 6 entsprechen, erzeugt werden,
2. die nach Anlage III Nr. 6.2 festgelegten Werte gerätetechnisch begrenzt und im Gerät angegeben sind und
3. auf dem Störstrahler ausreichend darauf hingewiesen ist, daß die erzeugten Röntgenstrahlen durch die eigensichere Kathodenstrahlröhre ausreichend abgeschirmt werden.

(5) Der Hersteller oder Einführer darf Störstrahler einem anderen nur zum genehmigungsfreien Betrieb nur überlassen, wenn sie den in Ab-

satz 2 bis 4 genannten Voraussetzungen entsprechend beschaffen sind. Genehmigungsbedürftige Störstrahler darf der Hersteller oder Einführung einem anderen nur überlassen, wenn der Störstrahler einen deutlich sichtbaren Hinweis auf die Genehmigungsbedürftigkeit enthält.

(6) Auf Störstrahler, die als Bildverstärker im Zusammenhang mit einer genehmigungs- oder anzeigebedürftigen Röntgeneinrichtung betrieben werden, sind die Absätze 1 bis 5 nicht anzuwenden.

(7) Der Hersteller oder Einführer von Störstrahlern, deren Betrieb nicht der Genehmigung nach Absatz 1 bedarf und deren Bauart nicht zugelassen ist, hat auf Anordnung der zuständigen Behörde die für den Strahlenschutz wesentlichen Merkmale prüfen zu lassen, bevor er die Störstrahler anderen überläßt.

2. Prüfung, Erprobung, Wartung und Instandsetzung

§ 6
Anzeigebedürftigkeit

Wer geschäftsmäßig Röntgeneinrichtungen oder Störstrahler prüft, erprobt, wartet oder instandsetzt, hat dies, soweit er dafür nicht als Sachverständiger durch die zuständige Behörde bestimmt ist, der zuständigen Behörde unverzüglich schriftlich anzuzeigen. § 15 Abs. 1 Nr. 1 und 2, § 18 Satz 1 Nr. 1 und 3 und Satz 2, §§ 19, 21, 22 Abs. 1 Satz 1, Abs. 2 und 3, §§ 31, 32, 33 Abs. 2 Nr. 1, Abs. 3, §§ 34, 35 Abs. 1 Satz 1 und 3 und Abs. 2 bis 7 sowie §§ 36 bis 42 sind auf diese Tätigkeiten entsprechend anzuwenden. Wenn Röntgeneinrichtungen oder Störstrahler in Zusammenhang mit der Herstellung geprüft oder erprobt werden, gelten auch §§ 13, 14, 15 Abs. 2 Nr. 1, § 33 Abs. 1 Nr. 1 und Abs. 4 entsprechend.

§ 7
Untersagung

Die zuständige Behörde kann Tätigkeiten nach § 6 untersagen, wenn

1. Tatsachen vorliegen, aus denen sich Bedenken gegen die Zuverlässigkeit des Anzeigepflichtigen oder einer Person, die diese Tätigkeiten leitet oder beaufsichtigt, ergeben,
2. eine Person, die diese Tätigkeiten leitet oder beaufsichtigt, nicht über die für den Strahlenschutz erforderliche Fachkunde verfügt oder
3. der bei diesen Tätigkeiten erforderliche Strahlenschutz nicht nachgewiesen ist.

3. Bauartzulassung

§ 8
Voraussetzungen

(1) Auf Antrag des Herstellers oder Einführers prüft die Physikalisch-Technische Bundesanstalt, ob die Bauart von Röntgenstrahlern, Schulröntgeneinrichtungen, Hochschutzgeräten, Vollschutzgeräten und Störstrahlern (Vorrichtungen) den in Anlage II und III genannten Voraussetzungen entspricht. Dem Antrag sind die für die Prüfung erforderlichen Zeichnungen sowie die Beschreibung der Bauart und der Betriebsweise beizufügen. Der Physikalisch-Technischen Bundesanstalt sind auf Verlangen die zur Prüfung erforderlichen Baumuster zu überlassen. Die Physikalisch-Technische Bundesanstalt teilt das Ergebnis der Prüfung der zuständigen Behörde mit.

(2) Die zuständige Behörde entscheidet auf Antrag über die Zulassung der Bauart der nach Absatz 1 geprüften Vorrichtungen. Sie versagt die Zulassung der Bauart, wenn

1. die Vorrichtung nicht den in Anlage II und III genannten Voraussetzungen entspricht,
2. Tatsachen vorliegen, aus denen sich Bedenken gegen
   a) die Zuverlässigkeit der Herstellers, Einführers oder des für die Leitung der Herstellung Verantwortlichen oder
   b) die erforderliche technische Erfahrung des für die Herstellung Verantwortlichen

ergeben oder

3. überwiegende öffentliche Interessen der Zulassung entgegenstehen.

(3) Die Zulassung der Bauart ist auf höchstens zehn Jahre zu befristen. Die Frist kann auf Antrag, auch mehrfach, verlängert werden. Vorrichtungen, die vor Ablauf der Frist in den Verkehr gebracht worden sind, dürfen nach Maßgabe der §§ 4 und 5 betrieben werden, es sei denn, daß die zuständige Behörde feststellt, daß ein ausreichender Schutz vor Strahlenschäden nicht gewährleistet ist.

§ 9
Pflichten des Zulassungsinhabers

Der Zulassungsinhaber hat

1. durch eine Stückprüfung sicherzustellen, daß die gefertigten Vorrichtungen den für den Strahlenschutz wesentlichen Merkmalen der Bauartzulassung entsprechen,
2. die Stückprüfung durch einen von der zuständigen Behörde bestimmten Sachverständigen überwachen zu lassen,
3. die von der zuständigen Behörde bestimmten Kennzeichen und Angaben anzubringen,

4. dem Erwerber einer Vorrichtung zwei Abdrucke des Zulassungsscheins auszuhändigen und auf diesen das Ergebnis der Stückprüfung nach Nummer 1 zu bestätigen und
5. den Vorrichtungen eine Betriebsanleitung in deutscher Sprache beizufügen, in der insbesondere auf die dem Strahlenschutz dienenden Maßnahmen hingewiesen ist.

Die zuständige Behörde kann auf Antrag des Zulassungsinhabers Ausnahmen von Satz 1 zulassen, wenn ein ausreichender Schutz vor Strahlenschäden gewährleistet ist.

§ 10
Zulassungsschein

Wird die Bauart zugelassen, so hat die zuständige Behörde einen Zulassungsschein zu erteilen. In ihn sind aufzunehmen:
1. die für den Strahlenschutz wesentlichen Merkmale der Vorrichtung,
2. bei Hoch- und Vollschutzgeräten, Schulröntgeneinrichtungen und Störstrahlern die Bezeichnung der dem Strahlenschutz dienenden Einrichtungen,
3. inhaltliche Beschränkungen, Auflagen und Befristungen und
4. die Kennzeichen und Angaben, mit denen die Vorrichtung zu versehen ist.

§ 11
Bekanntmachung im Bundesanzeiger

Der wesentliche Inhalt der Bauartzulassung und ihrer Änderungen, ihre Rücknahme, ihr Widerruf, die Verlängerung der Zulassungsfrist und die Feststellung der Behörde nach § 8 Abs. 3 Satz 3 sind im Bundesanzeiger bekanntzumachen.

§ 12
Pflichten des Betreibers einer zugelassenen Vorrichtung

Wer eine der Bauart nach zugelassene Vorrichtung betreibt, hat den Betrieb unverzüglich einzustellen, wenn
1. die Rücknahme oder der Widerruf der Bauartzulassung bekanntgemacht wurde,
2. die zuständige Behörde eine Feststellung nach § 8 Abs. 3 Satz 3 getroffen hat oder
3. die Vorrichtung nicht mehr den in Zulassungsschein bezeichneten Merkmalen entspricht.

Dritter Abschnitt
Vorschriften für den Betrieb

1. Allgemeine Vorschriften

§ 13
Strahlenschutzverantwortliche und Strahlenschutzbeauftragte

(1) Strahlenschutzverantwortlicher ist, wer eine Röntgeneinrichtung oder einen Störstrahler, dessen Betrieb der Genehmigung nach § 5 Abs. 1 bedarf (Störstrahler nach § 5 Abs. 1), betreibt.

(2) Der Strahlenschutzverantwortliche hat, soweit dies für den sicheren Betrieb notwendig ist, für die Leitung oder Beaufsichtigung dieses Betriebes die erforderliche Anzahl von Strahlenschutzbeauftragten schriftlich zu bestellen. Dem Strahlenschutzbeauftragten dürfen nur solche Aufgaben übertragen werden, die er infolge seiner Stellung im Betrieb und der ihm übertragenen Befugnis erfüllen kann. Bei der Bestellung des Strahlenschutzbeauftragten ist dessen innerbetrieblicher Entscheidungsbereich schriftlich festzulegen. Die Pflichten des Strahlenschutzverantwortlichen nach § 15 Abs. 1 bleiben in vollem Umfang bestehen, auch wenn Strahlenschutzbeauftragte bestellt sind.

(3) Die Bestellung des Strahlenschutzbeauftragten mit Angabe des innerbetrieblichen Entscheidungsbereiches, die Änderung des innerbetrieblichen Entscheidungsbereiches sowie das Ausscheiden des Strahlenschutzbeauftragten aus seiner Funktion sind von dem Strahlenschutzverantwortlichen der zuständigen Behörde unverzüglich schriftlich anzuzeigen. Bei der Anzeige der Bestellung ist der Nachweis der für den Strahlenschutz erforderlichen Fachkunde zu erbringen; § 3 Abs. 2 Nr. 2 gilt entsprechend. Dem Strahlenschutzbeauftragten und dem Betriebsrat oder dem Personalrat ist eine Abschrift der Anzeige auszuhändigen.

(4) Zu Strahlenschutzbeauftragten dürfen nur Personen bestellt werden, gegen die keine Tatsachen vorliegen, aus denen sich gegen ihre Zuverlässigkeit Bedenken ergeben, und die die für den Strahlenschutz erforderliche Fachkenntnis besitzen.

(5) Beim Betrieb von Röntgeneinrichtungen im Zusammenhang mit dem Unterricht in Schulen dürfen zu Strahlenschutzbeauftragten nur Lehrer bestellt werden. Der Strahlenschutzverantwortliche hat dafür zu sorgen, daß hierbei

1. nur Lehrer tätig werden, die nach Absatz 2 zu Strahlenschutzbeauftragten bestellt sind, und

2. Schüler nur in Anweisenheit und unter der Aufsicht eines Strahlenschutzbeauftragten mitwirken.

§ 14
Stellung des Strahlenschutzverantwortlichen und des Strahlenschutzbeauftragten

(1) Dem Strahlenschutzbeauftragten obliegen die ihm durch diese Verordnung auferlegten Pflichten nur im Rahmen seines innerbetrieblichen Entscheidungsbereiches. Er hat dem Strahlenschutzverantwortlichen unverzüglich alle Mängel mitzuteilen, die den Strahlenschutz beeinträchtigen. Kann sich der Strahlenschutzbeauftragte über eine von ihm vorgeschlagene Strahlenschutzmaßnahme oder Strahlenschutzeinrichtung mit dem Strahlenschutzverantwortlichen nicht einigen, so hat dieser dem Strahlenschutzbeauftragten die Ablehnung des Vorschlages schriftlich mitzuteilen und zu begründen und dem Betriebsrat oder Personalrat und der zuständigen Behörde je eine Abschrift zu übersenden.

(2) Der Strahlenschutzverantwortliche hat den Strahlenschutzbeauftragten über alle Verwaltungsakte und Maßnahmen, die Aufgaben oder Befugnisse des Strahlenschutzbeauftragten betreffen, unverzüglich zu unterrichten.

(3) Der Strahlenschutzverantwortliche und der Strahlenschutzbeauftragte haben bei der Erfüllung ihrer Aufgaben mit dem Betriebsrat oder dem Personalrat und den Fachkräften für Arbeitssicherheit zusammenzuarbeiten und sie über wichtige Angelegenheiten des Strahlenschutzes zu unterrichten. Der Strahlenschutzbeauftragte hat den Betriebsrat oder Personalrat auf dessen Verlangen in Angelegenheiten des Strahlenschutzes zu beraten.

(4) Der Strahlenschutzbeauftragte darf bei Erfüllung seiner Pflichten nicht behindert und wegen seiner Tätigkeit nicht benachteiligt werden.

(5) Ergibt sich, daß der Strahlenschutzbeauftragte infolge eines unzureichenden innerbetrieblichen Entscheidungsbereichs oder aus anderen Gründen seine Aufgaben nur unzureichend erfüllen kann, so kann die zuständige Behörde feststellen, daß er nicht als Strahlenschutzbeauftragter im Sinne dieser Verordnung anzusehen ist.

§ 15
Allgemeine Schutzmaßnahmen

(1) Der Strahlenschutzverantwortliche hat zum Schutz einzelner und der Allgemeinheit vor Strahlenschäden an Leben, Gesundheit und Sachgütern durch geeignete Schutzmaßnahmen, insbesondere durch Bereitstellung geeigneter Räume, Schutzvorrichtungen, Geräte und Schutzausrüstungen für Personen, durch geeignete Regelung des Betriebsablaufs und durch Bereitstellung ausreichenden und geeigneten Personals, erforderlichenfalls durch Außerbetriebsetzung, dafür zu sorgen, daß

1. jede unnötige Strahlenexposition von Menschen vermieden wird,
2. jede Strahlenexposition von Menschen unter Berücksichtigung aller Umstände des Einzelfalles auch unterhalb der in den §§ 31 und 32 festgesetzten Werte so gering wie möglich gehalten wird und

3. die Schutzvorschriften nach § 16 Abs. 1 Satz 1 und 2, Abs. 2 Satz 1 und 3, Abs. 3 Satz 1 und Abs. 4, § 17 Abs. 1, 2 und 4, § 19 Abs. 1 bis 3, § 20 Abs. 1, 2 Satz 2 und Abs. 3 Satz 2, § 21 Abs. 1 und 2 Satz 1, § 22 Abs. 1 Satz 1, Abs. 2 Satz 1 und Abs. 3 Satz 1, den §§ 23, 24 Abs. 1, 2 Satz 1 und Abs. 3, § 25 Abs. 1 und 3, den §§ 26, 27, 28 Abs. 1 bis 3 und 6 Satz 1, § 29 Abs. 1, den §§ 30, 31, 32 Abs. 1, 2 Satz 1 und Abs. 3, § 34 Abs. 1 Satz 1 und Abs. 2, § 35 Abs. 1 Satz 1, Abs. 2 Satz 1 und 3, Abs. 3 Satz 1 und 3, Abs. 4, 5 Satz 1 und 2 und Abs. 7 Satz 1, 2 und 4 bis 6, den §§ 36, 37 Abs. 1, 2 und 8 Satz 1, § 38 Abs. 2, § 40 Abs. 1 und 3 und § 42 Satz 1 eingehalten werden.

(2) Der Strahlenschutzbeauftragte hat dafür zu sorgen, daß

1. die in Absatz 1 Nr. 3 genannten Schutzvorschriften und

2. die Bestimmungen des Bescheides über die Genehmigung oder Bauartzulassung und die von der zuständigen Behörde erlassenen Anordnungen und Auflagen,

deren Durchführung und Erfüllung ihm nach § 13 Abs. 2 übertragen worden ist, eingehalten werden; die Verpflichtung des Strahlenschutzbeauftragten nach Nummer 1 bezieht sich jedoch nicht auf die Schutzvorschriften nach § 16 Abs. 3 Satz 1 und Abs. 4 Satz 2, § 17 Abs. 4 Satz 2, § 34 Abs. 2 Satz 3 und § 40 Abs. 3. Soweit ihm Aufgaben übertragen worden sind, hat er die Strahlenschutzgrundsätze des Absatzes 1 Nr. 1 und 2 zu beachten.

§ 16
Qualitätssicherung bei Röntgeneinrichtungen zur Untersuchung von Menschen

(1) Bei Röntgeneinrichtungen zur Untersuchung von Menschen ist vor der Inbetriebnahme und nach jeder Änderung des Betriebs, welche die Bildqualität beeinflußt, eine Abnahmeprüfung durch den Hersteller oder Lieferanten durchzuführen. Das Ergebnis der Abnahmeprüfung ist aufzuzeichnen; zu den Aufzeichnungen gehören auch die Aufnahmen der Prüfkörper. Die Abnahmeprüfung ersetzt nicht die Genehmigung nach § 3 Abs. 1 und 4 oder eine Anzeige nach § 4 Abs. 1 und 5.

(2) In regelmäßigen Zeitabständen, mindestens jedoch monatlich, ist durch eine Konstanzprüfung festzustellen, ob die Bildqualität den Angaben der letzten Aufzeichnung nach Absatz 1 noch entspricht. Das Ergebnis der Konstanzprüfungen ist aufzuzeichnen; zu den Aufzeichnungen gehören auch die Aufnahmen des Prüfkörpers. Ist die erforderliche Bildqualität nicht mehr gegeben, ist unverzüglich die Ursache zu ermitteln und zu beseitigen. Die zuständige Behörde kann Abweichungen von Satz 1 festlegen.

(3) Die Röntgenaufnahmen von Menschen sowie die Aufzeichnungen nach Absatz 1 Satz 2 und Absatz 2 Satz 2 sind einer von der zuständigen Behörde bestimmten ärztlichen oder zahnärztlichen Stelle zugänglich zu machen. Diese Stelle hat die Aufgabe, dem Strahlenschutzver-

antwortlichen und dem anwendenden Arzt Vorschläge zur Verringerung der Strahlenexposition zu machen.

(4) Die Aufzeichnungen nach Absatz 1 Satz 2 sind zehn Jahre, die Aufzeichnungen nach Absatz 2 Satz 2 zwei Jahre aufzubewahren und der zuständigen Behörde auf Verlangen vorzulegen. Bei der Beendigung des Betriebs der Röntgeneinrichtung sind sie bei der von der zuständigen Behörde bestimmten Stelle zu hinterlegen.

§ 17
Qualitätssicherung bei Röntgeneinrichtungen zur Behandlung von Menschen

(1) Bei Röntgeneinrichtungen zur Behandlung von Menschen ist vor der Inbetriebnahme und nach jeder Änderung des Betriebs, welche die Dosisleistung im Nutzstrahlenbündel des Strahlers beeinflussen kann, die Dosisleistung unter den üblichen Betriebsbedingungen zu messen und das Ergebnis aufzuzeichnen.

(2) Mindestens alle sechs Monate ist zu prüfen, ob die Dosisleistung im Nutzstrahlenbündel den Angaben der Aufzeichnung noch entspricht; das Ergebnis der Prüfung ist aufzuzeichnen. Bei wesentlichen Änderungen der Dosisleistung sind unverzüglich die Ursachen zu ermitteln und zu beseitigen oder die Bestrahlungspläne zu ändern.

(3) Die nach den Absätzen 1 und 2 vorgeschriebenen Messungen sind nicht erforderlich, wenn die Dosis während der Behandlung fortlaufend gemessen wird. Absatz 2 Satz 2 gilt entsprechend.

(4) Die Aufzeichnungen nach Absatz 1 und 2 sind dreißig Jahre aufzubewahren und der zuständigen Behörde auf Verlangen vorzulegen. Bei der Beendigung des Betriebs der Röntgeneinrichtung sind sie bei der von der zuständigen Behörde bestimmten Stelle zu hinterlegen.

§ 18
Sonstige Pflichten des Betreibers

Wer eine Röntgeneinrichtung betreibt, hat
1. dafür zu sorgen, daß die beim Betrieb dieser Röntgeneinrichtung beschäftigten Personen anhand der Gebrauchsanweisung in die sachgerechte Handhabung durch jemanden eingewiesen werden, der über die dafür erforderliche Fachkunde verfügt,
2. eine Ausfertigung der Genehmigungsurkunde oder, sofern eine Bauartzulassung erteilt ist, einen Abdruck des Zulassungsscheins und der Betriebsanleitung nach § 9 Nr. 5 aufzubewahren sowie die Gebrauchsanweisung und die letzte Sachverständigenbescheinigung nach § 4 Abs. 1 Nr. 1 und den letzten Prüfbericht nach Nummer 4 bei der Röntgeneinrichtung bereitzuhalten,
3. einen Abdruck dieser Verordnung zur Einsicht auszulegen oder auszuhängen und

4. die Röntgeneinrichtung in Zeitabständen von längstens fünf Jahren durch einen von der zuständigen Behörde bestimmten Sachverständigen überprüfen zu lassen und eine Durchschrift des Prüfberichts der zuständigen Behörde zu übersenden.

Der Betreiber hat die Einweisung bei der ersten Inbetriebnahme durch eine fachkundige Person des Herstellers oder Lieferanten vornehmen lassen. Satz 1 Nr. 1 bis 3 und Satz 2 gelten für den Betreiber eines Störstrahlers nach § 5 Abs. 1 entsprechend.

§ 19
Kontrollbereich und betrieblicher Überwachungsbereich

(1) Bereiche, in den Personen im Kalenderjahr höhere Körperdosen aus Ganzkörperexposition als 15 mSv erhalten können (Kontrollbereiche), sind abzugrenzen. Sie müssen während der Einschaltzeit gekennzeichnet sein. Die Kennzeichnung muß deutlich sichtbar mindestens die Worte „Kein Zutritt – Röntgen" enthalten; sie muß auch während der Betriebsbereitschaft vorhanden sein.

(2) Nicht zum Kontrollbereich gehörende betriebliche Bereiche, in denen Personen im Kalenderjahr höhere Körperdosen aus Ganzkörperexpositionen als 5 mSv erhalten können (betriebliche Überwachungsbereiche), sind festzulegen.

(3) Aus anderen Strahlenquellen herrührende Ortsdosen sind bei der Festlegung der Grenzen des Kontrollbereichs und des betrieblichen Überwachungsbereichs einzubeziehen.

(4) Die zuständige Behörde kann anordnen, daß weitere Bereiche als Kontrollbereiche oder als betriebliche Überwachungsbereiche zu behandeln sind, wenn dies zum Schutz einzelner oder der Allgemeinheit erforderlich ist.

(5) Die Bereiche nach den Absätzen 1, 2 und 4 gelten als Kontrollbereich oder betrieblicher Überwachungsbereich nur während der Einschaltzeit.

§ 20
Röntgenräume

(1) Eine Röntgeneinrichtung darf nur in dem in der Genehmigung oder in der Bescheinigung des Sachverständigen bezeichneten allseitig umschlossenen Raum (Röntgenraum) betrieben werden.

(2) Abweichend von Absatz 1 darf eine Röntgeneinrichtung zur Untersuchung außerhalb des Röntgenraumes betrieben werden, wenn der Zustand der zu untersuchenden Person oder des zu untersuchenden Tieres oder dessen Größe dies zwingend erfordert. Die Röntgenuntersuchung ist so vorzunehmen, daß das Nutzstrahlenbündel keine andere als die zu untersuchende Person oder nur das zu untersuchende Tier treffen kann.

(3) Absatz 1 ist nicht anzuwenden auf den Betrieb von Röntgeneinrichtungen
1. für technische Zwecke, wenn sie den Vorschriften der Anlage III Nr. 2 oder 3 entsprechen,
2. für den Unterricht an Schulen, wenn sie den Vorschriften der Anlage III Nr. 4 entsprechen,
3. bei denen in der Genehmigung ausdrücklich festgestellt ist, daß sie zum Betrieb außerhalb eines Röntgenraumes bestimmt sind, und
4. in sonstigen Fällen, wenn es im Einzelfall zwingend erforderlich ist, die Röntgeneinrichtung außerhalb eines Röntgenraumes zu betreiben, und die für die Genehmigung nach § 3 oder für die Entgegennahme der Anzeige nach § 4 zuständige Behörde den Betrieb außerhalb eines Röntgenraumes gestattet.

Der Betrieb einer Röntgeneinrichtung nach Satz 1 Nr. 3 und 4 ist, außer bei Gefahr im Verzug, der für den Betriebsort zuständigen Aufsichtsbehörde spätestens 48 Stunden vorher anzuzeigen.

§ 21
Besondere Vorschriften für den Kontrollbereich

(1) Der Schutz beruflich strahlenexponierter Personen vor Strahlen ist an allen Stellen, an denen es der betriebsmäßige Ablauf erlaubt, durch Dauereinrichtungen, insbesondere durch Abschirmung oder Abstandhaltung, sicherzustellen. Dauereinrichtungen müssen unter Berücksichtigung der Aufenthaltszeit so ausgelegt sein, daß die von einer Person während des normalen betriebsmäßigen Ablaufs erhaltenen Körperdosen ein Fünftel der Werte der Anlage IV Tabelle 1 Spalte 2 nicht überschreiten können. Alle Personen haben im Kontrollbereich eine ausreichende Schutzkleidung zu tragen, soweit nicht durch eine Dauereinrichtung ein ausreichender Schutz gewährleistet ist; dies gilt nicht für die zu untersuchenden oder zu behandelnden Personen.

(2) Im Kontrollbereich von Röntgeneinrichtungen, die in Röntgenräumen betrieben werden, dürfen Arbeitsplätze, Verkehrswege oder Umkleidekabinen nur liegen, wenn sichergestellt ist, daß sich dort während der Einschaltzeit Personen nicht aufhalten. Dies gilt nicht für Arbeitsräume, die aus Gründen einer ordnungsgemäßen Anwendung der Röntgenstrahlen nicht außerhalb des Kontrollbereichs liegen können.

§ 22
Zutritt zum Kontroll- und betrieblichen Überwachungsbereich

(1) Personen darf der Zutritt zum Kontrollbereich nur erlaubt werden, wenn
1. sie zur Durchführung oder Aufrechterhaltung der darin vorgesehenen Betriebsvorgänge tätig werden müssen,
2. ihre Ausbildung einen Aufenthalt in diesem Bereich erfordert oder

3. ihr Aufenthalt in diesem Bereich als Patient, Tierhalter oder Begleitperson nach Auffassung einer zur Ausübung des ärztlichen, zahnärztlichen oder tierärztlichen Berufs berechtigten fachkundigen Person zur Untersuchung oder Behandlung erforderlich ist.

Die zuständige Behörde kann gestatten, daß der fachkundige Strahlenschutzverantwortliche oder der zuständige Strahlenschutzbeauftragte auch anderen Personen den Zutritt zum Kontrollbereich erlaubt.

(2) Schwangeren Frauen und Personen unter 18 Jahren darf der Zutritt zum Kontrollbereich nur erlaubt werden, wenn sie untersucht oder behandelt werden. Die zuständige Behörde kann gestatten, daß sich Personen im Alter zwischen 16 und 18 Jahren unter ständiger Aufsicht und Anleitung eines Fachkundigen im Kontrollbereich zum Zwecke der Ausbildung aufhalten, wenn dies zur Erreichung ihres Ausbildungszieles notwendig ist; dies gilt nicht für schwangere Frauen.

(3) Der Zutritt zum betrieblichen Überwachungsbereich darf nur

1. Personen, die darin eine dem Betrieb dienende Tätigkeit ausüben,
2. Auszubildenden, soweit ihr Aufenthalt im betrieblichen Überwachungsbereich zur Erreichung ihres Ausbildungszieles erforderlich ist, und
3. Besuchern

erlaubt werden. Absatz 1 Satz 2 gilt entsprechend.

2. Anwendung von Röntgenstrahlen auf Menschen

§ 23
Zur Anwendung berechtigte Personen

Auf Menschen dürfen nur folgende Personen in Ausübung ihres Berufs Röntgenstrahlen anwenden:

1. Personen, die zur Ausübung des ärztlichen oder zahnärztlichen Berufs berechtigt sind, wenn sie über einen Nachweis nach § 3 Abs. 3 Nr. 2 verfügen,
2. Personen, die zur Ausübung des ärztlichen oder zahnärztlichen Berufs berechtigt sind, ohne über einen Nachweis nach § 3 Abs. 3 Nr. 2 zu verfügen, wenn sie über die erforderlichen Kenntnisse im Strahlenschutz verfügen und unter ständiger Aufsicht und Verantwortung einer der in Nummer 1 genannten Personen tätig sind,
3. Personen, die zur Führung der Berufsbezeichnung
   „medizinisch-technischer Radiologieassistent",
   „medizinisch-technische Radiologieassistentin",
   „medizinisch-technischer Assistent" oder
   „medizinisch-technische Assistentin"
   berechtigt sind,
4. Hilfskräfte, die unter ständiger Aufsicht und Verantwortung einer der in Nummer 1 bezeichneten Person tätig sind und für diese Tätigkeit über die erforderlichen Kenntnisse im Strahlenschutz ver-

fügen, nach dem Ablauf von drei Jahren seit dem Inkrafttreten dieser Verordnung jedoch nur, wenn die nach Landesrecht zuständige Stelle ihnen den Besitz der erforderlichen Kenntnisse bescheinigt hat, und

5. andere als die in Nummer 1 und 2 bezeichneten Personen, wenn sie zur Ausübung der Heilkunde oder Zahnheilkunde berechtigt sind, dazu auch schon vor dem Inkrafttreten dieser Verordnung berechtigt waren und die für den Strahlenschutz erforderliche Fachkunde durch eine von der zuständigen Behörde festgelegte Prüfung vor dem Inkrafttreten dieser Verordnung nachgewiesen haben.

§ 23 a
Übergangsbestimmungen für Hilfskräfte nach § 23 Nr. 4

(1) In dem in Artikel 3 des Einigungsvertrages genannten Gebiet gilt abweichend von § 23 Nr. 4 die folgende Übergangsbestimmung:

Hilfskräfte, die unter ständiger Aufsicht und Verantwortung einer in § 23 Nr. 1 bezeichneten Person tätig sind und für diese Tätigkeit über die erforderlichen Kenntnisse im Strahlenschutz verfügen, dürfen nach dem 31. Dezember 1993 diese Tätigkeit nur fortsetzen, wenn die nach Landesrecht zuständige Stelle ihnen den Besitz der erforderlichen Kenntnisse bescheinigt hat.

(2) Die zuständigen Behörden können die in Absatz 1 sowie in § 23 Nr. 4 aufgeführten Fristen um höchstens ein Jahr verlängern, wenn die Nichteinhaltung der Frist vom Betreiber der Röntgeneinrichtung nicht zu vertreten ist.

§ 24
Anwendungsbeschränkungen

(1) Röntgenstrahlen dürfen auf Menschen nur in Ausübung der Heilkunde, der Zahlheilkunde oder in sonstigen durch Gesetz vorgesehenen oder zugelassenen Fällen angewendet werden. Röntgenuntersuchungen zur Ermittlung übertragbarer Krankheiten, die nicht in Ausübung der Heilkunde oder der Zahnheilkunde erfolgen, sind nur unter den im Bundes-Seuchengesetz festgelegten Voraussetzungen zulässig; die obersten Landesgesundheitsbehörden können jedoch veranlassen, daß in Landesteilen oder für bestimmte Bevölkerungsgruppen mit überdurchschnittlicher Tuberkuloseerkrankungshäufigkeit freiwillige Röntgenreihenuntersuchungen angeboten werden.

(2) Außer zu den in Absatz 1 bezeichneten Zwecken dürfen Röntgenstrahlen auf Menschen nur auf Grund einer besonderen Genehmigung angewendet werden. Die Genehmigung ist zu befristen. Sie ist zu versagen, wenn der Antragsteller nicht den Nachweis führt, daß der Schutz von Strahlenschäden für Leben und Gesundheit sichergestellt ist und die für die Anwendung von Röntgenstrahlen in Ausübung der Heilkunde oder Zahnheilkunde geltenden Bestimmungen dieser Verordnung beachtet werden.

(3) Ob und in welcher Weise Röntgenstrahlen auf einen Menschen angewendet werden, ist von einer Person festzulegen, welche die Voraussetzungen des § 23 Nr. 1 erfüllt.

§ 25
Anwendungsgrundsätze

(1) In Ausübung der Heilkunde oder Zahnheilkunde dürfen Röntgenstrahlen auf Menschen nur angewendet werden, wenn dies aus ärztlicher Indikation geboten ist. Die durch eine Röntgenuntersuchung bedingte Strahlenexposition ist so weit einzuschränken, wie dies mit den Erfordernissen der medizinischen Wissenschaft zu vereinbaren ist. Bei der Behandlung mit Röntgenstrahlen muß Dosis und Dosisverteilung den Erfordernissen der medizinischen Wissenschaft entsprechen. Körperbereiche, die bei der vorgesehenen Anwendung nicht von der Nutzstrahlung getroffen werden müssen, sind vor einer Strahlenexposition so weit wie möglich zu schützen. Bei bestehender Schwangerschaft sind alle Möglichkeiten einer Herabsetzung der Strahlenexposition der Leibesfrucht auszuschöpfen.

(2) Die Vorschriften über die Dosisgrenzwerte gelten nicht für Personen, auf die in Ausübung der Heilkunde oder Zahnheilkunde Röntgenstrahlen angewendet werden.

(3) Die Absätze 1 und 2 gelten entsprechend für die sonstigen durch Gesetz vorgesehenen oder zugelassenen Fälle der Anwendung von Röntgenstrahlen auf Menschen.

§ 26
Röntgendurchleuchtung

Bei der Röntgendurchleuchtung von Menschen ist eine Einrichtung zur elektronischen Bildverstärkung mit Fernsehkette und automatischer Dosisleistungsregelung oder eine andere, mindestens gleichwertige Einrichtung zu verwenden. Der Röntgenstrahler darf nur während der Durchleuchtung oder zum Anfertigen einer Aufnahme eingeschaltet sein.

§ 27
Röntgenbehandlung

(1) Bei der Röntgenbehandlung von Menschen muß der Bestrahlungsplan einschließlich der Bestrahlungsbedingungen vor der Behandlung schriftlich festgelegt und von einer Person, welche die Voraussetzungen des § 23 Nr. 1 erfüllt, kontrolliert werden. Aus dem Bestrahlungsplan müssen alle erforderlichen Daten der Röntgenbehandlung zu ersehen sein, insbesondere die Bestimmung der Dosisleistung, die Dauer und Zeitfolge oder Bestrahlungen, die Oberflächen- und Herddosis, die Lokalisation und die Abgrenzung des Bestrahlungsfeldes, die Wahl des Filters, der Röntgenstromstärke, der Röhrenspannung und des Brennfleck-Haut-Abstandes sowie die Festlegung des Schutzes gegen Streustrahlung.

(2) Die Einstellung des Bestrahlungsfeldes sowie die Einhaltung der übrigen in Absatz 1 genannten Bedingungen sind vor Beginn jeder einzelnen Bestrahlung von einer Person zu überprüfen, welche die Voraussetzung des § 23 Nr. 1 oder 2 erfüllt.

§ 28
Aufzeichnungen

(1) Vor der Anwendung von Röntgenstrahlen in Ausübung der Heilkunde oder Zahnheilkunde sind aufzuzeichnen:

1. frühere Anwendungen von ionisierenden Strahlen, soweit sie für die vorgesehene Anwendung von Röntgenstrahlen von Bedeutung sind, und
2. bei weiblichen Personen im gebärfähigen Alter Angaben über das Bestehen einer Schwangerschaft.

Für die Aufzeichnung über frühere Anwendungen von Röntgenstrahlen muß nach dem Röntgennachweisheft gefragt werden.

(2) Über jede Anwendung von Röntgenstrahlen sind Aufzeichnungen anzufertigen. Aus ihnen müssen der Zeitpunkt, die Art der Anwendung, die untersuchte oder behandelte Körperregion sowie die Angaben hervorgehen, die zur Ermittlung der Körperdosen erforderlich sind. Die Aufzeichnungen sind auf Verlangen der zuständigen Behörde vorzulegen.

(3) Der untersuchten oder behandelten Person ist auf deren Wunsch eine Abschrift oder Ablichtung der Aufzeichnungen nach Absatz 2 Satz 1 auszuhändigen. Wird ein Röntgennachweisheft vorgelegt, sind die darin vorgesehenen Eintragungen vorzunehmen.

(4) Wer eine Röntgeneinrichtung in Ausübung der Heilkunde oder Zahnheilkunde betreibt, hat

1. die Aufzeichnungen über Röntgenbehandlungen 30 Jahre nach der letzten Behandlung,
2. Röntgenaufnahmen und sonstige Aufzeichnungen nach Absatz 1, 2 Satz 1 und 2 über Röntgenuntersuchungen zehn Jahre nach der letzten Untersuchung

aufzubewahren. Die zuständige Behörde kann verlangen, daß er im Falle der Praxisaufgabe die Aufzeichnungen und Aufnahmen an einer von ihr bestimmten, der ärztlichen Schweigepflicht unterliegenden Stelle hinterlegt. Diese Stelle hat auch die sich aus Absatz 6 Satz 1 ergebenden Pflichten zu erfüllen.

(5) Die Aufzeichnungen über die Anwendung von Röntgenstrahlen nach Absatz 4 Satz 1 können als Wiedergabe auf einem Bildträger oder auf anderen Datenträgern aufbewahrt werden, wenn sichergestellt ist, daß die Wiedergabe oder die Daten

1. mit den Aufzeichnungen bildlich oder inhaltlich übereinstimmen, wenn sie lesbar gemacht werden, und

2. während der Dauer der Aufbewahrungsfrist verfügbar sind und jederzeit innerhalb angemessener Zeit lesbar gemacht werden können.

Satz 1 gilt für Röntgenaufnahmen oder Direktradiographie mit der Maßgabe, daß die Aufbewahrung als Wiedergabe auf einem Bildträger oder auf anderen Datenträgern erst nach Ablauf von drei Jahren zulässig ist.

(6) Wer eine Person mit Röntgenstrahlen untersucht oder behandelt, hat einem diese Person später untersuchenden oder behandelnden Arzt oder Zahnarzt auf dessen Verlangen Auskünfte über die Aufzeichnungen nach Absatz 1 oder 2 Satz 1 zu erteilen und ihm die Aufzeichnungen, einschließlich der Röntgenaufnahmen, vorübergehend zu überlassen. Auch ohne dieses Verlangen sind Röntgenaufnahmen dem Patienten, in besonderen Fällen im verschlossenen Umschlag oder in anderer zur Wahrung der ärztlichen Schweigepflicht geeigneten Weise auch einem Dritten, zur Weiterleitung an einen später untersuchenden oder behandelnden Arzt oder Zahnarzt zu übergeben, wenn dadurch voraussichtlich eine Doppeluntersuchung vermieden werden kann.

3. Anwendung von Röntgenstrahlen in sonstigen Fällen

§ 29
Zur Anwendung auf Tiere berechtigte Personen

(1) Auf Tiere dürfen nur folgende Personen in Ausübung ihres Berufs Röntgenstrahlen anwenden:

1. Personen, die zur Ausübung des tierärztlichen Berufs berechtigt sind,
2. Personen, die zur Ausübung des ärztlichen oder zahnärztlichen Berufs berechtigt sind,
3. Hilfskräfte, die unter der Aufsicht der in den Nummern 1 und 2 bezeichneten Personen tätig sind, wenn sie die für diese Anwendung erforderlichen Kenntnisse im Strahlenschutz haben, und
4. andere Personen mit Genehmigung der zuständigen Behörde; die Genehmigung darf nur erteilt werden, wenn die für den Strahlenschutz erforderliche Fachkunde nachgewiesen wurde.

(2) Bei der Anwendung von Röntgenstrahlen auf Tiere bleiben tierschutzrechtliche Vorschriften unberührt.

§ 30
Zur Anwendung in anderen Fällen berechtigte Personen

In anderen Fällen als zur Anwendung auf Menschen oder Tiere dürfen nur solche Personen Röntgenstrahlen anwenden, die über die für den Strahlenschutz erforderlichen Kenntnisse verfügen.

4. Vorschriften über die Strahlenexposition

§ 31
Dosiswerte für beruflich strahlenexponierte und besonders schutzbedürftige Personen

(1) Die Körperdosen dürfen für beruflich strahlenexponierte Personen die Werte der Anlage IV Tabelle 1 Spalte 2 oder 3 im Kalenderjahr nicht überschreiten. In drei aufeinander folgenden Monaten dürfen die Körperdosen höchstens die Hälfte der Jahreswerte betragen. § 31 (1) wurde durch den Satz: „Die Summe der in allen Kalenderjahren ermittelten effektiven Dosen beruflich strahlenexponierter Personen darf 400 mSv nicht überschreiten," ergänzt.

(2) Die jährlichen Körperdosen dürfen für Personen unter 18 Jahren, die sich nach § 22 Abs. 2 Satz 2 im Kontrollbereich aufhalten, ein Zehntel der Grenzwerte der Anlage IV Tabelle 1 Spalte 2 nicht überschreiten.

(3) Bei gebärfähigen Frauen darf die über einen Monat kumulierte Körperdosis an der Gebärmutter 5 mSv nicht überschreiten.

(4) Wird ein Grenzwert nach Anlage IV Tabelle 1 Spalte 2 überschritten, so sind die folgenden Expositionen so zu begrenzen, daß jeweils für den Zeitraum eines Kalendervierteljahres die Körperdosen kleiner als ein Zehntel dieser Jahreswerte sind. Diese Begrenzung ist solange durchzuführen, bis die Summe der Körperdosen für den Zeitraum des Jahres der Überschreitung und der folgenden Jahre kleiner ist als das Produkt aus den Grenzwerten nach Anlage IV Tabelle 1 Spalte 2 und der Anzahl der Jahre seit Beginn des Jahres der Überschreitung.

(5) Bei der Ermittlung der Körperdosen ist die anderweitige Strahlenexposition durch ionisierte Strahlen im Beruf einzubeziehen; die natürliche Strahlenexposition, die Strahlenexposition des Patienten durch ärztliche oder zahnärztliche Untersuchungen oder Behandlungen sowie andere, außerhalb des beruflichen Tätigkeitsbereichs liegende Strahlenexpositionen sind nicht zu berücksichtigen.

§ 32
Dosisgrenzwerte für andere Personen

(1) Die Körperdosen für nicht beruflich strahlenexponierte Personen im Kontrollbereich oder betrieblichen Überwachungsbereich dürfen jährlich ein Zehntel der Grenzwerte der Anlage IV Tabelle 1 Spalte 2 nicht überschreiten. § 31 Abs. 5 ist entsprechend anzuwenden.

(2) Die Körperdosis infolge Ganzkörperexposition darf außerhalb der in Absatz 1 genannten Bereiche im Kalenderjahr 1,5 mSv nicht überschreiten. Die zuständige Behörde kann den Dosisgrenzwert in Einzelfällen auf bis zu 5 mSv pro Jahr erhöhen.

§ 33
Anordnungen

(1) Die zuständige Behörde kann auch nachträglich anordnen, daß

1. die Wirksamkeit der dem Strahlenschutz dienenden Einrichtungen einer Röntgeneinrichtung oder eines Störstrahlers nach § 5 Abs. 1 sowie

2. die Konstanz der Meßgrößen zur Beschreibung der Bildqualität einer Röntgeneinrichtung zur Untersuchung von Menschen durch eine von ihr bestimmte Stelle geprüft und daß die Prüfung in bestimmten Abständen wiederholt wird.

(2) Die zuständige Behörde kann nachträglich diejenigen Schutzmaßnahmen anordnen, die

1. nach dem Stand der Technik zum Schutz von Leben, Gesundheit oder Sachgütern einzelner oder der Allgemeinheit vor Gefahren durch den Betrieb einer Röntgeneinrichtung oder eines Störstrahlers nach § 5 Abs. 1 oder

2. zur Durchführung der §§ 13 bis 24, 28 bis 32, 34 bis 42 und 45 Abs. 4

erforderlich sind.

(3) Soweit eine Anordnung nach Absatz 1 oder 2 nicht die Beseitigung einer dringenden Gefahr für Leben, Gesundheit oder bedeutende Sachgüter bezweckt, ist für die Ausführung eine angemessene Frist zu setzen.

(4) Die Anordnung ist an den Strahlenschutzverantwortlichen zu richten. Sie kann in dringenden Fällen auch an einen Strahlenschutzbeauftragten gerichtet werden. Dieser hat den Strahlenschutzverantwortlichen von der Anordnung unverzüglich zu unterrichten.

§ 34
Messung von Ortsdosis und Ortsdosisleistung

(1) Soweit es aus Gründen des Strahlenschutzes erforderlich ist, ist die Ortsdosis oder Ortsdosisleistung im Kontrollbereich und im betrieblichen Überwachungsbereich einer Röntgeneinrichtung oder eines Störstrahlers nach § 5 Abs. 1 zu messen. In begründeten Ausnahmefällen kann die zuständige Behörde eine Stelle bestimmen, die die Messung vorzunehmen hat.

(2) Zeitpunkt und Ergebnis der Messung nach Absatz 1 sind aufzuzeichnen. Die Aufzeichnungen sind dreißig Jahre aufzubewahren und der zuständigen Behörde auf Verlangen vorzulegen. Bei Beendigung des Betriebs der Röntgeneinrichtung oder des Störstrahlers nach § 5 Abs. 1 sind sie bei der von der zuständigen Behörde bestimmten Stelle zu hinterlegen.

§ 35
Ermittlung der Körperdosis

(1) An Personen, die sich aus anderen Gründen als zu ihrer ärztlichen oder zahnärztlichen Untersuchung oder Behandlung im Kontrollbereich aufhalten, sind die Körperdosen zu ermitteln. Ist bei dem Aufenthalt einer Person im Kontrollbereich sichergestellt, daß keine höheren Körperdosen als ein Zehntel der Grenzwerte nach Anlage IV Tabelle 1 Spalte 2 erreicht werden, so kann die zuständige Behörde Ausnahmen von Satz 1 zulassen. Die in Satz 1 genannten Personen haben die erforderlichen Messungen zu dulden.

(2) Die Körperdosis ist durch Messung der Personendosis mit einem von der nach Landesrecht zuständigen Meßstelle bereitgestellten Dosimeter zu ermitteln. Die Anzeige des Dosimeters gilt als Maß für die Körperdosis. Wenn auf Grund der Messung der Personendosis oder sonstiger Tatsachen der Verdacht einer Überschreitung der Grenzwerte nach Anlage IV Tabelle 1 Spalte 2 besteht, sind die Körperdosen unter Berücksichtigung der Expositionsbedingungen zu ermitteln.

(3) Die in Absatz 1 Satz 1 genannten Personen haben die Dosimeter an einer für die Strahlenexposition repräsentativen Stelle der Körperoberfläche, in der Regel an der Vorderseite des Rumpfes, zu tragen. Der Strahlenschutzverantwortliche oder der Strahlenschutzbeauftragte kann festlegen, daß die Personendosis nach zwei von einander unabhängigen Verfahren gemessen wird. Ist vorauszusehen, daß die Körperdosis an einem in Anlage IV Tabelle 1 Spalte 1 Nr. 4 bezeichneten Körperteil größer ist als ein Drittel der für diesen Körperteil festgelegten Dosisgrenzwerte, so ist die Personendosis durch ein weiteres Dosimeter auch an diesem Körperteil zu messen.

(4) Der zu überwachenden Person ist auf ihr Verlangen ein Dosimeter zur Verfügung zu stellen, mit dem die Personendosis jederzeit festgestellt werden kann.

(5) Die Dosimeter nach Absatz 2 und 3 Satz 3 sind der Meßstelle jeweils nach Ablauf eines Monats unverzüglich einzureichen. Hierbei sind die Angaben zur Identifikation der Person, zur ausgeübten Tätigkeit und zu den Expositionsbedingungen mitzuteilen. Die zuständige Behörde kann

1. gestatten, daß Dosimeter in Zeitabständen bis zu sechs Monaten der Meßstelle einzureichen sind, oder
2. anordnen, daß die Dosimeter der Meßstelle in kürzeren als einmonatigen Zeitabständen einzureichen sind, wenn nach der Art des Betriebs der Röntgeneinrichtung oder des Störstrahlers nach § 5 Abs. 1 eine besondere Gefährdung möglich erscheint.

Die Meßstelle hat die Personendosis festzustellen, die Meßergebnisse aufzuzeichnen und dem Einsender schriftlich mitzuteilen. Sie hat ihre Aufzeichnungen dreißig Jahre aufzubewahren. Die Meßstelle hat auf Verlangen die Ergebnisse ihrer Feststellungen einschließlich der Angaben nach Satz 2 der zuständigen Behörde mitzuteilen.

(6) Die zuständige Behörde kann

1. anordnen, daß abweichend von Absatz 2 Satz 1 oder Absatz 3 Satz 3 zur Ermittlung der Körperdosen zusätzlich oder allein die Ortsdosis oder die Ortsdosisleistung gemessen wird, wenn dies nach den Expositionsbedingungen erforderlich erscheint,
2. bei unterbliebener oder fehlerhafter Messung eine Ersatzdosis festlegen sowie
3. anordnen, daß die Personendosis nach einem anderen geeigneten oder nach zwei von einander unabhängigen Verfahren gemessen wird.

(7) Die Ermittlungen, Festlegungen und Messungen nach den Absätzen 1 bis 4 und 6 sind aufzuzeichnen. Die Aufzeichnungen sind dreißig Jahre aufzubewahren und auf Verlangen der zuständigen Behörde vorzulegen oder bei einer von dieser bestimmten Stelle zu hinterlegen. § 28 Abs. 5 gilt entsprechend. Personen, die nach Absatz 1 Satz 3 Messungen zu dulden haben, sind die Meßergebnisse auf Verlangen, die Überschreitung der Grenzwerte nach §§ 31 und 32 Abs. 1 unaufgefordert und unverzüglich mitzuteilen. Die Aufzeichnungen sind einem neuen Strahlenschutzverantwortlichen auf Verlangen mitzuteilen, falls weiterhin eine Tätigkeit als beruflich strahlenexponierte Person ausgeübt wird. Sie sind ferner einem anderen Strahlenschutzverantwortlichen mitzuteilen, wenn dies nach § 31 Abs. 5 erforderlich ist.

§ 35 a
Strahlenschutzregister nach § 12 c Atomgesetz

(1) In das Strahlenschutzregister werden die Feststellungen der Meßstellen nach § 35 Abs. 2 Satz 1 zu Ermittlung der Körperdosen beruflich strahlenexponierter Personen und etwa vorliegende Feststellungen der zuständigen Behörden hierzu, die jeweiligen Personendaten (Name, Geburtsdatum, Geschlecht), Tätigkeitsmerkmale und Expositionsverhältnisse sowie die Anschrift des Strahlenschutzverantwortlichen eingetragen.

(2) An das Strahlenschutzregister übermitteln

1. die Meßstellen ihre Feststellungen zur Ermittlung der Körperdosen und, soweit erforderlich, weitere Angaben nach Absatz 1 binnen Monatsfrist,
2. die zuständigen Behörden ihre Feststellungen hierzu sowie Angaben über registrierte Strahlenpässe unverzüglich,

soweit neue oder geänderte Daten vorliegen. Die zuständige Behörde kann anordnen, daß eine Meßstelle bei ihr aufgezeichnete Feststellungen zu früher erhaltenen Körperdosen an das Strahlenschutzregister übermittelt; sie kann von ihr angeforderte Aufzeichnungen des Strahlenschutzverantwortlichen oder des Strahlenschutzbeauftragten über Ergebnisse von Messungen und Ermittlungen zu Körperdosen an das Strahlenschutzregister weiterleiten.

(3) Das Bundesamt für Strahlenschutz faßt die übermittelten Daten im Strahlenschutzregister personenbezogen zusammen, wertet sie aus und unterrichtet die zuständige Behörde, wenn es dies im Hinblick auf die Ergebnisse der Auswertung für erforderlich hält.

(4) Auskünfte aus dem Strahlenschutzregister werden erteilt, soweit dies für die Wahrnehmung der Aufgaben des Empfängers erforderlich ist:

1. einer zuständigen Behörde oder Meßstelle auf Anfrage; die zuständige Behörde kann Auskünfte aus dem Strahlenschutzregister an den Strahlenschutzverantwortlichen über bei ihm tätige Personen betreffende Daten, an dessen Strahlenschutzbeauftragten sowie an den zuständigen ermächtigten Arzt weitergeben, soweit dies zur Wahrnehmung ihrer Aufgaben erforderlich ist;
2. einem Strahlenschutzverantwortlichen über bei ihm tätige Personen betreffende Daten auf Antrag;
3. einem Träger der gesetzlichen Unfallversicherung über bei ihm versicherte Personen betreffende Daten auf Antrag.

Dem Betroffenen werden Auskünfte aus dem Strahlenschutzregister über die zu seiner Person gespeicherten Daten auf Antrag erteilt.

(5) Auskünfte an Dritte für Zwecke der wissenschaftlichen Forschung auf dem Gebiet des Strahlenschutzes nach § 12c Abs. 3 Atomgesetz dürfen nur auf Antrag erteilt werden. Dabei ist der Zweck des Forschungsvorhabens im einzelnen zu beschreiben. Wird eine Auskunft über personenbezogene Daten beantragt, so ist eine schriftliche Einwilligung des Betroffenen beizufügen. Soll die Auskunft ohne Einwilligung des Betroffenen erfolgen, sind die für die Prüfung der Voraussetzungen nach § 12c Abs. 3 Satz 2 Atomgesetz erforderlichen Angaben zu machen; zu § 12c Abs. 3 Satz 2 Atomgesetz ist glaubhaft zu machen, daß der Zweck der wissenschaftlichen Forschung bei Verwendung anonymisierter Daten nicht mit vertretbarem Aufwand erreicht werden kann.

(6) Die im Strahlenschutzregister gespeicherten personenbezogenen Daten sind 95 Jahre nach der Geburt der betreffenden Person zu löschen.

(7) Die Meßstellen beginnen mit der Übermittlung zu dem Zeitpunkt, den das Bundesamt für Strahlenschutz bestimmt. Das Bundesamt für Strahlenschutz bestimmt das Datenformat und das Verfahren der Übermittlung.

§ 36
Belehrung

(1) Personen, denen der Zutritt zum Kontrollbereich nach § 22 Abs. 1 Satz 1 Nr. 1 oder 2 erlaubt ist, und Personen, die Röntgenstrahlen anwenden, sind vorher über die Arbeitsmethoden, die möglichen Gefahren, die anzuwendenden Schutzmaßnahmen, den für ihrer Tätigkeit wesentlichen Inhalt dieser Verordnung und erteilte Genehmigungen zu

belehren. Die Belehrung ist halbjährlich, auf Anordnung der zuständigen Behörde in kürzeren Zeiträumen, zu wiederholen.

(2) Personen, denen nach § 22 abs. 1 Satz 2 der Aufenthalt im Kontrollbereich erlaubt ist, sind vorher über die möglichen Gefahren und ihre Verhütung zu belehren, falls sie nicht von einer fachkundigen Person begleitet werden.

(3) Über den Inhalt und den Zeitpunkt der Belehrung sind Aufzeichnungen zu führen, die von der belehrten Person zu unterzeichnen sind. Die Aufzeichnungen sind fünf Jahre aufzubewahren und der zuständigen Behörde auf Verlangen vorzulegen.

Vierter Abschnitt
Ärztliche Überwachung

§ 37
Erfordernis

(1) Eine beruflich strahlenexponierte Person der Kategorie A darf im Kontrollbereich nur beschäftigt werden, wenn sie innerhalb eines Jahres vor Beginn der Beschäftigung von einem nach § 41 ermächtigten Arzt (ermächtigter Arzt) untersucht worden ist und dem Strahlenschutzverantwortlichen eine von diesem Arzt ausgestellte Bescheinigung vorliegt, nach der der Tätigkeit keine gesundheitlichen Bedenken entgegenstehen.

(2) Eine beruflich strahlenexponierte Person der Kategorie A darf nach Ablauf eines Jahres seit der letzten Beurteilung oder Untersuchung im Kontrollbereich nur weiterbeschäftigt werden, wenn sie von einem ermächtigten Arzt erneut beurteilt oder untersucht worden ist und dem Strahlenschutzverantwortlichen eine von diesem Arzt ausgestellte Bescheinigung vorliegt, daß gegen die Weiterbeschäftigung keine gesundheitlichen Bedenken bestehen.

(3) Die zuständige Behörde kann auf Vorschlag des ermächtigten Arztes die in Absatz 2 genannte Frist abkürzen, wenn die Arbeitsbedingungen oder der Gesundheitszustand der ärztlich zu überwachenden Person dies erfordern.

(4) Die zuständige Behörde kann anordnen, der Strahlenschutzverantwortliche kann bestimmen, daß beruflich strahlenexponierte Personen der Kategorie B ihre Tätigkeit im Kontrollbereich nur fortsetzen dürfen, wenn durch einen ermächtigten Arzt festgestellt und bescheinigt wird, daß gegen die Weiterbeschäftigung im Kontrollbereich keine gesundheitlichen Bedenken bestehen.

(5) Die zuständige Behörde kann anordnen, daß die in § 22 Abs. 2 Satz 2 Halbsatz 1 genannten nicht beruflich strahlenexponierten Personen sich von einem ermächtigten Arzt untersuchen lassen.

(6) Personen, die nach den Absätzen 1 bis 5 der ärztlichen Überwachung unterliegen, haben die erforderlichen ärztlichen Untersuchungen zu dulden.

(7) Soweit es für die ärztliche Bescheinigung erforderlich ist, hat der ermächtigte Arzt die bei der ärztlichen Überwachung nach Absatz 1, 2, 4 oder 5 von anderen ermächtigten Ärzten angelegten Gesundheitsakten, die bisher erteilten ärztlichen Bescheinigungen sowie die behördlichen Entscheidungen nach § 39 und die diesen Entscheidungen zu Grunde liegenden Gutachten anzufordern. Die ärztliche Bescheinigung ist auf dem Formblatt nach Anlage V zu erteilen.

(8) Dem ermächtigten Arzt sind

1. die Art der Tätigkeit der ärztlich zu überwachenden Person und die mit dieser Tätigkeit verbundenen Arbeitsbedingungen,
2. jeder Wechsel der Art der Tätigkeit und der mit ihr verbundenen Arbeitsbedingungen,
3. die Ergebnisse der Körperdosisermittlungen und
4. der Inhalt der letzten ärztlichen Bescheinigung, soweit sie nicht von ihm ausgestellt wurde,

schriftlich mitzuteilen. Die ärztlich zu überwachende Person kann vom Strahlenschutzverantwortlichen eine Abschrift der Mitteilung nach Satz 1 verlangen.

§ 38
Ärztliche Bescheinigung

(1) Der ermächtigte Arzt hat die ärztliche Bescheinigung dem Strahlenschutzverantwortlichen, der ärztlich zu überwachenden Person und, soweit gesundheitliche Bedenken bestehen, auch der zuständigen Behörde zu übersenden.

(2) Während der Dauer des Beschäftigungsverhältnisses sind die ärztlichen Bescheinigungen aufzubewahren und der zuständigen Behörde auf Verlangen vorzulegen.

§ 39
Behördliche Entscheidung

(1) Hält der Strahlenschutzverantwortliche oder die zu überwachende Person die vom ermächtigten Arzt ausgestellte Bescheinigung für unzutreffend, so kann die Entscheidung der zuständigen Behörde beantragt werden.

(2) Die zuständige Behörde kann vor ihrer Entscheidung das Gutachten eines Arztes einholen, der über die für die ärztliche Überwachung strahlenexponierter Personen erforderliche Fachkenntnisse verfügt. Die Kosten des ärztlichen Gutachtens sind vom Strahlenschutzverantwortlichen zu tragen.

§ 40
Sofortmaßnahmen bei Bestrahlung mit einer erhöhten Einzeldosis

(1) Ist zu besorgen, daß eine Person mehr als das Zweifache der in Anlage IV Tabelle 1 Spalte 2 genannten Körperdosen erhalten hat, so ist dafür zu sorgen, daß sie einem ermächtigten Arzt unverzüglich vorgestellt und der zuständigen Behörde der Sachverhalt unverzüglich angezeigt wird.

(2) Ist nach dem Ergebnis der ärztlichen Überwachung nach Absatz 1 zu besorgen, daß die zu überwachende Person an ihrer Gesundheit gefährdet wird, wenn sie eine berufliche Tätigkeit ausübt oder fortsetzt, bei der sie nach § 37 zu überwachen ist, so kann die zuständige Behörde anordnen, daß sie mit dieser Tätigkeit nicht, nicht mehr oder nur unter Beschränkungen beschäftigt werden darf.

(3) Nach Beendigng einer Tätigkeit nach Absatz 2 ist dafür zu sorgen, daß die ärztliche Überwachung so lange fortgesetzt wird, wie es der ermächtigte Arzt zum Schutze der Gesundheit der zu überwachenden Person für erforderlich erachtet.

(4) Personen, die der ärztlichen Überwachung nach Absatz 1 oder 3 unterliegen, haben die erforderlichen ärztlichen Untersuchungen zu dulden.

(5) Für die Ergebnisse der ärztlichen Überwachung nach Absatz 3 gilt § 39 entsprechend.

§ 41
Ermächtigte Ärzte

(1) Ärztliche Überwachungsmaßnahmen nach den §§ 37 und 40 dürfen nur von Ärzten vorgenommen werden, die hierzu von der zuständigen Behörde ermächtigt worden sind. Die Ermächtigung darf nur einem Arzt erteilt werden, der die für die ärztliche Überwachung beruflich strahlenexponierter Personen erforderliche Fachkunde nachweist.

(2) Der ermächtigte Arzt hat die Aufgabe, die ärztliche Überwachung nach den §§ 37 und 40 durchzuführen sowie die Maßnahmen vorzuschlagen, die bei erhöhter Strahlenexposition zur Vorbeugung vor gesundheitlichen Schäden und zu ihrer Abwehr erforderlich sind.

(3) Der ermächtigte Arzt ist verpflichtet, für jede ärztlich zu überwachende beruflich strahlenexponierte Person eine Gesundheitsakte zu führen und diese während der überwachungspflichtigen Tätigkeit auf dem laufenden zu halten. Diese Gesundheitsakte hat Angaben über die Arbeitsbedingungen, die Ergebnisse der ärztlichen Überwachungen und Maßnahmen nach den §§ 37, 39 und 40 sowie die Gesamtheit der von der überwachten Person im Beruf empfangenen Körperdosen zu enthalten. Die Gesundheitsakte ist nach der letzten Überwachungsmaßnahme mindestens dreißig Jahre aufzubewahren. Gesundheitsakten, die infolge Beendigung der Tätigkeit als beruflich strahlenexpo-

nierte Person nicht mehr benötigt werden, sind einer von der zuständigen Behörde bestimmten Stelle zu übergeben; dabei ist die ärztliche Schweigepflicht zu wahren.

(4) Der ermächtigte Arzt ist verpflichtet, die Gesundheitsakte auf Verlangen der zuständigen Behörde einer von dieser benannten ärztlichen Dienststelle zur Einsicht vorzulegen und bei Beendigung der Ermächtigung zu übergeben.

§ 42
Allgemeine Unfallanzeige

Unfälle beim Betrieb einer Röntgeneinrichtung oder eines Störstrahlers nach § 5 Abs. 1 sind der zuständigen Behörde unverzüglich anzuzeigen. Unfall ist ein Ereignisablauf, der für eine Person oder mehrere Personen eine die Grenzwerte nach Anlage IV Tabelle 1 Spalte 2 übersteigende Strahlenexposition zur Folge haben kann.

Fünfter Abschnitt
Ergänzende Vorschriften

§ 43
Änderung der Prüfungsordnung für Zahnärzte

§ 48 der Prüfungsordnung für Zahnärzte in der im Bundesgesetzblatt Teil III, Gliederungsnummer 2123-2, veröffentlichten bereinigten Fassung, die zuletzt durch Artikel 1 der Verordnung vom 17. Dezember 1986 (BGBl. I S. 2524) geändert worden ist, wird wie folgt geändert:
1. Absatz 1 wird wie folgt gefaßt:
   „(1) Die Prüfung in der Chirurgie (VIII) umfaßt drei Teile."
2. Absatz 3 Satz 4 wird gestrichen.
3. Folgender Absatz 4 wird angefügt:
   „(4) In dem dritten Teil der Prüfung, der von einem Prüfer an einem Tag abgehalten wird, hat der Kandidat die für den Zahnarzt erforderlichen Kenntnisse und praktischen Fähigkeiten der Radiologie sowie die nach der Röntgenverordnung für den Strahlenschutz erforderliche Fachkunde nachzuweisen."

§ 44
Änderung der Strahlenschutzverordnung

Die Strahlenschutzverordnung vom 13. Oktober 1976 (BGBl. I S. 2905; 1977 I S. 184, 269), zuletzt geändert gemäß Artikel 15 der Dritten Zuständigkeitsanpassungs-Verordnung vom 26. November 1986 (BGBl. I S. 2089), wird wie folgt geändert:
1. In § 1 Abs. 1 Nr. 3 werden die Worte „einschließlich des Betriebs von Röntgeneinrichtungen im Zusammenhang mit dem Unterricht in Schulen" gestrichen.

2. In § 17 Abs. 1 wird in Nummer 2 das Komma hinter dem Wort „können" durch einen Punkt ersetzt und die Nummer 3 gestrichen.
3. In § 29 Abs. 5 Satz 1 und in § 31 Abs. 4 werden die Worte „oder beim Betrieb von Röntgengeräten im Zusammenhang mit dem Unterricht in Schulen" gestrichen.
4. In § 56 Abs. 3 werden die Worte „oder bei dem Betrieb von Röntgengeräten in Schulen" gestrichen.
5. In Anlage XIII wird die Nummer 7 gestrichen.

§ 45
Übergangsvorschriften

(1) Wer beim Inkrafttreten dieser Verordnung eine Röntgeneinrichtung oder einen Störstrahler befugt betrieben hat, darf die Röntgeneinrichtung oder den Störstrahler nach Maßgabe der Absätze 2 und 3 unter den bisherigen Voraussetzungen weiter betreiben. Für den Betrieb von Röntgeneinrichtungen gilt die Genehmigung nach § 16 der Strahlenschutzverordnung als Genehmigung nach § 3 und die Anzeige nach § 17 der Strahlenschutzverordnung als Anzeige nach § 4 fort. § 33 bleibt unberührt.

(2) Wer vor dem Inkrafttreten dieser Verordnung als Arzt, Zahnarzt oder Tierarzt Röntgenstrahlen angewendet hat und die vor dem Inkrafttreten dieser Verordnung für den Betrieb erforderliche Fachkunde im Strahlenschutz besitzt, darf die Tätigkeit ohne eine Bescheinigung der nach Landesrecht zuständigen Stelle nach § 23 Nr. 1 fortsetzen und braucht einem Genehmigungsantrag nach § 3 oder eine Anzeige nach § 4 einen Nachweis nach § 3 Abs. 3 Nr. 2, auch in Verbindung mit § 4 Abs. 1 Nr. 3, nicht beizufügen. Satz 1 gilt entsprechend für Lehrer, die die nach § 17 Abs. 2 Nr. 1 und § 18 Nr. 1 der Strahlenschutzverordnung erforderliche Fachkunde besitzen. Satz 1 gilt auch entsprechend für andere Personen, die Röntgenstrahlen angewendet haben und für dieses Anwendungsgebiet die Fachkunde durch Kursteilnahme erworben und nachgewiesen haben.

(3) Wer beim Inkrafttreten dieser Verordnung eine Röntgeneinrichtung zur Untersuchung von Menschen betrieben hat, darf sie nach dem Ablauf von zwölf Monaten seit dem Inkrafttreten dieser Verordnung nur weiter betreiben, wenn er der zuständigen Behörde nachweist, daß

1. ein von der zuständigen Behörde bestimmter Sachverständiger für die Röntgeneinrichtung die Ergebnisse einer Abnahmeprüfung bescheinigt hat und
2. Röntgenaufnahmen von Menschen und Aufzeichnungen der nach § 16 Abs. 3 bezeichneten ärztlichen oder zahnärztlichen Stelle zugänglich gemacht werden.

Die Frist nach Satz 1 verlängert sich bis zum Ablauf von drei Jahren seit dem Inkrafttreten dieser Verordnung, wenn der Betreiber der Röntgeneinrichtung innerhalb von sechs Monaten nach dem Inkrafttreten dieser Verordnung den Auftrag für die Durchführung der Abnahmeprüfung erteilt hat und dies der zuständigen Behörde auf Verlangen nachweist. Röntgeneinrichtungen, die beim Inkrafttreten dieser Verordnung betrieben worden sind und deren Prüfung durch einen Sachverständigen beim Inkrafttreten der Verordnung fünf Jahre oder länger zurückliegt, dürfen nach Ablauf von 24 Monaten seit dem Inkrafttreten dieser Verordnung nur weiter betrieben werden, wenn sie einer Prüfung durch den von der zuständigen Behörde bestimmten Sachverständigen unterzogen worden sind; Satz 2 gilt entsprechend.

„Die zuständigen Behörden können die Frist für einen Weiterbetrieb über den 31. Dezember 1990 hinaus um höchstens ein Jahr verlängern, wenn die Nichteinhaltung der Frist vom Betreiber der Röntgeneinrichtung nicht zu vertreten ist."

(4) Dauereinrichtungen, die vor dem Inkrafttreten dieser Verordnung benutzt worden sind, genügen der in § 21 Abs. 1 vorgeschriebenen Sicherstellung, wenn sie so beschaffen sind, daß die von einer beruflich strahlenexponierten Person aufgenommene Äquivalentdosis durchschnittlich 1 mSv in der Woche nicht überschreiten kann.

(5) Bei Röntgendurchleuchtungen mit Röntgeneinrichtungen, die vor dem Inkrafttreten dieser Verordnung betrieben wurden, ist abweichend von § 26 Satz 1 in den ersten zwei Jahren nach dem Inkrafttreten dieser Verordnung die Verwendung einer Einrichtung zur elektronischen Bildverstärkung mit Fernsehkette und automatischer Dosisleistungsregelung nicht erforderlich.

(6) Eine vor Inkrafttreten dieser Verordnung nach § 42 Abs. 1 der Röntgenverordnung vom 1. März 1973 erteilte Ermächtigung eines Arztes gilt mit allen Nebenbestimmungen als entsprechende Ermächtigung nach § 41 Abs. 1 Satz 1 fort. Der Nachweis der erforderlichen Fachkunde für die ärztliche Überwachung strahlenexponierter Personen ist, sofern er nicht schon im Zusammenhang mit einer Ermächtigung nach § 71 Abs. 1 der Strahlenschutzverordnung erbracht worden ist, innerhalb von 2 Jahren nach Inkrafttreten dieser Verordnung zu erbringen. Wird der Nachweis nicht rechtzeitig erbracht, so erlischt die Ermächtigung.

(7) Bauartzulassungen, die bis zum Inkrafttreten dieser Verordnung gültig waren, gelten bis zum Ende ihrer Befristung fort. § 8 Abs. 3 Satz 1 und 2 gilt entsprechend.

§ 45a
Übergangsbestimmungen
aus Anlaß der Herstellung der Einheit Deutschlands

(1) In dem in Artikel 3 des Einigungsvertrages genannten Gebiet gelten abweichend von § 45 Abs. 3 und 5 die folgenden Übergangsbestimmungen:
1. Wer am 1. Juli 1990 eine Röntgeneinrichtung zur Untersuchung von Menschen betrieben hat, darf sie nach dem 31. Dezember 1991 nur weiter betreiben, wenn er der zuständigen Behörde nachweist, daß

a) ein von der zuständigen Behörde bestimmter Sachverständiger für die Röntgeneinrichtung die Ergebnisse einer Abnahmeprüfung bescheinigt hat und

b) Röntgenaufnahmen von Menschen und Aufzeichnungen der nach § 16 Abs. 3 bezeichneten ärztlichen oder zahnärztlichen Stelle zugänglich gemacht werden.

Die Frist nach Satz 1 verlängert sich bis zum 31. Dezember 1993, wenn der Betreiber der Röntgeneinrichtung den Auftrag für die Durchführung der Abnahmeprüfung bis zum 30. Juni 1991 erteilt hat und dies der zuständigen Behörde auf Verlangen nachweist.

2. Wer am 1. Juli 1990 eine Röntgeneinrichtung betrieben hat, deren Inbetriebnahme fünf Jahre oder länger zurückliegt, darf diese nach dem 31. Dezember 1992 nur weiter betreiben, wenn sie einer Prüfung durch den von der zuständigen Behörde bestimmten Sachverständigen unterzogen worden ist. Die Frist nach Satz 1 verlängert sich bis zum 31. Dezember 1993, wenn der Betreiber der Röntgeneinrichtung den Auftrag für die Durchführung der Sachverständigenprüfung bis zum 30. Juni 1991 erteilt hat und diese der zuständigen Behörde auf Verlangen nachweist.

3. Bei Röntgendurchleuchtungen mit Röntgeneinrichtungen, die am 1. Juli 1990 betrieben wurden, ist abweichend von § 26 Satz 1 die Verwendung einer Einrichtung zur elektronischen Bildverstärkung mit Fernsehkette und automatischer Dosisleistungsregelung spätestens ab dem 1. Januar 1993 erforderlich.

(2) Die zuständigen Behörden in dem in Artikel 3 des Einigungsvertrages genannten Gebiet können die in Absatz 1 aufgeführten Fristen um höchstens ein Jahr verlängern, wenn andernfalls die medizinische Versorgung der Bevölkerung nicht gewährleistet und die Nichteinhaltung der Fristen von dem Betreiber der Röntgeneinrichtung nicht zu vertreten ist.

Sechster Abschnitt
Bußgeld- und Schlußvorschriften

§ 46
Ordnungswidrigkeiten

Ordnungswidrig im Sinne des § 46 Abs. 1 Nr. 4 des Atomgesetzes handelt, wer vorsätzlich oder fahrlässig

1. eine Röntgeneinrichtung oder einen Störstrahler ohne die nach § 3 Abs. 1 oder § 5 Abs. 1 Satz 1 erforderliche Genehmigung betreibt,

2. entgegen § 2 Abs. 5, auch in Verbindung mit § 4 Abs. 6 oder § 5 Abs. 1 Satz 2, oder entgegen § 6 Satz 1 oder § 13 Abs. 3 Satz 1 eine Anzeige nicht, nicht richtig oder nicht rechtzeitig erstattet,

3. einer vollziehbaren Anordnung nach § 4 Abs. 4, § 5 Abs. 7 oder § 7 zuwiderhandelt,

4. entgegen § 5 Abs. 5 eine Störstrahler einem anderen überläßt,
5. entgegen § 9 Satz 1 einer dort genannten Pflicht nicht nachkommt,
6. entgegen § 12 den Betrieb einer Vorrichtung nicht oder nicht rechtzeitig einstellt,
7. entgegen § 14 Abs. 1 Satz 2 einen Mangel nicht oder nicht rechtzeitig mitteilt,
8. entgegen § 14 Abs. 1 Satz 2 seiner Mitteilungs-, Begründungs- oder Übersendungspflicht nicht nachkommt,
9. entgegen § 15 Abs. 1 Nr. 3 als Strahlenschutzverantwortlicher oder entgegen § 15 Abs. 2 Satz 1 Nr. 1 als Strahlenschutzbeauftragter nicht dafür sorgt, daß die Schutzvorschriften eingehalten werden,
10. entgegen § 18 Satz 1 Nr. 1, auch in Verbindung mit Satz 3, nicht dafür sorgt, daß die beim Betrieb einer Röntgeneinrichtung oder eines Störstrahlers beschäftigten Personen anhand der Gebrauchsanweisung in die sachgerechte Handhabung eingewiesen werden,
11. entgegen § 18 Satz 1 Nr. 2, auch in Verbindung mit Satz 3, die Gebrauchsanweisung oder die letzte Sachverständigenbescheinigung nicht bei der Röntgeneinrichtung oder die Gebrauchsanweisung nicht beim Störstrahler bereithält,
12. entgegen § 18 Satz 1 Nr. 3 keinen Abdruck der Verordnung auslegt oder bereithält,
13. entgegen § 18 Satz 1 Nr. 4 eine Röntgeneinrichtung nicht oder nicht rechtzeitig überprüfen läßt,
14. entgegen §§ 23, 29 Abs. 1 oder § 30 Röntgenstrahlen anwendet,
15. entgegen § 28 Abs. 4 Satz 1 und 2 die Aufzeichnungen und Aufnahmen nicht aufbewahrt oder hinterlegt,
16. entgegen § 33 Abs. 1 von der zuständigen Behörde angeordnete Prüfungen nicht vornehmen läßt,
17. entgegen einer vollziehbaren Anordnung nach § 33 Abs. 2 Schutzmaßnahmen nicht, nicht richtig, nicht vollständig oder nicht rechtzeitig ausführt,
18. entgegen § 33 Abs. 4 Satz 3 den Strahlenschutzverantwortlichen nicht oder nicht rechtzeitig unterrichtet,
19. entgegen § 35 Abs. 1 Satz 3 die erforderlichen Messungen oder entgegen § 37 Abs. 6 oder § 40 Abs. 4 die ärztliche Untersuchungen nicht duldet oder
20. entgegen § 41 Abs. 3 Satz 1, 2 oder 3 die Gesundheitsakte nicht, nicht richtig oder nicht vollständig führt oder nicht aufbewahrt oder entgegen § 41 Abs. 3 Satz 4 oder Abs. 4 die Gesundheitsakte nicht übergibt.

§ 47
Berlin-Klausel

Diese Verordnung gilt nach § 14 des Dritten Überleitungsgesetzes in Verbindung mit § 58 des Atomgesetzes und § 21 des Gesetzes über die Ausübung der Zahnheilkunde auch im Land Berlin.

§ 48
Inkrafttreten, abgelöste Vorschriften

(1) Diese Verordnung tritt unbeschadet des Absatzes 2 am 1. Januar 1988 in Kraft. Gleichzeitig tritt die Röntgenverordnung vom 1. März 1973 (BGBl. I S. 173), geändert durch § 84 der Verordnung vom 13. Oktober 1976 (BGBl. I S. 2905; 1977 I S. 184, 269) außer Kraft.

(2) § 5 Abs. 4, Anlage I Nr. 6 und Anlage III Nr. 6 treten am Tage nach der Verkündung in Kraft.

Bonn, den 8. Januar 1987

Der Bundeskanzler
Dr. Helmut Kohl

Der Bundesminister für Arbeit und Sozialordnung
Norbert Blüm

Der Bundesminister für Jugend, Familie, Frauen und Gesundheit
Rita Süssmuth

§ 49
Änderung der Strahlenschutzverordnung

Die Strahlenschutzverordnung in der Fassung der Bekanntmachung vom 30. Juni 1989 (BGBl. I S. 1321, 1926), zuletzt geändert durch Artikel 7 des Gesetzes vom 27. Juni 1994 (BGBl. I S. 1440), wird wie folgt geändert:

1. Dem § 6 Abs. 1 wird folgender Satz angefügt:
   „Anforderungen an die Beschaffenheit von Bestrahlungseinrichtungen mit radioaktiven Quellen und von radioaktiven Stoffen, die Medizinprodukte im Sinne des Medizinproduktegesetzes sind, richten sich nach dem Medizinproduktegesetz."
2. Dem § 19 wird folgender Satz angefügt:
   „§ 6 Abs. 1 Satz 4 gilt entsprechend."
3. Dem § 22 Abs. 1 wird folgender Satz angefügt:
   „Satz 1 gilt nicht für Vorrichtungen, die Medizinprodukte im Sinne des Medizinproduktegesetzes sind."
4. § 31 Abs. 1 Nr. 3 wird wie folgt geändert:
   Die Angabe „§ 42 Abs. 1, 3, 4 und 5" wird durch die Angabe „§ 42 Abs. 1, 3 bis 5 und 7" ersetzt.

5. Dem § 42 wird folgender Absatz 7 angefügt:
„(7) Wer eine Bestrahlungseinrichtung mit radioaktiven Quellen oder eine Anlage zur Erzeugung ionisierender Strahlen betreibt oder mit radioaktiven Stoffen umgeht, die Medizinprodukte im Sinne des Medizinproduktegesetzes sind, hat der zuständigen Behörde unverzüglich anzuzeigen, wenn der Verdacht besteht, daß diese nicht den Grundlegenden Anforderungen nach Maßgabe einer Rechtsverordnung nach § 5 Abs. 1 des Medizinproduktegesetzes entsprechen."

6. § 87 Abs. 2 Nr. 5 wird wie folgt geändert:
Nach der Angabe „§ 41 Abs. 7, auch in Verbindung mit Abs. 10 oder 12 Satz 1," wird die Angabe „§ 42 Abs. 7, auch in Verbindung mit einer Rechtsverordnung nach § 5 Abs. 1 des Medizinproduktegesetzes," eingefügt.

§ 50
Änderung der Röntgenverordnung

Die Röntgenverordnung vom 8. Januar 1987 (BGBl. I S. 114), zuletzt geändert durch die Verordnung vom 19. Dezember 1990 (BGBl. I S. 2949), wird wie folgt geändert:

1. § 3 Abs. 2 wird wie folgt geändert:

   a) In Nummer 7 Buchstabe b wird das Wort „und" durch ein Komma ersetzt.

   b) Nach der Nummer 7 wird folgende Nummer 7a eingefügt:
   „7a. bei einer Röntgeneinrichtung, die unter das Medizinproduktegesetz fällt, die sicherheitstechnischen und medizinischen Anforderungen und sonstigen Voraussetzungen des Medizinproduktegesetzes eingehalten werden und".

2. § 4 wird wie folgt geändert:

   a) In Absatz 1 Satz 1 wird nach dem Wort „ist" folgender Halbsatz eingefügt:
   „und die nicht in den Anwendungsbereich des Medizinproduktegesetzes fällt.".

   b) Absatz 1 Nr. 1 Buchstabe d wird aufgehoben.

   c) Nach Absatz 1 wird folgender Absatz 1 a eingefügt:
   „(1a) Wer eine Röntgeneinrichtung betreibt, die unter den Anwendungsbereich des Medizinproduktegesetzes fällt, bedarf der Genehmigung nach § 3 Abs. 1 nicht, wenn er die Inbetriebnahme der zuständigen Behörde spätestens zwei Wochen vorher anzeigt und der Anzeige neben den in Absatz 1 Nr. 1a, 3 und 4 genannten Unterlagen oder, soweit die Röntgeneinrichtung vor Inkrafttreten des Medizinproduktegesetzes betrieben wurde, den in Absatz 1 Nr. 1a, 1b, 1c, 2, 3 und 4 genannten Unterlagen die Bescheinigung einschließlich des Prüfberichtes eines von der zuständigen Behörde bestimmten Sachverständigen beifügt, aus denen hervorgeht, daß bei dem beabsichtigten Betrieb der Röntgeneinrichtung, insbesondere, wenn es sich um eine aus mehreren Komponenten zu-

sammengesetzte Anlage handelt, der Anlagenzustand geeignet, die Einrichtungen vorhanden und die Maßnahmen getroffen sind, um den dem Stand der Technik entsprechenden ausreichenden Schutz Beschäftigter, Dritter und der Allgemeinheit vor Strahlenschäden an Leben, Gesundheit und Sachgütern zu gewährleisten und um bei Röntgeneinrichtungen zur Untersuchung von Menschen die erforderliche Bildqualität mit einer möglichst geringen Strahlenexposition zu erreichen. Verweigert der Sachverständige die Erteilung der Bescheinigung, entscheidet auf Antrag die zuständige Behörde. Die Sachverständigenprüfung darf jedoch nicht jene Voraussetzungen zum Gegenstand haben, die im Rahmen des Medizinproduktegesetzes von der für das Inverkehrbringen von Medizinprodukten vorgeschriebenen Konformitätsbewertungsverfahren erfaßt sind. Erkennt der Sachverständige jedoch im Rahmen seiner Prüfung, daß die Röntgeneinrichtung oder Teile der Röntgeneinrichtung nicht den Grundlegenden Anforderungen nach einer Rechtsverordnung gemäß § 5 Abs. 1 des Medizinproduktegesetzes entsprechen, hat er die zuständige Behörde davon zu informieren, damit diese die dafür im Medizinproduktegesetz vorgesehenen Maßnahmen einleiten kann."

d) In Absatz 4 Satz 1 werden nach der Angabe „Absatz 1" ein Komma und die Angabe „1 a" eingefügt.

e) In Absatz 5 werden die Wörter „ist Absatz 1" durch die Wörter „sind die Absätze 1 und 1 a" ersetzt.

3. Nach § 11 wird folgender § 11 a eingefügt:

„§ 11 a
Ausnahmeregelungen

Die §§ 8 bis 11 gelten nicht für Röntgeneinrichtungen, die in den Anwendungsbereich des Medizinproduktegesetzes fallen."

4. Nach § 12 wird folgender § 12 a eingefügt:

„12 a
Pflichten des Betreibers einer zugelassenen
medizinischen Röntgeneinrichtung

Wer eine Röntgeneinrichtung betreibt, die unter den Anwendungsbereich des Medizinproduktegesetzes fällt, hat den Betrieb unverzüglich einzustellen, wenn die Einrichtung nicht mehr den Grundlegenden Anforderungen nach Maßgabe der Rechtsverordnung nach § 5 des Medizinproduktegesetzes entspricht."

5. In § 16 Abs. 1 Satz 3 werden nach der Angabe „§ 4 Abs. 1" ein Komma und die Angabe „1 a" eingefügt.

6. In § 18 Nr. 2 werden nach der Angabe „§ 4 Abs. 1 Nr. 1" die Wörter „oder nach § 4 Abs. 1 a" eingefügt.

7. In § 46 wird nach Nummer 6 folgende Nummer 6 a eingefügt:
„6 a. entgegen § 12 a den Betrieb einer Vorrichtung nicht oder nicht rechtzeitig einstellt".

Anlage I (zu § 2)

Begriffsbestimmungen

Im Sinne dieser Verordnung sind

1. Abnahmeprüfung:
   Prüfung der Röntgeneinrichtung einschließlich des Abbildungssystems, um festzustellen, daß bei dem vorgesehenen Betrieb die erforderliche Bildqualität mit einer möglichst geringen Strahlenexposition erreicht wird. Nach einer Änderung, die den Strahlenschutz beeinflussen kann, beschränkt sich die Abnahmeprüfung auf die Auswirkungen der Änderung auf den Strahlenschutz.

2. Betrieb:
   Eine Röntgeneinrichtung betreibt, wer sie eigenverantwortlich zur Erzeugung von Röntgenstrahlen verwendet oder dafür bereithält. Zum Betrieb gehört nicht die Erzeugung von Röntgenstrahlen im Zusammenhang mit der geschäftsmäßigen Prüfung, Erprobung, Wartung oder Instandsetzung der Röntgeneinrichtung. Röntgeneinrichtungen werden ferner nicht betrieben, soweit sie im Bereich der Bundeswehr oder des Zivilschutzes ausschließlich für den Verteidigungsfall geprüft, erprobt, gewartet, instandgesetzt oder bereitgehalten werden. Sätze 1 bis 3 gelten für Störstrahler entsprechend.

3. Beruflich strahlenexponierte Person:
   Person, die bei ihrer Berufsausübung oder bei ihrer Berufsausbildung mehr als ein Zehntel der Grenzwerte nach Anlage IV Tabelle 1 Spalte 2 erhalten kann. Es werden unterschieden:
   a) beruflich strahlenexponierte Personen der Kategorie A: Personen, die mehr als drei Zehntel der Grenzwerte nach Anlage IV Tabelle 1 Spalte 2 erhalten können,
   b) beruflich strahlenexponierte Personen der Kategorie B: Personen, die mehr als ein Zehntel bis höchstens drei Zehntel der Grenzwerte nach Anlage IV Tabelle 1 Spalte 2 erhalten können.

4. Bildqualität:
   Verhältnis zwischen den Strukturen eines Prüfkörpers und den Kenngrößen seiner Abbildung.

5. Effektive Dosis:
   Summe der nach Anlage IV Tabelle 2 gewichteten mittleren Äquivalentdosen in den einzelnen Organen und Geweben.

6. Eigensichere Kathodenstrahlröhre:
   Kathodenstrahlröhre, die den Vorschriften der Anlage III Nr. 6 entspricht.

7. Für den Strahlenschutz erforderliche Fachkunde:
   Theoretisches Wissen und praktische Erfahrungen

a) bei der Verwendung von Röntgeneinrichtungen und Störstrahlern sowie
b) im Strahlenschutz

auf dem jeweiligen Verwendungsbebiet.

8. Hochschutzgerät:

    Röntgeneinrichtung, die den Vorschriften der Anlage III Nr. 2 entspricht.

9. Körperdosis:

    Sammelbegriff für effektive Dosis und Teilkörperdosis.

10. Konstanzprüfung:

    Prüfung der Röntgeneinrichtung einschließlich des Abbildungssystems, durch die ohne mechanische oder elektrische Eingriffe festgestellt wird, ob eine bestimmte Bildqualität erhalten geblieben ist.

11. Ortsdosis:

    Äquivalentdosis für Weichteilgewebe, gemessen an einem bestimmten Ort.

12. Ortsdosisleistung:

    In einem kurzen Zeitintervall erzeugte Ortsdosis, dividiert durch die Länge des Zeitintervalls.

13. Personendosis:

    Äquivalentdosis für Weichteilgewebe, gemessen an einer für die Strahlenexposition repräsentativen Stelle der Körperoberfläche.

14. Röntgenbehandlung:

    Bestrahlung eines menschlichen oder tierischen Körpers oder einer Sache mit Röntgenstrahlen, um deren Beschaffenheit, Zustand oder Funktion zu beeinflussen.

15. Röntgeneinrichtung:

    Einrichtung, die zum Zwecke der Erzeugung von Röntgenstrahlen betrieben wird und die aus Röntgenstrahler und Röntgengenerator besteht; zur Röntgeneinrichtung gehören auch Anwendungsgeräte, Zusatzgeräte und Zubehör.

16. Röntgennachweisheft:

    Von Patienten freiwillig geführte schriftliche Unterlage zur Eintragung des Datums und der untersuchten Körperregion einer Röntgenuntersuchung durch den untersuchenden Arzt; der Bundesminister für Arbeit und Sozialordnung macht ein Muster im Bundesarbeitsblatt bekannt.

17. Röntgenstrahler:

    Die Röntgenröhre und das Röhrenschutzgehäuse, bei einem Einkesselgerät auch der Hochspannungserzeuger.

18. Röntgenuntersuchung:

Röntgendurchleuchtung, Röntgenaufnahme oder ein sonstiges Untersuchungsverfahren unter Anwendung von Röntgenstrahlen, um Beschaffenheit, Zustand oder Funktion eines menschlichen oder tierischen Körpers, einer Sache oder deren Teile sichtbar zu machen.

19. Schulen:

Öffentliche und private allgemeinbildende und berufsbildende Schulen sowie Bundeswehrfachschulen. Diese Schulen stehen gleich

a) Einrichtungen der Erwachsenenbildung und
b) Ausbildungsstätten für medizinisch-technische, chemo-technische, physikalisch-technische oder landwirtschaftliche Berufe oder Hilfsberufe oder für medizinische Hilfsberufe.

20. Schulröntgeneinrichtung:

Röntgeneinrichtung zum Betrieb im Zusammenhang mit dem Unterricht in Schulen, die den Vorschriften der Anlage III Nr. 4 entspricht.

21. Störstrahler:

Geräte oder Einrichtungen, die Röntgenstrahlen erzeugen, ohne daß sie zu diesem Zweck betrieben werden.

22. Teilkörperdosis:

Mittelwert der Äquivalentdosis über das Volumen eines Körperabschnittes oder eines Organs, im Falle der Haut über die kritische Fläche (1 cm^2 im Bereich der maximalen Äquivalentdosis in 70 Mikrometer Tiefe).

23. Vollschutzgerät:

Röntgeneinrichtung, die den Vorschriften der Anlage III Nr. 3 entspricht.

Anlage II (zu § 8 Abs. 1 Satz 1)

**Vorschriften
über die Bauart von Röntgenstrahlern,
die zur Anwendung von Röntgenstrahlen
auf Menschen oder auf Tiere bestimmt sind
(Röntgeneinrichtung für medizinische Zwecke)**

Bei Röntgenstrahlern für medizinische Zwecke darf die Ortsdosisleistung bei geschlossenem Strahlenaustrittsfenster und den vom Hersteller angegebenen Höchstbetriebswerten in 1 m Abstand vom Brennfleck nicht höher sein als

1 mSv/h für Röntgenuntersuchungen
1 mSv/h für Röntgenbehandlungen bis 100 Kilovolt und
10 mSv/h für Röntgenbehandlungen über 100 Kilovolt.

Die Lage des Brennflecks ist auf dem Gehäuse des Röntgenstrahlers zu markieren.

Röntgenstrahlern, die bei der Anwendung mit der Hand gehalten werden müssen, sind mit einer deutlich gekennzeichneten Griffstelle zu versehen, die so abgeschirmt ist, daß die Ortsdosisleistung bei abgedecktem Strahlenaustrittfenster in 2 cm Abstand von der Oberfläche der Griffstelle 1 mSv/h nicht überschreitet.

Anlage III (zu § 8 Abs. 1 Satz 1)

Vorschriften
über die Bauart von Röntgenstrahlern
und Röntgeneinrichtungen, die zur Anwendung
in den in § 30 bezeichneten Fällen bestimmt sind
(Röntgeneinrichtungen für nichtmedizinische Zwecke),
von Störstrahlern (§ 5 Abs. 3) und von eigensicheren Kathodenstrahlröhren (§ 5 Abs. 4)

1. **Röntgenstrahler**

    Bei Röntgenstrahlern in Röntgeneinrichtungen, bei denen der Untersuchungsgegenstand vom Schutzgehäuse nicht mit umschlossen wird, muß sichergestellt sein, daß die in Nummer 1.1 und 1.2 angegebenen Werte eingehalten werden.

    1.1 Bei Röntgenstrahlern für Röntgenbeugung, Mikroradiographie sowie Röntgenspektralanalyse darf die Ortsdosisleistung bei geschlossenen Strahlenaustrittsfenstern und den vom Hersteller oder Einführer angegebenen Höchstbetriebswerten in 0,5 m Abstand von Brennfleck 25 µSv/h nicht überschreiten.

    1.2 Bei den übrigen Röntgenstrahlern darf die Ortsdosisleistung bei geschlossenen Strahlenaustrittsfenstern und den vom Hersteller oder Einführer angegebenen Höchstbetriebswerten in 1 m Abstand vom Brennfleck folgende Werte nicht überschreiten:

    1.2.1 bei Nennspannungen bis 200 Kilovolt 2,5 mSv/h,

    1.2.2 bei Nennspannungen über 200 Kilovolt 10 mSv/h,

    1.2.3 bei Nennspannungen über 200 Kilovolt nach Herunterregeln auf eine Röhrenspannung von 200 Kilovolt 2,5 mSv/h.

2. **Hochschutzgeräte**

    Bei Hochschutzgeräten muß sichergestellt sein, daß

    2.1 das Schutzgehäuse außer der Röntgenröhre oder dem Röntgenstrahler auch den zu behandelnden oder zu untersuchenden Gegenstand vollständig umschließt,

    2.2 die Ortsdosisleistung im Abstand von 0,1 m von der berührbaren Oberfläche des Schutzgehäuses – ausgenommen Innenräume nach Nummer 2.3.1 – bei den vom Hersteller oder Einführer angegebenen maximalen Betriebsbedingungen 25 µSv/h nicht überschreitet,

2.3 die Röntgenröhre oder der Röntgenstrahler nur bei vollständig geschlossenem Schutzgehäuse betrieben werden kann. Dies gilt nicht für

2.3.1 Schutzgehäuse, in die ausschließlich hineingefaßt werden kann, wenn die Ortsdosisleistung im Innenraum bei den vom Hersteller angegebenen maximalen Betriebsbedingungen 0,25 mSv/h nicht überschreitet, oder

2.3.2 für Untersuchungsverfahren, die einen kontinuierlichen Betrieb des Röntgenstrahlers erfordern, wenn die Ortsdosisleistung im Innern des geöffneten Schutzgehäuses 25 µSv/h nicht überschreitet.

3. Vollschutzgeräte

Bei Vollschutzgeräten muß

3.1 sichergestellt sein, daß

3.1.1 das Schutzgehäuse außer der Röntgenröhre oder dem Röntgenstrahler auch den zu behandelnden oder zu untersuchenden Gegenstand vollständig umschließt,

3.1.2 die Ortsdosisleistung im Abstand von 0,1 m von der berührbaren Oberfläche des Schutzgehäuses 7,5 µSv/h bei den vom Hersteller angegebenen maximalen Betriebsbedingungen nicht überschreitet,

3.2 durch zwei voneinander unabhängige Einrichtungen sichergestellt sein, daß

3.2.1 die Röntgenröhre oder der Röntgenstrahler nur bei vollständig geschlossenem Schutzgehäuse betrieben werden kann oder

3.2.2 bei Untersuchungsverfahren, die einen kontinuierlichen Betrieb des Röntgenstrahlers erfordern, das Schutzgehäuse – während der Röntgenstrahler betrieben wird – nur bei geschlossenem Strahlenaustrittsfenster des Röntgenstrahlers geöffnet werden kann und hierbei im Inneren des Schutzgehäuses 7,5 µSv/h nicht überschritten werden.

4. Schulröntgeneinrichtungen

Bei Schulröntgeneinrichtungen muß sichergestellt sein, daß

4.1 die Ortsdosisleistung im Abstand von 0,1 m von der Außenfläche des Schutzgehäuses 7,5 µSv/h bei den vom Hersteller oder Einführer angegebenen maximalen Betriebsbedingungen nicht überschreitet,

4.2 die Schulröntgeneinrichtung nur bei vollständig geschlossenem Schutzgehäuse betrieben werden kann,

4.2 die vom Hersteller oder Einführer angegebenen maximalen Betriebsbedingungen nicht überschritten werden können.

5. **Störstrahler**

Bei bauartzulassungspflichtigen Störstrahlern muß sichergestellt sein, daß

5.1 die Ortsdosisleistung im Abstand von 0,1 m von der Oberfläche des Störstrahlers 1,0 µSv/h bei den vom Hersteller oder Einführer angegebenen maximalen Betriebsbedingungen nicht überschreitet,

5.2 der Störstrahler aufgrund technischer Maßnahmen nur dann betrieben werden kann, wenn die dem Strahlenschutz dienenden Einrichtungen vorhanden und wirksam sind.

6. **Eigensichere Kathodenstrahlröhren**

Bei eigensicheren Kathodenstrahlröhren muß durch eine Stückprüfung festgestellt sein, daß

6.1 der Strahlschutz allein durch den Kolben der Röhre sichergestellt ist,

6.2 die Ortsdosisleistung in 0,1 m Abstand vom Kolben der Röhre bei den vom Röhrenhersteller oder Röhreneinführer festgelegten höchstzulässigen Werten des Röhrenstroms und der Röhrenspannung 1,0 µSv/h nicht überschreitet,

6.3 die Röhre mit dem Kennzeichen „Eigensichere Kathodenstrahlröhre nach Anlage III Röntgenverordnung" versehen ist.

Anlage IV (zu § 21 Abs. 1 Satz 2, §§ 31, 32 Abs. 1, § 35 Abs. 2 und 3, § 40 Abs. 1)

Werte[1] der Körperdosen für beruflich strahlenexponierte Personen

Tabelle 1

Körperdosis	Werte der Körperdosis für beruflich strahlenexponierte Personen im Kalenderjahr der	
	Kategorie A	Kategorie B
1	2	3
Effektive Dosis	50 mSv	15 mSv
1. Teilkörperdosis: Keimdrüsen, Gebärmutter rotes Knochenmark	50 mSv	15 mSv
2. Teilkörperdosis: Alle Organe und Gewebe, soweit nicht unter 1., 3. oder 4. genannt	150 mSv	45 mSv
3. Teilkörperdosis: Schilddrüse, Knochenoberfläche, Haut, soweit nicht unter 4 genannt	300 mSv	90 mSv
4. Teilkörperdosis: Hände, Unterarme, Füße, Unterschenkel, Knöchel, einschl. der dazugehörigen Haut	500 mSv	150 mSv

[1] Zur Berechnung der effektiven Dosis bei einer Ganz- oder Teilkörperexposition werden die Äquivalentdosen der in Tabelle 2 genannten Organe und Gewebe mit den Wichtungsfaktoren der Tabelle 2 multipliziert und die so erhaltenen Produkte addiert.

Tabelle 2

Organe und Gewebe	Wichtungsfaktoren
1. Keimdrüsen	0,25
2. Brust	0,15
3. rotes Knochenmark	0,12
4. Lunge	0,12
5. Schilddrüse	0,03
6. Knochenoberfläche	0.03
7. andere Organe und Gewebe[2]: Blase, oberer Dickdarm, unterer Dickdarm, Dünndarm, Gehirn, Leber, Magen, Milz, Nebenniere, Niere, Bauchspeicheldrüse, Thymus, Gebärmutter	je 0,06

[2] Zur Bestimmung des Beitrags der anderen Organe und Gewebe bei der Berechnung der effektiven Dosis ist die Teilkörperdosis für jedes der fünf am stärksten strahlenexponierten anderen Organe oder Gewebe zu ermitteln. Die Strahlenexposition aller übrigen Organe und Gewebe bleibt bei der Berechnung der effektiven Dosis unberücksichtigt.

Anlage V (zu § 37 Abs. 7 Satz 2)

Ärztliche Bescheinigung

über das Ergebnis der
Erstuntersuchung vom _____
erneuten Beurteilung oder Untersuchung vom _____
nach den §§ 37 und 40 der Röntgenverordnung
Strahlenschutzverantwortlicher
(Unternehmer, Dienststelle usw.)

_____ | Personalnummer _____
_____ | Kennummer _____

Name _____ Vorname _____ Geburtstag _____
Wohnort _____ Straße _____
wurde von mir am _____ untersucht.

Beurteilung

Es bestehen derzeit gegen eine Beschäftigung im Bereich ionisierender Strahlung:

I   Keine Bedenken
II Bedenken gegen Tätigkeit im Kontrollbereich

Bemerkungen:
Erneute Beurteilung oder nächste Untersuchung: _____

		Stempel mit Anschrift
Ort, Datum	Unterschrift	des ermächtigten Arztes

Leitlinien der Bundesärztekammer zur Qualitätssicherung in der Röntgendiagnostik

– Qualitätskriterien röntgendiagnostischer Untersuchungen –

Überarbeitete und ergänzte Fassung* gemäß Beschluß des Vorstandes der Bundesärztekammer vom 21. April 1995

Inhaltsübersicht

Präambel

I. Ärztliche Qualitätsforderungen

II. Aufnahmetechnische Leitlinien

III. Ärztliche Qualitätsforderungen bei Neugeborenen, Säuglingen, Kindern und Jugendlichen

IV. Physikalische Größen des Bilderzeugungssystems

V. Übersichten zu Qualitätskriterien röntgendiagnostischer Untersuchungen

VI. Katalog diagnostischer Qualitätskriterien und aufnahmetechnischer Hinweise bei Röntgenuntersuchungen
- Thorax
  - Thorax pa/ap
  - Thorax seitlich
- Skelett/Extremitäten
  - Hüftgelenk und Oberschenkel
  - Schulter, Oberarm, Rippen, Sternum, Kniegelenk, Unterschenkel
  - Ellenbogen, Unterarm, Sprunggelenk, Fußwurzel
  - Hand, Finger, Vorfuß, Zehen
- Schädel
- Wirbelsäule
  - Halswirbelsäule
  - Brustwirbelsäule
  - Lendenwirbelsäule ap
  - Lendenwirbelsäule seitlich
- Becken und Sacrum
  - Becken
  - Sacrum seitlich
- Gallenblase und Gallenwege
- Magen und Duodenum
- Dünndarm
- Kolon
- Harntrakt

---

* Veröffentlicht im Deutschen Ärzteblatt **92**, Heft 34/35, 28. August 1995, Seiten A2272–A2285.

- Abdomen
- Mamma
- Zähne
- Angiographie
  - Arteriographie
  - Arteriographie der supraaortalen Äste und Hirngefäße
  - Arterien des Beckens und der unteren Extremitäten
  - Arteriographie der Bauchaorta und ihrer Äste
- Ascendierende Bein-Becken-Phlebographie

Präambel

Die Qualität der radiologischen Diagnostik wird bestimmt durch die kritische ärztliche Indikation mit festgelegter Fragestellung, die optimierte Durchführung der Untersuchung, die Darstellung der diagnostisch wichtigen Bildinformationen mit einer medizinisch vertretbar niedrigen Strahlenexposition und die fachkundige Auswertung der Untersuchung und der dokumentierten Ergebnisse im Befundbericht

Die Leitlinien fassen die ärztlichen Qualitätsforderungen, die Empfehlungen für die Aufnahmetechnik und die physikalischen und technischen Parameter des Bilderzeugungssystems zusammen, mit denen eine gute diagnostische Qualität zu erreichen ist. Diese Leitlinien beschreiben den derzeitigen medizinischen Standard und den Stand der Technik der radiologischen Basisuntersuchungen.

I. Ärztliche Qualitätsforderungen

Die ärztlichen Qualitätsforderungen umfassen

- charakteristische Bildmerkmale,
- wichtige Bilddetails und
- kritische Strukturen.

(1) Die charakteristischen Bildmerkmale beschreiben organtypische Bildelemente und Strukturen, die im Röntgenbild eines Körperabschnittes bei Wahl typischer Projektionen gut wahrnehmbar und erkennbar dargestellt sein sollen.

(2) Die wichtigen Bilddetails geben die Abmessungen von Einzelstrukturen und Musterelementen im Röntgenbild an, die als charakteristische Teile des Gesamtbildes wesentliche diagnostische Bedeutung besitzen und ausreichend wahrnehmbar dargestellt sein sollen. Sie sind zum Teil das Ergebnis von Vielfachüberlagerungen kleiner, nicht direkt abgebildeter anatomischer Substrate.

(3) Die kritischen Strukturen heben die Merkmale des Röntgenbildes hervor, die für die diagnostische Aussage wichtig und für die Qualität des Bildes repräsentativ sind.

II. Aufnahmetechnische Leitlinien

Die technischen Mindestanforderungen an die Röntgeneinrichtung (Generatortyp und -leistung, Brennflecknennwert, Grenzwerte der Schaltzeit, der Dosis und Dosisleistung) sind in der Anlage I der „Richtlinie für Sachverständigenprüfungen nach RöV", 1994 und in den Qualifikationsvoraussetzungen gem. § 135 Abs. 2 SGB V von 10. 2. 93 (Vereinbarung zur Strahlendiagnostik und -therapie) in der jeweils gültigen Fassung festgelegt.

(1) Die Untersuchungs- und Aufnahmetechnik muß dem Stand der Technik entsprechen. Die aufnahmetechnischen Leitlinien führen typische Daten für die wesentlichen Faktoren auf, mit denen die geforderte adäquate Bildqualität erreicht werden kann.
Von den Leitlinien darf bei speziellen Fragestellungen und besonderen Voraussetzungen nur begründet abgewichen werden, die Begründung ist zu dokumentieren.

(2) Als Aufnahmeeinrichtung sind angegeben Rastertisch/Rasterwandgerät mit Streustrahlenraster oder Aufnahmetisch ohne Verwendung eines Rasters sowie Durchleuchtungsgerät oder Spezialeinrichtung.
Aufnahmeeinstellungen erfolgen allgemein in Standardprojektionen, Projektionsänderungen sind abhängig von der Fragestellung.
Objektangepaßte Filmformate sind zu verwenden. Die Feldeinblendung soll am Bildrand sichtbar sein. Der Gonadenschutz ist besonders zu beachten.

(3) Die Filmidentifikation muß durch dauerhafte Angabe des Namens und der Anschrift der ausführenden Stelle, des Namens, Vornamens und Geburtsdatums des Patienten und des Untersuchungsdatums erfolgen (DIN 6827 Teil 4).

(4) Die Seitenbezeichnung, Aufnahmeeinstellung und Projektionsrichtung müssen auf dem Röntgenbild gekennzeichnet sein (zum Beispiel Angabe des Strahlenganges und der Röntgenröhrenposition, der Körperlage – Stehen oder Liegen –, bei Schrägprojektionen Angabe der filmnahen Körperseite, Funktionsaufnahmen) (DIN 6848 Teil 1).

(5) Die Aufnahmespannung wird als Einstellwert der Spitzenspannung der Röntgenröhre bei Einsatz eines 6-Puls- oder 12-Puls-Generators oder eines Konvertergenerators angegeben. Dabei sind die Aufnahmespannungen als Richtwerte genannt.

(6) Die Brennfleckgröße ist als Brennflecknennwert aufgeführt (DIN 6823 Teil 2).

(7) Die Gesamtfilterung umfaßt alle zwischen Fokus und Patient befindlichen Filterschichten. Die Härtungsgleichwerte in mm Al sind nach DIN 6815 den Leitlinien zugrunde gelegt. Gesondert werden Zusatzfilterungen insbesondere bei Kindern aufgeführt, dabei soll die Aufnahmespannung aber nicht herabgesetzt werden.

(8) Der Fokus-Film-Abstand wird bei den leistungsfähigen Strahlenerzeugungssystemen mit Übertischröhrenanordnung am Rastertisch

oder Rasterwandgerät in der Regel mit 115 cm (100–150) und am Aufnahmetisch bei Kassettenlage auf der Tischplatte mit 105 cm (100–120) gewählt. Größere Abstände sind zusätzlich in Klammern aufgeführt. Sie können die Bildqualität z. B. bei Aufnahmen des Schädels, des Thorax und der Wirbelsäule im Stehen verbessern.

(9) Bei Aufnahmen mit Belichtungsautomatik ist das zu wählende Meßfeld angegeben. Der Abschaltwert der Bildempfängerdosis ist im wesentlichen durch die Aufnahmespannung und die Empfindlichkeit der Film-Folien-Systeme bestimmt. Dabei ist die kürzeste Schaltzeit zu beachten.

(10) Die Expositionszeit wird als oberer Richtwert der Schaltzeit in ms angegeben.

(11) Beim Streustrahlenraster wird der bevorzugte Rastertyp mit Angabe des Schachtverhältnisses r genannt, dabei soll die Lamellenzahl bei bewegtem Raster mindestens 36/cm und bei stehendem mindestens 60/cm betragen. Stehende Viellinienraster weisen bei gleicher Selektivität ein höheres Schachtverhältnis r auf. Spezialraster z. B. bei Mammographie.

(12) Die Wahl der geeigneten Film-Folien-Systeme (FFS) ist für die erforderliche diagnostische Information und die Größe der Strahlenexposition von entscheidender Bedeutung. Die Empfindlichkeit S eines Film-Folien-Systems ist das quantitative Maß des Ansprechvermögens auf die Strahleneinwirkung unter vorgegebenen Bedingungen. Die Dosis K_s des FFS wird dabei nach DIN 6867 Teil 1 (neu) bzw. ISO 9236/1 für die Nettodichte 1,0 der belichteten und verarbeiteten Filme für vier Strahlenqualitäten (50, 70, 90, 120 kV) hinter Phantomen ermittelt, die die in der Praxis gegebenen Bedingungen (Extremitäten, Schädel, LWS und Dickdarm, Thorax) annähernd simulieren. Die Empfindlichkeit S errechnet sich in Abhängigkeit von der Dosis K_s nach der Formel $S = K_0/K_s$, wobei $K_0 = 1000\,\mu Gy$ ist, d. h. $K_s = 5\,\mu Gy$ entspricht $S = 200$, $K_s = 2,5\,\mu Gy$ entspricht $S = 400$, $K_s = 1,2\,\mu Gy$ entspricht $S = 800$ (s. Tabelle 1).

Tabelle 1. Dosis K_s und Grenzwert des visuellen Auflösungsvermögens bei Direktaufnahmen mit Film-Folien-Systemen nach DIN 6868 T50

Dosisbedarf K_s (μGy)	Empfindlichkeit S[1]	Grenzwerte des visuellen Auflösungsvermögens R_{Gr} (mm^{-1})
40,00	25	4,8
20,00	50	4,0
10,00	100	3,4
5,0	200	2,8
2,50	400	2,4
1,25	800	2,0

[1] Für Zwischenwert sind die entsprechenden Werte aus $K_S = \frac{1000\mu Gy}{S}$ zu ermitteln und R_{Gr} entsprechend anzupassen.

Beim Messen mit den verschiedenen Strahlenqualitäten wird die Spannungsabhängigkeit der Empfindlichkeit S der verschiedenen Film-Folien-Systeme deutlich, die vor allem bei niedrigen Spannungen ≤ 65 kV wegen der Abnahme von S beachtet werden muß.

Wenn ein einziger Orientierungswert für die Systemempfindlichkeit aus praktischen Gründen angegeben wird, soll der Wert für 70 kV (Schädel) verwendet werden. Dieser Wert der Empfindlichkeit eines Film-Folien-Systems wird auch der groben Einteilung in Empfindlichkeitsklassen (SC) zugrunde gelegt, wobei sich die Empfindlichkeit von Klasse zu Klasse jeweils verdoppelt oder halbiert.

Unter Berücksichtigung der Spannungsabhängigkeit von S bei einem Teil der Folien wird bei Spannungen ≤ 65 kV für K_s ein unterer Grenzwert für die einzelnen Empfindlichkeitsklassen (SC) angegeben und zwar für SC 200 – $K_s ≤ 8$ μGy, SC 400 – $K_s ≤ 3$ μGy und SC 800 – $K_s ≤ 1,5$ μGy.

Die bei der Abnahmeprüfung (DIN 6868 Teil 50) ermittelte Nenndosis K_N darf $1,6 \times K_s$ nicht überschreiten.

Die hochempfindlichen dosissparenden Film-Folien-Systeme sind stets einzusetzen, wenn damit die geforderte diagnostische Bildqualität erreicht wird. Die wesentlichen Kenngrößen der Film-Folien-Systeme (S, Dichtekurve, G, MÜF, spektrale Empfindlichkeit des Films und optisches Spektrum der Folie) müssen vom Hersteller in einem Datenblatt beschrieben sein. Der Typ der Verstärkungsfolie und des Filmes muß mit Angabe des Herstellers, des Typs und nach Möglichkeit der Emulsionsnummer oder einer ähnlichen Kodierung auf dem verarbeiteten Film erkennbar sein.

Da das Rauschen bei den einzelnen Film-Folien-Systemen vor allem bei hoher Empfindlichkeit unterschiedlich stark ist und den Informationsgehalt des Bildes deutlich einschränken kann, muß die Höhe des Rauschens (Wiener-Spektrum, visueller Eindruck) bei der Wahl des geeigneten FFS unbedingt berücksichtigt werden.

Wenn in einem Film-Folien-System eine Systemkomponente (Verstärkungsfolie, Film, Filmverarbeitung, Entwicklertyp) geändert wird, muß festgestellt werden, ob die optimale Empfindlichkeitsausnutzung des neuen Systems erreicht (DIN 6868 Teil 2, Teil 55) und die Möglichkeit der Dosisersparnis ausgeschöpft wird.

(13) Die digitale Radiographie mit Speicherfolie und geeigneter Bildverarbeitung muß die diagnosewichtigen Informationen darstellen, wie sie in den organtypischen Bildmerkmalen und Details für die einzelnen Körperregionen beschrieben sind. Dabei soll die Einfalldosis diejenige der sonst vorgeschriebenen bei Film-Folien-Kombinationen nicht überschreiten. Es ist zu beachten, daß die direkte Abhängigkeit zwischen optischer Dichte und Dosis nicht besteht.

Wenn in der digitalen Radiographie andere Detektoren wie z. B. Selen angewendet werden, darf die Patientendosis diejenige bei sonst eingesetzten Film-Folien-Kombinationen nicht überschreiten.

(14) Aufnahmen vom Ausgangsschirm des Bildverstärkers werden als Indirektradiographie vor allem bei Kontrastmitteluntersuchungen

(Speiseröhre, Magen, Dickdarm, Harnwege, Miktionsurethrozystographie bei Säuglingen und Kindern), als Cineradiographie (Herz, Schluckakt) oder als digitale Bildverstärker-Radiographie (DBR) angefertigt. Die Anwendung dieser Techniken hängt von der ärztlichen Fragestellung ab, da die Auflösung der Systeme z. T. deutlich eingeschränkt ist (s. Tabelle 2).

Tabelle 2. Dosis K_s und Grenzwerte des visuellen Auflösungsvermögens bei Aufnahmen vom Ausgangsschirm des Bildverstärkers (Nenndurchmesser 25 cm)

	Dosis K_s in µGy	Grenzwerte des visuellen Auflösungsvermögens R_{Gr} (mm^{-1})
Bildverstärkeraufnahmen (100 × 100 mm)	≤ 2,0	≥ 2,0
Kino-Technik	≤ 0,2	≥ 1,0
Digitale BV-Radiogr. Matrix 1000 × 1000	≤ 2,5	≥ 1,4

(15) Die Röntgenfernsehdurchleuchtung muß mit einer möglichst niedrigen BV-Eingangsdosisleistung (um 0,2 µGy/s) eine ausreichende Erkennbarkeit der diagnostisch wichtigen Strukturen erreichen. Der obere Wert von 0,6 µGy/s darf nur aus zwingenden Gründen überschritten und die Hochkontrastdurchleuchtung nur kurzzeitig eingesetzt werden. Bei digitaler Durchleuchtung sind die Möglichkeiten zur Dosisersparnis wie gepulste Durchleuchtung, „Last image hold" und die Technik der „gleitend gewichteten Mittelwertbildung" zu nutzen. Auf die objektangepaßte Einblendung ist besonders zu achten. Die Durchleuchtungszeit ist möglichst kurz zu halten.

(16) Die Strahlenexpositionen des Patienten muß aus den Aufzeichnungen nach § 28 RöV zu ermitteln sein. Diese Angaben enthalten die Standarddaten, die individuellen Untersuchungsparameter und die personenbezogenen Daten. Die Mitmessung des Dosisflächenproduktes, das vor allem bei längeren Durchleuchtungszeiten bestimmt werden muß, ermöglicht eine relativ zuverlässige Schätzung der Patientenexposition. Die Schätzung der Organdosis wird durch die Ermittlung der Kenndosis (Energiedosis der Primärstrahlung gemessen in Luft in einem bestimmten Abstand [z. B. 1 m] vom Fokus) oder der Einfalldosis erleichtert, die im Rahmen der Prüfungen nach § 16 RöV gemessen werden kann. Ausgehend von der Einfalldosis oder dem Dosisflächenprodukt und den vorliegenden organbezogenen Konversionsfaktoren lassen sich die Organdosen und die Patientendosis realistisch schätzen.

(17) Der Strahlenschutz verpflichtet, die geforderte diagnostische Information mit einer vertretbar niedrigen Strahlendosis zu erreichen. Die erforderlichen Strahlenschutzmittel sind in Anlage III zur „Richt-

linie für Sachverständigenprüfungen nach Röntgenverordnung" von 1994 in Anlehnung an DIN 6813 zusammengestellt. Diese Patientenschutzmittel müssen bei jeder röntgendiagnostischen Einrichtung bereitgehalten werden.

Bei standardisierter Lagerung und Einstellung ist eine korrekte objekt- und fragestellungsbezogene Einblendung notwendig. Dabei soll nach Möglichkeit die Einblendung am Bildrand erkennbar sein. Eine zusätzliche Bleiabdeckung der an den Rand des Strahlenfeldes angrenzenden Körperabschnitte ist vor allem bei Kindern und jüngeren Patienten wichtig. Bei Männern müssen bei allen Röntgenuntersuchungen des Abdomens, des Harntrakts, des Magen-Darm-Traktes sowie des Beckens und der Lendenwirbelsäule grundsätzlich umschließende Hodenkapseln angewandt werden.

Bei entfernteren Strahlenfeldern genügt eine Gonaden- oder Patientenschutzschürze, hierzu gehören auch die Thoraxuntersuchungen.

Bei weiblichen Personen ist die Anwendung eines Ovarienschutzes als direkte Abdeckung oder als indirekter Ovarienschutz durch Einschieben einer Bleiplatte in die Tiefenblende grundsätzlich zu fordern, soweit hierdurch der Informationsgehalt der Untersuchung nicht wesentlich eingeschränkt wird oder die Wahrscheinlichkeit von Wiederholungsaufnahmen nicht deutlich erhöht wird.

Bei Mädchen und Frauen soll bei Aufnahmen des Thoraxbereiches wegen des strahlensensiblen Mammagewebes der dorso-ventrale Strahlengang gewählt werden. Dieses gilt auch für Bettaufnahmen des Thorax, die im Sitzen in aufrechter Haltung des Oberkörpers angefertigt werden können.

III. Ärztliche Qualitätsforderungen bei Neugeborenen, Säuglingen, Kindern und Jugendlichen

(1) Die Fragestellungen in diesen Lebensaltern sind in vielen Fällen andere als bei erwachsenen Patienten. Bei diesen besonderen Indikationen kann durch eine genaue Anpassung der Untersuchungsbedingungen in Planung und Durchführung die Strahlenexposition des Patienten geringer gehalten werden. Außerdem bestehen in den einzelnen Lebensaltern besondere Untersuchungs- und Abbildungsbedingungen, die bei der Qualitätssicherung berücksichtigt werden müssen. Speziell ist für eine korrekte Ruhigstellung Sorge zu tragen.

(2) Allgemein gültige, organspezifische Qualitätskriterien können in diesen Altersgruppen nicht für alle Fälle berücksichtigt werden. Vielmehr ist für den Einzelfall eine individuelle Überprüfung der Planungs-, Durchführungs- und Bildqualität in bezug auf die jeweilige Fragestellung erforderlich.

(3) Im Katalog diagnostischer Qualitätskriterien, aufnahmetechnischer Hinweise und physikalischer Größen des Bilderzeugungssystems werden die für Neugeborene, Säuglinge und Kinder (DIN 6814 Teil 5) geltenden Kriterien als pädiatrische Besonderheiten aufgeführt. Diese sind bei allen Röntgenuntersuchungen dieser Altersgruppe zu

berücksichtigen. Sie modifizieren die für die Untersuchung erwachsener Patienten gültigen Kriterien oder sind zusätzlich zu beachten (s. Qualitätskriterien für Röntgenaufnahmen in der Pädiatrie, Europäische Kommission 1992). In Bezug auf die wichtigen Bilddetails kann, wenn ein entsprechender Hinweis fehlt, eine Verdoppelung der angegebenen unteren Werte toleriert werden.

(4) Bei Aufnahmen am Körperstamm von Säuglingen, Kleinkindern und Kindern müssen Generatoren, die die Einstellung einer kürzesten Schaltzeit von ≤ 5 ms erlauben, und Film-Folien-Systeme einer Empfindlichkeitsklasse von ≥ 400 bezogen auf die jeweils geforderte Röhrenspannung eingesetzt werden. (Anlage I Richtlinie Sachverständigen-Prüfungen nach RöV 1994 und ISO 9236). Die Schaltzeiten sollten aufgezeichnet werden.

(5) Streustrahlenraster ($r = 8$) sind erst bei Körperdurchmessern größer als 12–15 cm erforderlich und einzusetzen. An Durchleuchtungsgeräten für Kinder sollte das Raster auf einfache Weise entfernt werden können.

(6) Auf exakte Einblendung des Nutzstrahlenfeldes mit erkennbaren Feldgrenzen und Bleiabdeckung der angrenzenden Körperabschnitte und der Gonaden ist besonders zu achten.

(7) Für eine ausreichende Immobilisation und exakte Projektion ist Sorge zu tragen. Bei nicht kooperierenden Kindern sollte das Halten durch Eltern, Pflege- oder Assistenzpersonal nur als Ausnahme und bei besonderen Fragestellungen und unter Verwendung von Strahlenschutzmitteln erfolgen.

IV. Physikalische Größen des Bilderzeugungssystems

(1) Die aufnahmetechnischen Leitlinien, die die Verwirklichung der ärztlichen Qualitätsforderungen zum Ziel haben, bestimmen die physikalischen Parameter des Bilderzeugungssystems. Sollten die ärztlichen Forderungen nicht erreicht werden, empfiehlt es sich, die Aufnahmetechnik durch Überprüfung der physikalischen Parameter des Bilderzeugungssystems zu kontrollieren. Die angegebenen Grenzwerte sollen nach Durchführung korrigierender Maßnahmen eingehalten werden.

(2) Die nachfolgend aufgeführten physikalischen Parameter mit ihren Grenzwerten sind auf die zu untersuchende Körperregion abzustimmen, damit ein hinreichender Aussagewert bei der Bilderzeugung erreicht wird. Zur Festlegung und Überprüfung erscheinen Prüfkörper der DIN-Reihe 6868 und körperregionadäquate Phantome geeignet.

(3) Die optische Dichte (D) in der Dominanten der Röntgenaufnahme (auch im Meßfeldbereich des Belichtungsautomaten) ist für den diagnostischen Informationsgehalt von wesentlicher Bedeutung.

(4) Das visuelle Auflösungsvermögen (Erkennbarkeitsgrenze der Ortsfrequenz in Lp/mm) gibt einen Anhalt für die Wahrnehmung kleiner Details. Aussagefähiger sind die Modulationsübertragungsfunktion, das Signal-Rausch-Verhältnis und das Kontrast-Detail-Diagramm.

(5) Der Kontrast innerhalb der Wiedergabe einer Körperregion wird durch den Strahlenkontrast (Objektkontrast) und den Filmkontrast beeinflußt. Da der mögliche Strahlenkontrast über das Minimierungsgebot für die Strahlenexposition weitgehend festgeschrieben ist, hängt die Abbildung einer Körperregion mit ihren charakteristischen Bildmerkmalen entscheidend von den Eigenschaften des verwendeten Röntgenfilmes ab, wobei der mittlere Gradient $\bar{G}$ in ausreichendem Maße die Filmgradation kennzeichnet.

(6) Der Bildkontrast kann als Differenz der optischen Dichte (ΔD) zweier Stufen eines Stufenkeiles im Prüfkörperbild angegeben werden. Allgemein gültige Toleranzen für den Kontrast sind nur schwer festzulegen, da außer den Aufnahmedaten auch die Gradation des Filmes und die Art der Filmverarbeitung maßgeblich beteiligt sind.

(7) Der Einfluß des Rauschens und der Körnigkeit auf die Detailerkennbarkeit kann in kritischen Fällen durch die Bestimmung des Wiener-Spektrums oder das Kontrast-Detail-Diagramm geschätzt werden.

(8) Die Bildempfängerdosis (K_B) für eine bestimmte optische Dichte im Bild eines Prüfkörpers, beziehungsweise die Bildempfängerdosis für die Nettodichte 1 (K_N = Nenndosis) werden nach DIN 6868 Teil 50 bestimmt. Sie gestatten Rückschlüsse auf die Strahlenexposition des Patienten.

(9) Die in der Röntgenverordnung und in der Richtlinie zur Durchführung der Qualitätssicherung nach § 16 der RöV vorgesehenen Abnahme- und Konstanzprüfungen erfolgen nach der DIN-Reihe 6868. Ihre Ergebnisse sind für die Erfüllung der ärztlichen Qualitätsforderungen und der aufnahmetechnischen Leitlinien von wesentlicher Bedeutung.

Grenzwerte der physikalischen Größen für alle Körperregionen

(10) Die mittlere optische Dichte D der Röntgenaufnahmen mit Film-Folien-Systemen, angegeben als Bruttodichte, liegt für die Beurteilung günstig im Bereich D $1,2 \pm 0,2$. Werte D < 0,4 (0,6) und D > 2,2 gehen in der Regel mit einer Einschränkung des Informationsgehaltes einher. Die Dichte von Schleier und Unterlage soll D = 0,25 nicht überschreiten. Ausnahme der mittleren optischen Dichte z. B. bei Mammographie.

(11) Der Grenzwert des visuellen Auflösungsvermögens soll in der Regel größer als 2,4 Lp/mm sein. Er kann unterschritten werden, wenn die Strahlenexposition bewußt niedriger gehalten werden soll und der Informationsverlust nicht kritisch ist (s. Tabelle 1). Höherer Wert bei Mammographie.

(12) Strahlenkontrast und Filmkontrast sollen so aufeinander abgestimmt sein, daß die diagnosewichtigen Strukturen im Dichtebereich 0,6–2,2 (Bildkontrast 1,6) dargestellt sind. Der Einfluß des Kontrastes kann im Falle der Nichterfüllung der ärztlichen Qualitätsforderungen mit einem Testkörper, im Kontrast-Detail-Diagramm oder mit einem patientenäquivalenten Phantom untersucht werden.

(13) Der aus der sensitometrischen Kurve ermittelte mittlere Gradient G soll für die Standardfilme zwischen 2,5 und 3,2 liegen. Es ist zu bedenken, daß Filme mit höheren Gradienten den darstellbaren Objektumfang einengen. Für Lungenaufnahmen, aber auch Aufnahmen anderer Körperabschnitte haben sich sogenannte „L-Filme" (L: Latitude) bewährt, deren mittlerer Gradient G zwischen 2,2 und 2,7 liegt.

(14) Die mittlere optische Dichte von Aufnahmen einer bestimmten Körperregion, die mit der selben Röntgeneinrichtung angefertigt werden, soll nicht mehr als D ± 0,3 variieren. Bei Verwendung von Standardfilmen bedeutet dies in der Regel, daß die Schwankungen der Exposition durch das strahlenerzeugende System (Generator, Röhre, Belichtungsautomatik u. a.) und die Schwankungen der Empfindlichkeit S des Aufzeichnungssystems (Film-Folien-Kombination und Filmverarbeitung) gemeinsam ± 25% nicht übersteigen dürfen.

Betrachtungsbedingungen von Röntgenaufnahmen (Durchsichtsbilder)

(15) Ein Betrachtungsgerät zur Befundung von Durchsichtsbildern gehört zu jeder Röntgeneinrichtung. Es muß nachfolgende Anforderungen erfüllen (DIN 6856 Teil 1 und 2).

(16) Die großen Unterschiede der optischen Dichte der Röntgenbilder erfordern bei der Betrachtung eine Anpassung der Leuchtdichte des Betrachtungsgerätes an die Eigenschaften des Durchsichtsbildes, um den Informationsgehalt voll ausschöpfen zu können.

(17) Die Helligkeit des Betrachtungsgerätes soll so groß sein, daß die Leuchtdichte des zu betrachtenden Bereiches des Durchsichtsbildes etwa 100 cd/m^2 beträgt. Die Leuchtdichte des Röntgenschaukastens muß daher in der Regel 2000 cd/m^2 betragen. Für optische Dichten > 2,0 ist eine Erhöhung auf 4–5000 cd/m^2 und mehr erforderlich. Hohe Leuchtdichten werden auch mit Grelleuchten (> 10000 cd/m^2) erreicht, die in Helligkeit und Blendendurchmesser regulierbar sein sollen.

(18) Die Ausleuchtung der Betrachtungsfläche muß gleichmäßig sein. Die Leuchtdichte soll von der Mitte zum Randbereich höchstens um 30 Prozent abweichen.

(19) Das Licht soll weitgehend diffus sein und eine einheitliche Farbe besitzen.

(20) Die Größe der Betrachtungsfläche muß den Vergleich von mindestens 2 Röntgenaufnahmen des größten verwendeten Formates ermöglichen.

(21) Für die Befundung ist eine Einblendung (Abdunklung) der Betrachtungsfläche auf den einzelnen Röntgenfilm oder einen Ausschnitt durch Jalousien oder Masken erforderlich.

(22) Die Möglichkeit zur Lupenbetrachtung mit zwei- bis vierfacher Vergrößerung oder auch zur Verkleinerung soll gegeben sein.

(23) Der Betrachtungsraum soll bei der Befundung nur schwach (<100 lx) beleuchtet sein.

V. Übersichtsschema zu Qualitätskriterien röntgendiagnostischer Untersuchungen

Unterschieden werden
1. *ärztliche Qualitätsforderungen,*
2. *aufnahmetechnische Leitlinien und*
3. *physikalische Größen des Bilderzeugungssystems, die in bestimmten Abständen zu überprüfen sind.*

1. Ärztliche Qualitätsforderungen

1.1 Bildmerkmale, die charakteristische Strukturen im Röntgenbild beschreiben.
1.2 Wichtige Bilddetails, die Abmessungen von kleinen diagnoserelevanten Einzelstrukturen oder Mustern im Röntgenbild angeben.
1.3 Kritische Strukturen, die für die diagnostische Aussage wichtig und für die Qualität des Bildes repräsentativ sind.

2. Aufnahmetechnische Leitlinien

2.1 Anwendungsgerät und Aufnahmeart.
2.2 Aufnahmespannung – angegeben als Einstellwert der Spitzenspannung der Röntgenröhre bei 6-Puls- oder 12-Puls-Generator oder Konvertergenerator
2.3 Gesamtfilterung – angegeben als Härtungsgleichwert in mm Al einschließlich Zusatzfilter
2.4 Brennfleckgröße – angegeben als Nennwert (DIN 6823)
2.5 Fokus-Film-Abstand – angegeben als Richtwert in cm
2.6 Belichtungsautomatik – Angabe des zu wählenden Meßfeldes
2.7 Expositionszeit – oberer Richtwert in ms
2.8 Streustrahlenraster – angegeben mit dem Schachtverhältnis r.
2.9 Film-Folien-System – angegeben in Empfindlichkeit S beziehungsweise orientierend als Empfindlichkeitsklasse (SC), bei Kindern allgemein als S oder SC im jeweiligen kV-Bereich. (Dabei sind in der Praxis die Eigenschaften der Folie, des Films, der Kassette und der Verarbeitung als Einheit zu berücksichtigen.) Die Abhängigkeit der Empfindlichkeit S von der Aufnahmespannung muß beachtet werden.

3. Physikalische Parameter des Bilderzeugungssystems

Die angegebenen Parameter gelten für alle Körperregionen, die in den Leitlinien aufgeführt sind.

3.1 Optische Dichte – als gemessene optische Bruttodichte D eines umschriebenen Bildausschnittes oder als Dn (Nettodichte) gemessen als optische Dichte abzüglich der Dichte von Schleier und Unterlage des Röntgenfilmes.
3.2 Visuelles Auflösungsvermögen als Erkennbarkeitsgrenze der Ortsfrequenz in Lp/mm
3.3 Kontrast – angegeben als Differenz der optischen Dichten zweier festgelegter Areale im Bild eines Prüfkörpers unter Berücksichtigung des Detail-Durchmessers
3.4 Filmgradation – angegeben als mittlerer Gradient (G) der sensitometrischen Kurve, bestimmt nach DIN 6867 Teil 1 (neu)
3.5 Die Abschaltwerte der Bildempfängerdosis K_B werden bei der Abnahmeprüfung (DIN 6868 Teil 50ff.) für die verwendeten Film-Folien-Systeme und die Empfindlichkeitsstufen der Belichtungsautomatik gemessen und durch die folgenden Konstanzprüfungen (DIN 6868 Teil 3 ff.) kontrolliert.
3.6 Im Text mit ( ) aufgeführte Angaben geben abweichende, teils bessere, teils noch vertretbare Lösungen an.

VI. Katalog diagnostischer Qualitätskriterien und aufnahmetechnischer Hinweise bei Röntgenuntersuchungen

Thorax

1. Thorax pa/ap

Ärztliche Qualitätsforderungen

1.1 Bildmerkmale
 – Symmetrische Darstellung des Thorax in Inspiration.
 – Abbildung der Gefäße bis in die Lungenperipherie.
 – Darstellung der kostopleuralen Grenze von der Lungenspitze bis zum Zwerchfell-Rippenwinkel.
 – Visuell scharfe Abbildung von Gefäßen, Hilus, Herzrand und Zwerchfell.
 – Einsicht in retrokardiale, paravertebrale Lunge und Mediastinum.
1.2 Pädiatrische Besonderheiten
 – Abbildung der Gefäßzeichnung im Lungenkern.
 – Darstellung der zervikalen und thorakalen Trachea, der Bifurkation und der zentralen Bronchien.
 – Abbildung der Wirbelsäule und paraspinaler Strukturen.
 – Visuell scharfe Darstellung des Zwerchfells und der Zwerchfellrippenwinkel.
 – Darstellung aller Feldgrenzen, mindestens aber der unteren und der seitlichen.

1.3 Wichtige Bilddetails
- rundlich: 0,7-1,0 mm
- streifig: 0,3 mm breit.
1.4 Kritische Strukturen
- Kleine rundliche Details in Lungenperipherie und Lungenkern.
- Gefäßstruktur und lineare Elemente in der Lungenperipherie.
- Visuell scharf begrenzte Lungengefäße.
- Ausreichende Erkennbarkeit der retrokardialen Lunge und des Mediastinums.

Aufnahmetechnische Leitlinien

1.5 Aufnahmetechnik
- Aufnahmeart: Rasterwandgerät
- Aufnahmespannung: 125 (110-150) kV
- Brennflecknennwert: ≤ 1,3
- Fokus-Film-Abstand: 180 (150-200) cm
- Belichtungsautomatik: seitl. Meßfeld
- Expositionszeit: <20 ms
- Streustrahlenraster: r 12 (8)
- Film-Folien-System: (Empfindlichkeitsklasse) 400 (200)
1.6 Pädiatrische Besonderheiten
- Aufnahmen in aufrechter Position (Hängen, Sitzen, Stehen), nur in Ausnahmefällen im Liegen. Bei kooperierenden Patienten pa-, bei nicht-kooperierenden ap-Richtung
- Aufnahmeart: nur bei älteren Kindern mit Streustrahlenraster
- Aufnahmespannung: 60-80 kV, bei älteren Kindern (ab 7 Jahre) und Jugendlichen mit Raster 100-120 kV.
- Zusatzfilterung: 1 mm Al + 0,1-0,2 mm Cu
- Brennflecknennwert: 0,6 (≤1,3).
- Belichtungsautomatik: Freie Einstellung an Hand körpergewichtsbezogener Tabellen ist bei Säuglingen und Kindern vorzuziehen. BLA nur bei größeren Kindern und Jugendlichen mit Streustrahlenraster.
- Expositionszeit: ≤5 (10) ms
- Streustrahlenraster: nur bei besonderen Fragestellungen und Jugendlichen r 8.
- Film-Folien-System: (Empfindlichkeitsklasse) 400-800 (bei Neugeborenen und besonderen Fragestellungen 200-400).
- Strahlenschutz: Bleigummiabdeckung der unmittelbar an die Einblendung des Nutzstrahlenfeldes anschließenden Körperabschnitte.

2. **Thorax seitlich**

2.1 Bildmerkmale
- Exakte seitliche Einstellung mit erhobenen Armen
- Sternum „tangential" und abstandsabhängige Deckung der dorsalen Rippen beider Seiten

- Visuell scharfe Darstellung der großen Lungengefäße und des hinteren Herzrandes
- Erkennbarkeit der Trachea
- Darstellung des Zwerchfells und der Zwerchfell-Rippen-Winkel.

Aufnahmetechnische Leitlinien

2.2 Aufnahmetechnik
- Aufnahmeart: Rasterwandgerät
- Aufnahmespannung: 125 (110–150) kV
- Brennflecknennwert: ≤ 1,3
- Fokus-Film-Abstand: 180 (150–200) cm
- Belichtungsautomatik: mittleres Meßfeld
- Expositionszeit: < 40 ms
- Streustrahlenraster: r 12 (8)
- Film-Folien-System: (Empfindlichkeitsklasse) 400 (200)

2.3 Pädiatrische Besonderheiten
(wie Thorax ap/pa)
seitliche Thoraxaufnahmen nur bei besonderen Fragestellungen und nach Auswertung der ap/pa-Aufnahmen

Skelett, Extremitäten

1. Ärztliche Qualitätsforderungen

1.1 Bildmerkmale
- Abbildung in typischen Projektionen und ausreichenden Formaten, in der Regel mit einem angrenzenden Gelenk.
- Objektangepaßte mittlere optische Dichte.
- Darstellung der regionaltypischen Strukturen von Compacta/Spongiosa.
- Visuell scharfe Abbildung der gelenknahen Knochenkonturen, auch in Schrägprojektionen.
- Darstellung der skelettnahen Weichteile, abhängig von der Fragestellung.

1.2 Pädiatrische Besonderheiten
- Abbildung der skelettnahen Weichteile, „Fettstreifen".

1.3 Wichtige Bilddetails: 0,3–2 mm

1.4 Kritische Strukturen
- Spongiosastruktur, Konturen der Compacta, gelenknahe Knochengrenzen.

1.5 Abbildung der Wachstumsfugen

2. Aufnahmetechnische Leitlinien

2.1 Hüftgelenk und Oberschenkel

2.11 Aufnahmetechnik
- Aufnahmeart: Rastertisch oder Rasterwandgerät
- Aufnahmespannung: 70–80 kV
- Brennflecknennwert: ≤ 1,3
- Fokus-Film-Abstand: 115 cm
- Belichtungsautomatik: mittleres Meßfeld
- Expositionszeit: < 200 ms
- Streustrahlenraster: r 8 (12)
- Film-Folien-System: (Empfindlichkeitsklasse) 400

2.12 Pädiatrische Besonderheiten
- Aufnahmeart: bei Neugeborenen und Säuglingen Aufnahmetisch, bei Körperdurchmesser größer 12–15 cm Rastertisch
- Aufnahmespannung: 65–75 kV
- Zusatzfilterung: 1 mm Al + 0,1–0,2 mm Cu
- Brennflecknennwert: 0,6 (≤ 1,3)
- Belichtungsautomatik: nur wenn Streustrahlenraster verwendet wird
- Streustrahlenraster: r 8 nur bei Hüftgelenk von Kindern und Jugendlichen, nicht bei Säuglingen.
- Film-Folien-System: (Empfindlichkeitsklasse) 400–800.
- Strahlenschutz: bei Knaben immer Hodenkapsel; bei Mädchen Ovarienabdeckung oder indirekter Ovarienschutz durch Bleieinschub in die Tiefenblende, wenn diagnostisch möglich.
(Röntgenuntersuchung der Hüftgelenke bei Neugeborenen, Säuglingen und Kleinkindern nur nach vorausgehender Sonographie).

2.2 Schulter, Oberarm, Rippen, Sternum, Kniegelenk, Unterschenkel

2.21 Aufnahmetechnik
- Aufnahmeart: Rastertisch oder Rasterwandgerät, Knie und Unterschenkel auch ohne Raster
- Aufnahmespannung: 60–75 kV
- Brennflecknennwert: ≤ 1,3
- Fokus-Film-Abstand: 115 cm
- Belichtungsautomatik: wenn angewandt, dann mittleres Feld
- Expositionszeit: < 100 ms
- Streustrahlenraster: r 8 (12)
- Film-Folien-System: (Empfindlichkeitsklasse) 200–400

2.22 Pädiatrische Besonderheiten
- Aufnahmeart: Aufnahmetisch, abh. vom Alter: Rastertisch
- Zusatzfilterung: 1 mm Al + 0,1 mm Cu
- Brennflecknennwert: 0,6 (≤ 1,3)
- Belichtungsautomatik: ohne
- Film-Folien-System: (Empfindlichkeitsklasse) 400–800
- Strahlenschutz: Bleigummiabdeckung der unmittelbar anschließenden Körperabschnitte

2.3 Ellenbogen, Unterarm, Sprunggelenk, Fußwurzel
2.31 Aufnahmetechnik
- Aufnahmeart: Aufnahmetisch
- Aufnahmespannung: 50–60 kV
- Brennflecknennwert: 0,6 (≤ 1,3)
- Fokus-Film-Abstand: 105 cm
- Belichtungsautomatik: ohne
- Streustrahlenraster: ohne
- Expositionszeit: –
- Film-Folien-System: (Empfindlichkeitsklasse) 200

2.32 Pädiatrische Besonderheiten
- Aufnahmeart: Aufnahmetisch
- Zusatzfilterung: 1 mm Al + 0,1 mm Cu
- Brennflecknennwert: 0,6 (≤ 1,3)
- Belichtungsautomatik: ohne
- Streustrahlenraster: ohne
- Film-Folien-System: (Empfindlichkeitsklasse) 400, bei besonderer Fragestellung 200
- Strahlenschutz: Bleigummiabdeckung der unmittelbar ans Nutzstrahlenfeld anschließenden Körperabschnitte.

2.4 Hand, Finger, Vorfuß, Zehen
2.41 Aufnahmetechnik
- Aufnahmeart: Aufnahmetisch
- Aufnahmespannung: 45–55 kV
- Brennflecknennwert: 0,6 (≤ 1,3)
- Fokus-Film-Abstand: 105 cm
- Belichtungsautomatik: ohne
- Expositionszeit: –
- Streustrahlenraster: ohne
- Film-Folien-System: (Empfindlichkeitsklasse) 200 (bei spezieller Fragestellung hochauflösende FFS)

2.42 Pädiatrische Besonderheiten
- Aufnahmeart: Aufnahmetisch
- Zusatzfilterung: 1 mm Al + 0,1 mm Cu
- Brennflecknennwert: 0,6
- Belichtungsautomatik: ohne
- Film-Folien-System: (Empfindlichkeitsklasse) 400 (200).

Schädel

1. Ärztliche Qualitätsforderungen

1.1 Bildmerkmale: Schädelaufnahmen pa/ap
- Symmetrische Darstellung beider Schädelhälften mit Kalotte, Orbita und Felsenbein.
- Projektion der Pyramidenoberkante in die Mitte der Orbita.
- Visuell scharfe Begrenzung der Stirnhöhlen, Siebbeinzellen und Pyramidenoberkante mit innerem Gehörgang.
- Darstellung der Lamina externa.

1.2 Bildmerkmale: Schädelaufnahme seitlich
- Weitgehende Deckung der Konturen der vorderen Schädelgrube, der kleinen Keilbeinflügel und der Klinoidfortsätze.
- Gute Deckung der Kieferwinkel und der aufsteigenden Unterkieferäste.
- Visuell scharfe Darstellung des Sellabodens und der Klinoidfortsätze.
- Visuell scharfe Darstellung der Gefäßkanäle und der Spongiosastruktur des anliegenden Knochens.
- Visuell scharfe Abbildung der randbildenden Schädelkalotte.

1.3 Wichtige Bilddetails: 0,3–0,5 mm

1.4 Kritische Strukturen
- Begrenzung der Stirnhöhle und der Siebbeinzellen sowie der Pyramidenkanten, der Konturen der Sella und der Gefäßkanäle.

1.5 Pädiatrische Besonderheiten
- Schädelnähte in ihrem ganzen Verlauf und Fontanelle je nach Alter erkennbar, Nasennebenhöhlen, soweit entwickelt.

2. *Aufnahmetechnische Leitlinien*

2.1 Aufnahmetechnik
- Aufnahmeart: Rastertisch, Rasterwandgerät, Spezialgerät
- Aufnahmespannung: pa/ap 70–85 kV, seitl. 70–80 kV
- Brennflecknennwert: 0,6 ($\leq 1,3$)
- Fokus-Film-Abstand: 115 (90–150) cm
- Belichtungsautomatik: mittleres Meßfeld
- Expositionszeit: < 100 ms
- Streustrahlenraster: r 8 (12)
- Film-Folien-System: (Empfindlichkeitsklasse) 200–400

2.2 Pädiatrische Besonderheiten
- Streustrahlenraster: r 8 (12)
- Zusatzfilterung: 1 mm Al + 0,1–0,2 mm Cu
- Film-Folien-System: (Empfindlichkeitsklasse) 400–800

Wirbelsäule

1. Ärztliche Qualitätsforderungen

1.1 Bildmerkmale
- Strichförmige Darstellung der Deck- und Bodenplattenflächen im Zentralstrahlbereich.
- Guter Einblick in die Zwischenwirbelräume.
- Weitgehende Deckung der strichförmigen dorsalen Wirbelkanten.
- Abgrenzung der ovalen Bogenwurzeln.
- Wirbellöcher mit kleinen Wirbelgelenken regionabhängig einsehbar und abgrenzbar.
- Abgrenzung der Spinalfortsätze.
- Abbildung der Transversal- und Kostotransversalfortsätze.

- Visuell scharfe Darstellung der regional typischen Kortikalis und Spongiosa.
- Abbildung der paraspinalen Weichteile.
1.2 Wichtige Bilddetails: 0,5 mm
1.3 Kritische Strukturen
- Konturen der Wirbelkörper, der Spinal- und Transversalfortsätze und die Strukturen der regionaltypischen Spongiosa.

2. Aufnahmetechnische Leitlinien

2.1 Aufnahmeart:
- Rastertisch oder Rasterwandgerät. Zentrierung abhängig von der Fragestellung. Schräg- und Funktionsaufnahmen exakt beschriften und kennzeichnen.
2.2 Pädiatrische Besonderheiten
- Wirbelsäulenganzaufnahmen nur bei strenger Indikation. Verlaufskontrollen auch ohne Raster. Bei Mädchen pa Strahlenrichtung vorzuziehen, bei seitlicher Darstellung strenge Ausblendung und/oder Bleiabdeckung der Mammae bzw. der Brustanlage des Kleinkindes.

2.3 Halswirbelsäule

2.31 Aufnahmetechnik
- Aufnahmespannung: ap und seitlich 65–75 kV
- Brennflecknennwert: ≤ 1,3
- Fokus-Film-Abstand: 115 (150) cm
- Belichtungsautomatik: mittleres Meßfeld
- Expositionszeit: < 100 ms
- Streustrahlenraster: r 12 (8)
- Film-Folien-System: (Empfindlichkeitsklasse) 200–400
2.32 Pädiatrische Besonderheiten
- Aufnahmeart: Aufnahmetisch, Rastertisch
- Zusatzfilterung: 1 mm Al + 0,1–0,2 mm Cu
- Streustrahlenraster: r 8 (12)
- Film-Folien-System: (Empfindlichkeitsklasse) 400, bei besonderen Fragestellungen 200

2.4 Brustwirbelsäule

2.41 Aufnahmetechnik
- Aufnahmespannung: 70–85 kV
- Brennflecknennwert: ≤ 1,3
- Fokus-Film-Abstand: 115 (150) cm
- Belichtungsautomatik: in der Regel mittleres Meßfeld
- Expositionszeit: < 200 ms
- Streustrahlenraster: r 12 (8)
- Film-Folien-System: (Empfindlichkeitsklasse) 400
- ev. Ausgleichsfilter oder Verlaufsfolie
2.42 Pädiatrische Besonderheiten
- Aufnahmeart: Aufnahmetisch, Rastertisch
- Zusatzfilterung: 1 mm Al + 0,1–0,2 mm Cu
- Streustrahlenraster: r 8 (12)

- Film-Folien-System: (Empfindlichkeitsklasse) 400–800
- Strahlenschutz: Bleigummiabdeckung der unmittelbar anschließenden Körperabschnitte.

2.5 Lendenwirbelsäule ap

2.51 Aufnahmetechnik
- Aufnahmespannung: 75–85 kV
- Brennflecknennwert: ≤ 1,3
- Fokus-Film-Abstand: 115 (150) cm
- Belichtungsautomatik: mittleres Meßfeld
- Expositionszeit: < 500 ms
- Streustrahlenraster: r 12 (8)
- Film-Folien-System: (Empfindlichkeitsklasse) 400
- bei spezieller Fragestellung unter Einbeziehung des Kreuzbeins

2.52 Pädiatrische Besonderheiten
- Aufnahmeart: Aufnahmetisch, Rastertisch
- Aufnahmespannung: 70–80 kV
- Zusatzfilterung: 1 mm Al + 0,1–0,2 mm Cu
- Streustrahlenraster: r 8 (12)
- Film-Folien-System: (Empfindlichkeitsklasse) 400–800
- Strahlenschutz: bei Knaben Hodenkapsel, Bleiabdeckung der unmittelbar angrenzenden Körperabschnitte

2.6 Lendenwirbelsäule seitlich

2.61 Aufnahmetechnik
- Aufnahmespannung: 85–95 kV
- Brennflecknennwert: ≤ 1,3
- Fokus-Film-Abstand: 115 (150) cm
- Belichtungsautomatik: in der Regel mittleres Meßfeld
- Expositionszeit: < 1,0 s
- Streustrahlenraster: r 12 (8)
- Film-Folien-System: (Empfindlichkeitsklasse) 400–800
- Bei spezieller Fragestellung mit Steißbein (Ausschnittsaufnahme)

2.62 Bemerkung:
- Je nach Aufnahmebedingungen Keilfilter oder Verlaufsfolien, Aufnahmen im Stehen möglichst in 150 cm Abstand, soweit die Leistung der Röntgeneinrichtung es erlaubt.
  Bei Funktionsaufnahmen eingeschränkte Qualitätsforderungen.

2.63 Pädiatrische Besonderheiten
- Aufnahmeart: Aufnahmetisch, Rastertisch
- Aufnahmespannung: 70–85 kV
- Zusatzfilterung: 1 mm Al + 0,1–0,2 mm Cu
- Streustrahlenraster: r 8 (12)
- Film-Folien-System: (Empfindlichkeitsklasse) 400–800
- Strahlenschutz: bei Knaben Hodenkapseln, Einblenden
- Keilfilter anstelle von Verlaufsfolien.

Becken und Sacrum

1. *Ärztliche Qualitätsforderungen*

1.1 Bildmerkmale
   - Symmetrische Darstellung beider Beckenhälften.
   - Seitengleiche Abbildung der Hüftpfannenkonturen.
   - Einblick in die Iliosakralgelenke.
   - Unverkürzte Darstellung der Schenkelhälse.
   - Abbildung der regionaltypischen Spongiosa und Kortikalis mit Begrenzung der großen und kleinen Trochanteren.

1.2 Pädiatrische Besonderheiten
   - Vollständiger Einblick in die Y-Fuge (Vermeidung von Beckenkippung um eine Querachse).
   - Symmetrische Lagerung der Oberschenkel in standardisierter Mittelposition oder bei Funktionsaufnahmen in standardisierten Positionen.
   - Erkennbarkeit der periartikulären Weichteile.

1.3 Wichtige Bilddetails: 0,5 mm

1.4 Kritische Strukturen
   - Konturen der Beckenknochen, des Femurkopfes und des Iliosakralgelenkes, Strukturen der regionaltypischen Spongiosa.
   - Projektion der Schenkelhälse.

2. *Aufnahmetechnische Leitlinien*

2.1 *Becken*

2.11 Aufnahmetechnik
   - Aufnahmeart: Rastertisch
   - Aufnahmespannung: 75–90 kV
   - Brennflecknennwert: ≤ 1,3
   - Fokus-Film-Abstand: 115 cm
   - Belichtungsautomatik: mittleres oder beide seitlichen Meßfelder
   - Expositionszeit: < 200 ms
   - Streustrahlenraster: r 12 (8)
   - Film-Folien-System: (Empfindlichkeitsklasse) 400
   - Strahlenschutz: Hodenkapsel, bei Frauen in gebärfähigem Alter und abh. von Fragestellung direkten Ovarienschutz oder indirekten Ovarienschutz durch Bleieinschub in Tiefenblende.

2.12 Pädiatrische Besonderheiten
   - Aufnahmeart: bei Säuglingen und Kleinkindern Aufnahmetisch, bei Körperdurchmesser größer 12–15 cm Rastertisch
   - Aufnahmespannung: 70–80 kV
   - Zusatzfilterung: 1 mm Al + 0,1–0,2 mm Cu
   - Belichtungsautomatik: nur wenn Streustrahlenraster verwendet wird
   - Streustrahlenraster: r 8 (12)
   - Film-Folien-System: (Empfindlichkeitsklasse) 400–800

- Strahlenschutz: bei Knaben immer Hodenkapsel; bei Mädchen Ovarienschutz oder indirekter Ovarienschutz durch Bleieinschub in Tiefenblende.

2.2 *Sacrum seitlich*
2.21 Aufnahmetechnik
- Aufnahmespannung: 80–90 kV
- Film-Folien-System: (Empfindlichkeitsklasse) 400 (800)

2.22 Pädiatrische Besonderheiten
- Aufnahmespannung: 65–75 kV
- Zusatzfilterung: 1 mm Al + 0,1–0,2 mm Cu
- Film-Folien-System: (Empfindlichkeitsklasse) 400–800
- Strahlenschutz: bei Knaben Hodenkapsel, Einblenden.

Gallenblase und Gallenwege

1. *Ärztliche Qualitätsforderungen*

1.1 Bildmerkmale Übersichtsaufnahme:
- Möglichst überlagerungsfreie Abbildung der Gegend der Gallenblase und der großen Gallenwege.

1.2 Bildmerkmale nach oraler Kontrastmittelgabe:
- Darstellung der kontrastierten Gallenblase.
- Gute Verteilung des kontrastmittelhaltigen Gallenblaseninhalts (Zielaufnahmen im Liegen und Stehen).
- Visuell scharfe Begrenzung des Gallenblasenrandes.
- Funktionsprüfung nach Reizmittelgabe.

1.3 Bildmerkmale nach intravenöser Kontrastmittelgabe:
- Richtige zeitliche Anpassung an die Kontrastmittelanreicherung in den großen Gallengängen.
- Gute Kontrastierung der extrahepatischen Gallengänge und der Gallenblase.
- Scharfe Begrenzung der Gallengänge zur Umgebung.
- Erkennbarkeit schwacher Kontraste.
- Darstellung des distalen Ductus choledochus.
- Gute Erfassung des Kontrastgalleabflusses ins Duodenum.

1.4 Wichtige Bilddetails: 1–2 mm
1.5 Kritische Strukturen
- Ausreichend kontrastierte Gallenblase und Gallengänge.
- Erkennbarkeit schwacher Kontraste und von Kontrastmittelaussparungen.
- Scharfe Randkonturen.

2. *Aufnahmetechnische Leitlinien*

2.1 Aufnahmetechnik
2.11 Aufnahmeart: Rastertisch
- Aufnahmespannung: 70–80 kV
- Brennflecknennwert: ≤ 1,3
- Fokus-Film-Abstand: 115 cm

Anhang   Qualitätsleitlinien in der Röntgendiagnostik   371

- Belichtungsautomatik: mittleres Meßfeld
- Expositionszeit: <100 ms
- Streustrahlenraster: r 12 (8)
- Film-Folien-System: (Empfindlichkeitsklasse) 400

2.12 Aufnahmeart: Zielaufnahmen am Untersuchungsgerät
- Aufnahmespannung: 70-80 kV
- Brennflecknennwert: ≤ 1,3
- Objekt-Film-Abstand: möglichst gering
- Belichtungsautomatik: mittleres Meßfeld
- Expositionszeit: <100 ms
- Streustrahlenraster: r 8
- Film-Folien-System: (Empfindlichkeitsklasse) 400

2.2 Bemerkung
- Anstelle der Direktradiographie mit FFS kann die Indirekttechnik oder die digitale BV-Radiographie eingesetzt werden.

Magen und Duodenum

1. *Ärztliche Qualitätsforderungen*

1.1 Bildmerkmale
- Gute Entfaltung aller Magenabschnitte in Doppelkontrasttechnik mit speziellem Kontrastmittel in Hypotonie
- Ausreichend dichter, noch transparenter Kontrastmittelbeschlag.
- Abbildung aller Abschnitte in unterschiedlichen Projektionen einschließlich der Kardia, des Pylorus und des Bulbus duodeni.
- Visuell scharfe Darstellung feiner Details und der Randkonturen.
- Darstellung des gesamten Duodenums im Doppelkontrast bei entsprechender Fragestellung.

1.2 Pädiatrische Besonderheiten
- Im wesentlichen nur Beurteilung von Form, Lage, Größe und Entleerungsfunktion im Monokontrast erforderlich, nur bei bestimmten Fragestellungen Bildmerkmale wie bei erwachsenen Patienten.

1.3 Wichtige Bilddetails: 1-2 mm

1.4 Kritische Strukturen
- Schleimhautoberfläche mit Einsenkungen und Erhabenheiten (Areae gastricae, Erosionen, Ulcerationen, Infiltrationen).

2. *Aufnahmetechnische Leitlinien*

2.1 Aufnahmetechnik
- Aufnahmeart: Durchleuchtungsgezielte Aufnahmen am Zielgerät. Einblenden. Kurze DL-Zeiten.
- Aufnahmespannung: >100 kV
- Brennflecknennwert: ≤ 1,3 (0,6)

- Objekt-Film-Abstand: möglichst gering oder Spezialgerät
- Belichtungsautomatik: mittleres Meßfeld
- Expositionszeit: < 100 ms
- Streustrahlenraster: r 8
- Film-Folien-System: (Empfindlichkeitsklasse) 400

2.2 Bemerkung
- Die Indirekttechnik oder die digitale BV-Radiographie kann anstelle der Direktradiographie mit FFS eingesetzt werden.

2.3 Pädiatrische Besonderheiten
- Einführung des Kontrastmittels falls erforderlich mit besonderen Hilfsmitteln, meist Monokontrast.
- Aufnahmespannung: ≥ 80 kV
- Zusatzfilterung: 1 mm Al + 0,1–0,2 mm Cu
- Brennflecknennwert: 0,6 (≤ 1,3)
- Objekt-Film-Abstand: möglichst gering
- Belichtungsautomatik: mittleres Meßfeld, dabei Vermeidung größerer Überdeckungen der Dominante durch Kontrastmittel.
- Streustrahlenraster: im allgemeinen entbehrlich.
- Film-Folien-System: (Empfindlichkeitsklasse) 400–800 oder Bildverstärker-Aufnahmetechnik.
- Einhaltung kleiner angepaßter Feldgrößen

Dünndarm

1. Ärztliche Qualitätsforderungen

1.1 Bildmerkmale
- Gute Entfaltung und Füllung aller Dünndarmabschnitte
- Darstellung in Doppelkontrasttechnik in ausreichender Transparenz und gleichmäßigem Wandbeschlag
- Abbildung in übersichtlichen Projektionen
- Abbildung der Kontrastmittelpassage der letzten Ileumschlinge und des Übertrittes ins Coecum

1.2 Wichtige Bilddetails: 1–3 mm

1.3 Kritische Strukturen
- Schleimhautoberfläche, Wanddehnbarkeit

2. Aufnahmetechnische Leitlinien

2.1 Aufnahmetechnik
- Aufnahmegerät mit BV-TV-Durchleuchtung
- Verfolgung der Dünndarmpassage mit intermittierender Durchleuchtung und Zielaufnahmen
- Aufnahmespannung: ≥ 100 kV
- Brennflecknennwert: ≤ 1,3
- Belichtungsautomatik: mittlere Kammer, KM-Überlagerung berücksichtigen
- Expositionszeit: < 100 ms

- Streustrahlenraster: r 8
- Film-Folien-System: (Empfindlichkeitsklasse) 400
- Strahlenschutz: Hodenkapsel, Einblenden

2.2 Bemerkungen
- Doppelkontrastdarstellung mit Barium-Luft, Barium-Wasser, Barium-Methylzellulose, Barium-Guaranpulver
- Günstige Auffüllung über Sonde, plaziert im Bereich der Flexura duodenojejunalis
- Die einfache oder fraktionierte Kontrastmittelpassage des Dünndarms ist diagnostisch meist unzureichend und nur ausnahmsweise gerechtfertigt!

2.3 Die Indirekttechnik oder die digitale BV-Radiographie kann anstelle der Direktradiographie mit FFS eingesetzt werden.

Kolon

1. Ärztliche Qualitätsforderungen

1.1 Bildmerkmale
- Gute Kolonreinigung
- Entfaltung aller Dickdarmabschnitte.
- Ausreichend dichter, gleichmäßiger Kontrastmittelbeschlag
- Doppelkontrast mit speziellem Kontrastmittel in Hypotonie
- Abbildung aller Abschnitte in unterschiedlichen Projektionen.
- Scharfe Darstellung der Konturen und feinen Details.

1.2 Pädiatrische Besonderheiten
- Im wesentlichen nur Beurteilung von Form, Lage, Größe und Funktion erforderlich. Nur bei bestimmten Fragestellungen Bildmerkmale wie bei erwachsenen Patienten.

1.3 Wichtige Bilddetails: 1–3 mm

1.4 Kritische Strukturen
- Schleimhautoberfläche mit Einsenkungen und Erhabenheiten (Polypen, Ulcera).

2. Aufnahmetechnische Leitlinien

2.1 Aufnahmetechnik
- Aufnahmeart: Durchleuchtungsgezielte Aufnahmen am Zielgerät und Übersichtsaufnahmen.
- Aufnahmespannung: ≥ 100 kV
- Brennflecknennwert: $\leq 1,3$
- Objekt-Film-Abstand: möglichst gering oder Spezialgerät
- Belichtungsautomatik: mittleres Meßfeld
- Expositionszeit: < 100 ms
- Streustrahlenraster: r 8
- Film-Folien-System: (Empfindlichkeitsklasse) 400
- Strahlenschutz: Hodenkapsel, Einblenden.

2.11 Pädiatrische Besonderheiten
- Bei nicht-kooperierenden Kindern ausreichende Immobilisation, die eine schnelle und exakte Durchführung der Untersuchung gewährleistet. Bei den speziellen Fragestellungen meist Monokontrast zur Darstellung von Kalibersprüngen und des anorektalen Überganges in verschiedenen Funktionsphasen.
- Aufnahmespannung: 75–90 kV
- Zusatzfilterung: 1 mm Al + 0,1–0,2 mm Cu
- Objekt-Film-Abstand: möglichst gering
- Belichtungsautomatik: mittleres Meßfeld, dabei Vermeidung größerer Überdeckungen der Dominante durch Kontrastmittel.
- Streustrahlenraster: im allgemeinen entbehrlich
- Film-Folien-System: (Empfindlichkeitsklasse) 400–800 oder Bildverstärker-Aufnahmetechnik.
- Strahlenschutz: bei Knaben Hodenkapsel, Einblenden.

2.2 Aufnahmeart: Übersichtsaufnahme am Rastertisch oder Rasterwandgerät
- Aufnahmespannung: ≥ 100 kV
- Brennflecknennwert: ≤ 1,3
- Fokus-Film-Abstand: 115 cm
- Belichtungsautomatik: Meßfeld abhängig von Aufnahmeposition
- Expositionszeit: < 100 ms
- Streustrahlenraster: r 8 (12)
- Film-Folien-System: (Empfindlichkeitsklasse) 400

2.21 Pädiatrische Besonderheiten
- Bei nicht-kooperierenden Kindern ausreichende Immobilisation.
- Aufnahmespannung: 80–90 kV
- Zusatzfilterung: 1 mm Al + 0,1–0,2 mm Cu
- Brennflecknennwert: ≤ 1,3
- Belichtungsautomatik: Meßfeld abhängig von Aufnahmeposition, Überdeckung der Dominante durch Kontrastmittel vermeiden, im Zweifelsfall freie Belichtung vorzuziehen.
- Streustrahlenraster: r 8
- Film-Folien-System: (Empfindlichkeitsklasse) 400–800
- Strahlenschutz: Bleigummiabdeckung der unmittelbar anschließenden Körperabschnitte, vor allem des Sternums und der Rippen. Bei Knaben Hodenkapsel.

2.3 Bemerkung
- Die Indirekttechnik und digitale Bildverstärker-Radiographie kann anstelle der Direktradiographie mit FFS eingesetzt werden.

Anhang Qualitätsleitlinien in der Röntgendiagnostik 375

Harntrakt

1. Ärztliche Qualitätsforderungen

1.1 Bildmerkmale ohne Kontrastmittelgabe
 - Darstellung des gesamten Bereichs der Nieren und ableitenden Harnwege vom oberen Nierenpol bis zum Blasenboden.
 - Abgrenzbare Nierenkontur
 - Abgrenzung des seitlichen Psoasrandes.
 - Abbildung feiner Verkalkungen.
 - Visuell scharfe Konturen der mitabgebildeten Knochen.
1.2 Bildmerkmale nach Kontrastmittelgabe
 - Dichtezunahme des Nierenparenchyms durch nephrographischen Effekt.
 - Nierenbecken mit Kelchen gut differenzierbar.
 - Fornices gut abgrenzbar.
 - Harnabfluß durch die Ureteren gut zu verfolgen. - Auffüllung und Darstellung der ganzen Harnblase.
1.3 Pädiatrische Besonderheiten
 - Planung und Durchführung der Untersuchung nur in Kenntnis und nach Auswertung der entsprechenden sonographischen Befunde in verschiedenen Funktionsphasen.
1.4 Wichtige Bilddetails: 1 mm
1.5 Kritische Strukturen
 - Kleine Verkalkungen, Abgrenzung der Nierenränder und der Fornices.

2. Aufnahmetechnische Leitlinien

2.1 Aufnahmetechnik
 - Bestimmung der Aufnahmefolge durch den beaufsichtigenden Arzt
 - Aufnahmeart: Rastertisch, (Rasterwandgerät bei spezieller Fragestellung)
 - Aufnahmespannung: 70–90 kV
 - Brennflecknennwert: ≤ 1,3
 - Fokus-Film-Abstand: 115 cm
 - Belichtungsautomatik: Meßfelder je nach Fragestellung
 - Expositionszeit: < 100 ms
 - Streustrahlenraster: r 12 (8)
 - Film-Folien-System: (Empfindlichkeitsklasse) ≥ 400
2.2 Bemerkungen
 - Aufnahme im Stehen: Aufnahmespannung: 80–100 kV
 - Zur überlagerungsfreien Darstellung der Nieren Schichtaufnahmen, besser Zonographie Schichtabstand 2 cm
 - Bei Schwangeren: Aufnahme nur bei unabweisbarer Indikation.
 - Aufnahmespannung: > 100 kV
 - Film-Folien-System: (Empfindlichkeitsklasse) 800

2.3 Pädiatrische Besonderheiten
- Dosierte Kompression des Oberbauchs zur Unterdrückung der Bewegungsunschärfe und Herabsetzung der Strahlendosis.
- Festlegung der zeitlichen Abfolge der Aufnahmen nach Kontrastmittelgabe und Lagerung des Patienten nur nach Auswertung der vorausgehenden Aufnahmen durch Anordnung des die Untersuchung ständig und unmittelbar beaufsichtigenden Arztes.
- Aufnahmeart: Aufnahmetisch, Rastertisch
- Aufnahmespannung: 65–80 kV
- Zusatzfilterung: 1 mm Al + 0,1–0,2 mm Cu
- Brennflecknennwert: 0,6 (≤ 1,3)
- Belichtungsautomatik: Meßfelder je nach Durchstrahlungsbedingungen
- Expositionszeit: ≤ 50 ms
- Streustrahlenraster: r 8 (12)
- Film-Folien-System: (Empfindlichkeitsklasse) 400–800
- Strahlenschutz: Bleigummiabdeckung der unmittelbar anschließenden Körperabschnitte, vor allem des Sternums und der Rippen, bei Frühaufnahmen der Nieren nach Kontrastmittelgabe auch Bleigummiabdeckung des Unterbauchs, bei Knaben Hodenkapsel.

Bemerkungen. Retrograde Darstellung von Harnröhre, Blase, Harnleiter und Nierenbecken sowie Miktionscystoureterographie mit durchleuchtungsgezielter Untersuchung, auch Aufnahmen mit Indirekttechnik und digitaler Bildverstärker-Radiographie. Strahlenschutzoptimierung.

Abdomen

1. Ärztliche Qualitätsforderungen

1.1 Bildmerkmale
- Darstellung des Abdomens vom Zwerchfell bis zum Beckenboden.
- Abbildung der Weichteilschatten und lumbalen Fettlinien.
- Abbildung des seitlichen Psoasrandes.
- Abbildung der Nierenkonturen.
- Erkennbarkeit des unteren Leberrandes
- Erkennbarkeit der Verteilung von Gas und Flüssigkeit im Magen-Darmkanal, Peritonealraum sowie retro- und extraperitoneal.
- Verhalten der Darmwand und Nachbarorgane.
- Ausreichende Darstellung der mitabgebildeten Knochen.

1.2 Pädiatrische Besonderheiten
- Abbildung der Fettlinien, Nierenkonturen und der Psoaskonturen je nach Alter und Darmgasverteilung.

2. *Aufnahmetechnische Leitlinien*

2.1 Aufnahmetechnik
2.11 Aufnahmeart: Übersichtsaufnahme in Rückenlage, Rastertisch.
   - Aufnahmespannung: 80–90 kV
   - Brennflecknennwert: ≤ 1,3
   - Fokus-Film-Abstand: 115 cm
   - Belichtungsautomatik: mittleres oder beide seitlichen Meßfelder
   - Expositionszeit: ≤ 100 ms
   - Streustrahlenraster: r 12 (8)
   - Film-Folien-System: (Empfindlichkeitsklasse) 400
2.12 Aufnahmeart: Aufnahme in linker Seitenlage auf Aufnahmetisch mit horizontalem Strahlengang vor Rasterstativ oder Viellinienraster.
   - Aufnahmespannung: 100–125 kV
   - sonst wie 2.11

Bemerkungen. Aufnahme im Stehen vor Rasterstativ nur bei besonderer Fragestellung.

2.2 Pädiatrische Besonderheiten
   - Aufnahmeart: Aufnahmetisch, Rastertisch in Rücken- oder Bauchlage, selten Aufnahme in Seitenlage.
   - Aufnahmespannung: 65–85 kV (Seitenlage 100 kV)
   - Zusatzfilterung: 1 mm Al + 0,1–0,2 mm Cu
   - Brennflecknennwert: ≤ 1,3
   - Expositionszeit: 20 (40) ms
   - Streustrahlenraster: r 8
   - Film-Folien-System: (Empfindlichkeitsklasse) 400–800
   - Strahlenschutz: angrenzenden Thorax mit Bleigummi abdecken, Hodenkapsel, Ovarienschutz abhängig von Fragestellung

Mamma

1. *Ärztliche Qualitätsforderungen*

1.1 Bildmerkmale
   - Darstellung in zwei Ebenen.
   - Tolerable Mammakompression.
   - Mammille parallel zum Film.
   - Vollständige Erfassung des Drüsenparenchyms von der Haut bis zur Brustwand.
   - Kontrastreiche Abbildung des Mammagewebes.
   - Scharfe Darstellung feiner linearer Strukturen.
   - Begrenzung rundlicher Details.
   - Erkennbarkeit von Mikroverkalkungen.
   - Erkennbarkeit der Kutis und Subkutis bei Grellicht.
1.2 Wichtige Bilddetails: ≤ 0,2 mm

1.3 Kritische Strukturen
- Mikroverkalkungen in Größe, Form und Anordnung.
- Rundliche Details und Art ihrer Begrenzung.
- Schärfe und Gestalt linearer Strukturen.

2. *Aufnahmetechnische Leitlinien*

2.1 Aufnahmetechnik
- Aufnahmeart: Spezialeinrichtung
- Aufnahmespannung: 25–35 kV – bezogen auf Dicke und Dichte
- Brennflecknennwert: ≤ 0,4
- Fokus-Film-Abstand: ≥ 60 cm, bei Spezialeinrichtung ≥ 55 cm
- Vergrößerungstechnik zur Klärung spezieller Fragestellungen (z. B. Mikrokalk)
- Belichtungsautomatik: Meßfeldlage speziell einstellbar, gute Anpassung an Dicke, Dichte und Röhrenspannung. Mittlere optische Bruttodichte D = 1,2–1,6
- Expositionszeit: < 2 s
- Streustrahlenraster: bewegtes Spezialraster r 4, 27 L/cm; r 5, 30 L/cm
- Film-Folien-System: (Empfindlichkeitsklasse) 25 (12) (Iso 9236/3 E)
- Separate Konstanzprüfung der Verarbeitung der Mammographie-Filme (DIN 6868 Teil 2).

Zähne

1. *Ärztliche Qualitätsforderungen*

1.1 Bildmerkmale
- Intraorale Aufnahme eines oder mehrerer Zähne
- Vollständige Abbildung der einzelnen Zähne mit Krone und apikaler Region
- Größengerechte und überlagerungsfreie Darstellung
- Visuell scharfe Grenze der Alveoleninnencorticalis
- Darstellung der regionaltypischen Knochenstruktur des Kiefers

1.2 Wichtige Bilddetails: 0,3–0,8 mm

1.3 Kritische Strukturen
- Apikale Region, Approximalwände der Zahnkrone, Alveolenrand, interdentales Septum, Knochenstruktur des Kiefers

2. *Aufnahmetechnische Leitlinien*

2.1 Aufnahmetechnik
- Aufnahmeart: Intraorale Aufnahme
- Aufnahmespannung: ≥ 60 kV
- Brennflecknennwert: ≤ 1,5

- Fokus-Film-Abstand: ≥ 20 cm
- Filme: Hochempfindliche Zahnfilme, Bildempfängerdosis: < 300 µGy (500 µGy), Einsatz digitaler Systeme bei Reduktion der Strahlenexposition.
- Ergänzende Untersuchungen: Übersichten und Vergleichsaufnahmen beider Seiten mit der Direktradiographie, der Pantomographie und Panoramazonographie unter Verwendung von empfindlichen Film-Folien-Systemen (S ≥ 200).
- Strahlenschutz: Patientenschutzschürze am Hals anschließend oder Patientenschutzschild.

Angiographie

Arteriographie – Allgemeine Kriterien

1. *Ärztliche Qualitätsforderungen*

1.1 Bildmerkmale
   - Übersichtliche Darstellung der Gefäße des untersuchten Stromgebietes
   - Kontrastreiche Abbildung des Gefäßverlaufes
   - Darstellung der Gefäßverzweigungen in geeigneten Projektionen
   - Visuell scharfe Darstellung von Gefäßkonturen, Stenosen und umschriebenen Ausweitungen in der Regel in zwei Projektionen
   - Abbildung der feinen arteriellen Verzweigungen und von Kollateralen
   - Abbildung der Besonderheiten der Gefäßregion und der Ein- und Ausstrombahn der parenchymatösen Organe, des Schädels und der Extremitäten.

Eine spezielle Fragestellung bei der Arteriographie kann methodische Erweiterungen oder Vereinfachungen bedingen.

1.2 Wichtige Bilddetails: 1–2 mm (im Hochkontrast 0,3 mm)
1.3 Kritische Strukturen
   - Abbildung des gesamten Gefäßverlaufes.
   - Konturen der Gefäße, Weite der Gefäße, Aufzweigungsverhalten, Kurzschlüsse, Kollateralen.

2. *Aufnahmetechnische Leitlinien*

2.1 Aufnahmetechnik
   - Aufnahmetisch, Tischtransport, Stativtransport, BV-TV-Einrichtung mit C/U-Bogen, Blattfilmwechsler, 100-mm-Kamera, Digitale BV-Radiographie oder DSA ≥ 512^2 mit BV-Eingangsdurchmesser ≥ 25 cm
   - Aufnahmespannung: 70–80 kV
   - Brennflecknennwert: ≤ 1,2
   - Fokus-Film-Abstand: ≥ 70 cm

- Film-Folien-System: Empfindlichkeitsklasse ≥ 400
- Expositionszeit: ≤ 150 ms (DSA ≥ 300 ms)
- Streustrahlenraster: r 8–12
- Zahl der Bilder: 2 B/s, gefäßregionbezogene Frequenzvariation.
- Szenendauer: In Abhängigkeit von der Fragestellung so kurz wie möglich.
- Dosis/Dosisleistung pro Bild:
  - Blattfilm ≤ 2,5 µGy,
  - BV-Bild ≤ 2 µGy
  - Kino: ≤ 0,4 µGy/B
  - DSA: Puls mode ≤ 10 µGy
  - Fluoroscopic mode ≤ 4 µGy/s

  Bei BV-Technik immer bezogen auf Eingangsnenndurchmesser 25 cm.
- Dosisflächenproduktanzeiger sind bei allen Angiographien und PTA erforderlich.
- Strahlenschutz: Bleigummiabdeckung der an das diagnostische Feld angrenzenden Körperteile.

Bemerkungen
- Wahl geeigneter Katheter angepaßt an Fragestellung und Gefäßgebiet mit Möglichkeit zur selektiven Darstellung.
- Ausreichende Kontrastmittelmenge und KM-Konzentration sowie geeigneter KM-Flow.
- Bei DSA Verwendung von Dichteausgleich, halbtransparenten Blenden und Filtern.

Arteriographie der supraaortalen Äste und Hirngefäße

1. *Ärztliche Qualitätsforderungen*

1.1 Bildmerkmale
1.11 Aortenbogen
- Aortenbogen in LAO aufgedreht und übersichtlich dargestellt
- Überlagerungsfreie Abbildung von Tr. brachiocephalicus, A. carotis communis, A. subclavia, A. vertebralis
- Übersichtliche Darstellung der Carotisbifurkation beiderseits in mindestens zwei Projektionen und A. carotis interna mit ihren Ästen
- Darstellung der A. vertebralis beiderseits mit der A. basilaris.

1.12 Intracranielle Gefäße
- Abbildung der intracraniellen Arterien, ihres Verlaufs und ihrer Verzweigungen in mindestens 2 Projektionen
- Selektive Darstellung diagnostisch relevanter Gefäße und Gefäßprovinzen in Abhängigkeit von Fragestellung (Voruntersuchungen: Dopplersono, CT, MRT).

1.2 Wichtige Bilddetails: 1–2 mm (Hochkontrast 0,3 mm)

Anhang Qualitätsleitlinien in der Röntgendiagnostik 381

1.3 Kritische Strukturen
- Abbildung des gesamten Gefäßverlaufs, Gefäßkonturen, Erweiterungen, Einengungen und Verschlüsse,
- zeitliche Änderungen der Kontrastmittelpassage,
- Kollateralgefäße und ihre Haemodynamik,
- pathologische Gefäße.

2. *Aufnahmetechnische Leitlinien*

2.1 Aufnahmetechnik
- Aufnahmetisch, Rotation von Röntgenröhre und BV (C-/U-Bogen) Aufnahmen in zwei Ebenen,
- Blattfilmwechsler, digitale BV-Radiographie oder DSA ≥ 512², BV-Durchmesser: mindestens 17 cm
- Aufnahmespannung: 65–80 kV
- Brennflecknennwert: ≤ 1,2
- Fokus-Film-Abstand: ≥ 70 cm
- Film-Folien-System: (Empfindlichkeitsklasse) ≥ 400
- Streustrahlenraster: r 8
- Zahl der Bilder: 2 B/s mit Frequenzvariationen,
- Dosis/Dosisleistung pro Bild:
  • Blattfilm ≤ 2,5 µGy
  • BV-Bild: ≤ 2 µGy
  • DSA: Puls mode ≤ 10 µGy
  • Fluoroscopic mode: ≤ 4 µGy/s
- Dosisflächenproduktanzeiger

Arterien des Beckens und der unteren Extremitäten

1. *Ärztliche Qualitätsforderungen*

1.1 Bildmerkmale
- Darstellung der Bauchaorta (mit Nierenarterien), der Arterien des Beckens und der Beine bis zum Sprunggelenk
- Überlagerungsfreie Darstellung der Iliaca-Gabel, evtl. 30° Schrägprojektion
- Abbildung der Femoralisverzweigung evtl. Schrägprojektion
- Kontrastreiche Darstellung der Hauptarterien mit ihren Ästen einschließlich vorhandener Kollateralen
- Visuell scharfe Darstellung der Gefäßkonturen mit Erweiterungen und Stenosen
- Bei spezieller insbesondere praeoperativer Fragestellung Darstellung der Arterien der Füße.
1.2 Wichtige Bilddetails: 1–2 mm (im Hochkontrast 0,3 mm)
1.3 Kritische Strukturen
- Abbildung des gesamten Gefäßverlaufes,
- übersichtliche Darstellung der Gefäßverzweigungen, Gefäßkonturen und Erweiterungen sowie Kollateralen.

2. *Aufnahmetechnische Leitlinien*

2.1 Aufnahmetechnik
- Aufnahmetisch mit Tischtransport, Stativtransport, Röhrenkippung und BV-TV/C-Bogen-Transport
- Blattfilmwechsler, Digitale BV-Radiographie oder DSA $\geq 512^2$, BV-Durchmesser: ≥ 28 cm
- Aufnahmespannung: 70–90 kV
- Brennflecknennwert: $\leq 1,0$
- Fokus-Film-Abstand: 70–100 cm
- Film-Folien-System: (Empfindlichkeitsklasse) ≥ 400 (Dickenausgleich)
- Streustrahlenraster: r 8
- Bildfolge, abhängig von Kontrastmittelfluß, 1 B/s
- Dosis/Dosisleistung pro Bild:
  - Blattfilm $\leq 2,5$ µGy
  - BV-Bild: $\leq 2,0$ µGy
  - DSA Pulse mode: ≤ 10 µGy
  - Fluoroscopic mode: ≤ 4 µGy/s
- Dosisflächenproduktanzeiger
- Strahlenschutz: Männer: Hodenkapsel, Einblenden, Abdecken.

Arteriographie der Bauchaorta und ihrer Äste

1. Ärztliche Qualitätsforderungen

1.1 Bildmerkmale
- Darstellung der Aorta von BWK 10 bis unterhalb der Aortenbifurkation
- Möglichst überlagerungsfreie Darstellung der Abgänge des Truncus coeliacus, der A. mesenterica sup. und der Aa. renales einschließlich der erforderlichen Schrägprojektionen
- Visuell scharfe Abbildung der viszeralen und renalen Arterien und ihrer Verzweigungen bis in den Parenchymbereich
- Abbildung des venösen Rückflusses bis in die V. cava inferior bzw. der viszeralen Venen und V. portae
- Erfassung der Kollateralgefäße, Kurzschlüsse, Stromumkehr und pathologischen Gefäße
- Selektive Darstellung der diagnostisch wichtigen Äste der visceralen und renalen Arterien sowie der übrigen Äste der Bauchaorta und Abbildung der visceralen Venen und der V. portae.

1.2 Wichtige Bilddetails: 1–2 mm (Hochkontrast 0,3 mm)

1.3 Kritische Strukturen
- Abbildung des gesamten Gefäßverlaufes der diagnostisch interessierenden Gefäße,
- Gefäßwandveränderungen, Stenosen, Erweiterungen, Aneurysmen,
- pathologische Gefäße, Kollateralen sowie Änderungen der Stromrichtung
- Beurteilung des Gesamtorgans je nach Fragestellung (Leber, Pankreas, Niere u. a.)

2. *Aufnahmetechnische Leitlinien*

2.1 Aufnahmetechnik
- Aufnahmetisch (Tischtransport), BV-TV evtl. an C/U-Bogen
- Blattfilmwechsler, Digitale BV-Radiographie, DSA $\geq 512^2$, BV-Durchmesser: ≥ 25 cm
- Aufnahmespannung: 70–85 kV
- Brennflecknennwert: $\leq 1,2$
- Fokus-Film-Abstand: 80–100 cm
- Film-Folien-System: (Empfindlichkeitsklasse) ≥ 400
- Streustrahlenraster: r 8–12
- Zahl der Bilder: 2 B/s mit Frequenzvariation,
- Dosis/Dosisleistung pro Bild:
  - Blattfilm $\leq 2,5$ µGy
  - BV-Bild: ≤ 2 µGy
  - DSA Pulse mode: ≤ 10 µGy
  - Fluoroscopic mode: ≤ 4 µGy/s
- Dosisflächenproduktanzeiger
- Strahlenschutz: Männer: Hodenkapsel. Frauen: Bleigummiabdeckung, allgemein Bleigummiabdeckung der an das diagnostische Feld angrenzenden Körperbereiche.

Ascendierende Bein-Becken-Phlebographie

1. Ärztliche Qualitätsforderungen

1.1 Bildmerkmale
- Möglichst überlagerungsfreie Darstellung der Leitvenen des Unterschenkels, der Vena poplitea, V. femoralis superficialis in zwei Projektionen
- Abbildung der Venen vom Knöchel bis zur Vena cava inferior
- Übersichtliche Darstellung des Beckenvenenabflusses
- Verhalten der Klappen der Leitvenen, der Venae perforantes und der Krossen der Saphena-Stammvenen im Valsalva-Preßversuch
- Darstellung der Mündungsklappen der V. saphena magna
- Darstellung der Perforansinsuffizienzen, epifascialen Venen und ihrer varikösen Erweiterung
- Restfüllung der Leitvenen, Muskelvenen und epifascialen Venen und Varizen
- Differenzierung von Flußartefakten und Thrombosezeichen
- Erfassung thrombotischer Veränderungen und des postthrombotischen Syndroms
- Indikationsabhängig können bestimmte Venenregionen gezielt dargestellt werden

1.2 Wichtige Bilddetails: 2–3 mm

1.3 Kritische Strukturen
- Abbildung der tiefen Venen und ihres Zu- und Abflusses sowie der Venae perforantes,

- Venenwand, Venenweite, Perforansinsuffizienzen,
- Mündungsklappen der V. saphena magna, veränderte Blutflußrichtung.

2. *Aufnahmetechnische Leitlinien*

2.1 Aufnahmetechnik
- Kipptischlagerung in 30–50°
- BV-Durchleuchtung mit Zielaufnahmen oder Kassettentechnik mit Formatunterteilung, Indirekttechnik, digitale BV-Radiographie
- Überlappende Bilddokumentation
- Aufnahmespannung: 70–80 kV
- Fokus-Film-Abstand bei Übertischanordnung 1,0–1,5 m, bei Untertischanordnung 0,75 m (kleiner Brennfleck 0,6)
- Film-Folien-System: (Empfindlichkeitsklasse) ≥ 400
- Kompression oberhalb des Knöchels mit Stauschlauch und kontinuierliche Kontrastmittelinjektion in eine Fußvene
- Darstellung der tiefen Unterschenkelvenen in Innenrotation oder verschiedene Projektionen, der V. poplitea seitlich, der Venen des Oberschenkels in Außenrotation oder sagittal
- Kontrolle der Abflußverhältnisse und Abflußrichtung der oberflächlichen Venen (Flußartefakte)
- Gezielte Darstellung von Perforansinsuffizienzen
- Kontrolle der Klappenfunktion des V. Saphena-magna-Systems im Valsalva-Preßversuch
- gezielte ergänzende Varikographie nach Fragestellung.
- Strahlenschutz: Männer: Hodenkapsel. Frauen: Ovarienschutz oder Beckenabdeckung.

Leitlinien der Bundesärztekammer zur Qualitätssicherung in der Computertomographie

Aufgrund der Beschlüsse des Vorstandes der Bundesärztekammer vom 10. April 1992

Vorwort

Die Leitlinien zur Qualitätssicherung in der Röntgendiagnostik, die vor 4 Jahren vom Vorstand der Bundesärztekammer verabschiedet wurden und sich in der Zwischenzeit in der Praxis bewährt haben, werden jetzt durch Leitlinien für die Computertomographie ergänzt. Die Darstellung überlagerungsfreier Querschnittsbilder der einzelnen Körperabschnitte im Computertomogramm liefert für das ärztliche Handeln diagnostisch wichtige und sonst zum Teil nicht erreichbare Informationen. Die Projektionsmessungen der Schwächungsunterschiede der Strahlung, ihre rechnerische Verarbeitung und eine differenzierte Bildgebung erfordern eine stetige technische Überwachung. Die Untersuchungstechnik, speziell die Wahl der Aufnahmeparameter, muß die Größe der Strahlenexposition berücksichtigen.

Die ärztlichen Qualitätsanforderungen für die Computertomographie beschreiben die charakteristischen Bildmerkmale, welche die organtypischen Strukturen und Dichteunterschiede darstellen, die wichtigen Bilddetails und feinen Dichtemuster sowie die kritischen Bildelemente, die für die Erfassung initialer und feiner pathologischer Veränderungen die Voraussetzung sind. Die Kriterien der Bildqualität fassen den derzeitigen medizinischen Standard der Computertomographie allgemein zusammen.

Die Hinweise zur Untersuchungstechnik machen Angaben über die Aufnahmeparameter, die Rekonstruktion der CT-Werte, die geeignete Fenstereinstellung und die Bilddokumentation, die zur geforderten Bildqualität führen. Die physikalischen und technischen Kenngrößen geben die für die Qualitätssicherung wichtigen Parameter an, die in Abnahme- und Konstanzprüfungen als Maßnahmen der Qualitätssicherung festgelegt und kontrolliert werden.

Der Katalog der diagnostischen Qualitätsforderungen und die Empfehlungen zur Untersuchungstechnik sollen den anfordernden und untersuchenden Ärzten Hinweise zur Optimierung der Computertomographischen Untersuchung geben. Die Kenntnis der zu erwartenden Bildinformation ist eine entscheidende Voraussetzung für eine kritische Indikationsstellung, die bei der relativ hohen Strahlenexposition besonders zu beachten ist.

Die Leitlinien beschreiben die diagnostischen Kriterien und allgemeinen Prinzipien der Computertomographie. Von ihnen kann bei besonderer Indikation oder zur Minimierung der Strahlenexposition des Patienten abgewichen werden.

Die ärztlichen Qualitätsanforderungen und die Angaben zur Untersuchungstechnik und Dokumentation dienen auch den ärztlichen Stellen als Grundlage ihrer Beurteilung und ihrer Empfehlungen. Die Erfahrungen mit den Leitlinien der Computertomographie sollen gesammelt und später kritisch gewertet werden.

Prof. Dr. med. Hans-Stephan Stender, Vorsitzender des Arbeitskreises IV „Radiologie" des Ausschusses „Qualitätssicherung ärztlicher Berufsausübung" der Bundesärztekammer

Präambel

Adäquate Bildqualität und optimaler Strahlenschutz erfordern in der Computertomographie eine exakte ärztliche Indikationsstellung, eine zielorientierte Abstimmung der Untersuchungstechnik und die angestrebte Information und eine Minimierung der Strahlenexposition.

Die Computertomographie erstellt transversale Schichtaufnahmen (Computertomogramme), die differenzierte Körperabschnitte abbilden. Die Computertomogramme sind nicht die direkte Aufzeichnung der Intensitätsverteilung wie in einem Projektionsradiogramm, sondern die bildliche Rekonstruktion von Projektionsmessungen der Schwächungsunterschiede, die über Rechenprozesse der Faltung und Rückprojektion erfolgt. Dabei ordnet ein Computer rechnerisch den Punkten einer Bildmatrix Werte zu, die auf einem elektronischen Sichtgerät in ein Grautonbild umgesetzt werden.

Im Computertomogramm werden die in der Schicht gelegenen Gewebe mit ihren anatomischen Strukturen weitgehend objektgerecht in einer hohen Dichtedifferenz dargestellt.

Die Bildqualität hängt vor allem von der Strahlendosis, der Zahl der Projektionen, der Schichtdecke, den geeigneten Faltungskernen, der organbezogenen Fenstereinstellung sowie von der Kürze der Meßzeit ab. Die Beschriftung der einzelnen Schichten muß übersichtlich, zweckmäßig angeordnet und gut lesbar sein.

Die Fehlermöglichkeiten sind bei diesem Verfahren größer als in der allgemeinen Röntgendiagnostik. Die Maßnahmen der technischen und diagnostischen Qualitätssicherung haben daher besondere Bedeutung, wenn eine ausreichende ärztliche Information mit einer vertretbar geringen Strahlenexposition des Patienten erreicht werden soll.

Ärzte, die die Computertomographie verantwortlich durchführen, müssen umfassende Kenntnisse und Erfahrungen in der Indikation, Untersuchungstechnik, Auswertung und Beurteilung der Computertomographie der verschiedenen Körperregionen besitzen. Voraussetzung für eine eigenverantwortliche Tätigkeit in der Computertomographie sind eingehende Erfahrungen in der allgemeinen Röntgendiagnostik und Kenntnisse in den anderen bildgebenden Verfahren. Die weiterbildungsrechtlichen Voraussetzungen für die Computertomographie müssen erfüllt sein.

Ärztliche Qualitätsanforderungen

Die ärztlichen Qualitätsanforderungen orientieren sich an den Darstellungsmöglichkeiten der Computertomographie und zielen auf die Beantwortung klarer Fragestellungen. Der ärztlichen Beurteilung liegen die zusammengefügten, aneinandergrenzenden Schichten zugrunde, die ein übersichtliches Bild des untersuchten Körpervolumens geben.

Die Qualitätskriterien dieser Schichtbilder umfassen:

1. charakteristische Bildmerkmale,
2. wichtige Bilddetails und
3. kritische Bildelemente.

Die *charakteristischen Bildmerkmale* beschreiben die anatomischen organtypischen Strukturen und gewebebedingten Dichteunterschiede, die durch geeignete Faltungskerne und organbezogene Fenstereinstellungen gut erkennbar dargestellt sind.

Wichtige Bilddetails bezeichnen die feinen Strukturen und Dichtemuster, deren Erkennbarkeit für die diagnostische Beurteilung von Bedeutung ist und die durch eine geeignete Technik abgebildet sein sollen.

Die *kritischen Bildelemente* heben die Bildstrukturen und Dichteunterschiede hervor, die für die Erfassung diskreter pathologischer Veränderungen Voraussetzung und für die Qualität der computertomographischen Untersuchung wesentlich sind.

Die Qualität des Computertomogramms (CT-Bildes) und die Optimierung des diagnostisch auswertbaren Inhaltes werden durch zahlreiche Parameter von der Signalaufbereitung über die Meßwertvorverarbeitung, Filterung, Rückprojektion, Fensterung, Bilddarstellung bis zur Bilddokumentation beeinflußt. Im Hinblick auf die erwarteten diagnostischen Informationen und den optimalen Strahlenschutz werden Mindestanforderungen für die Untersuchung der verschiedenen Organe und Körpergebiete beschrieben. Vom dargestellten Standard kann in begründeten Fällen abgewichen werden.

Hinweise zur Untersuchungstechnik

Die Nutzung der diagnostischen Möglichkeiten der Computertomographie und die Erfüllung der Qualitätsanforderungen zwingen zum Einsatz einer gut abgestimmten Untersuchungstechnik, die in ihren allgemeinen Prinzipien aufgeführt werden soll. Dabei ist in der Regel die spezielle ärztliche Fragestellung für das gewählte technische Vorgehen bestimmend.

I. Lagerung und Einstellung

Der zu untersuchende Körperabschnitt muß exakt festgelegt werden. Die Lagerung des Patienten erfolgt in reproduzierbarer Weise. Das Meßfeld soll dem zu untersuchenden Körperquerschnitt angepaßt werden. Die Position wird durch ein Computerradiodiagramm (Übersichtsbild) exakt festgehalten. Die geplanten Schichtaufnahmen können in ihm markiert werden.

II. Aufnahmeparameter

Die Aufnahmespannung liegt in der Regel um 125 kV (85–140 kV). Das Strom-Zeit-Produkt (mAs) ist abhängig vom Untersuchungsobjekt und dem diagnostisch tolerablen Rauschen. Es befindet sich in der Regel zwischen 60 und 600 mAs. Aus Gründen der Strahlenexposition sollte es möglichst niedrig gewählt werden.

Die Aufnahmeparameter müssen allgemein so gewählt werden, daß das Bildelementrauschen die Erkennbarkeit von diagnosewichtigen Strukturen und Dichtedifferenzen nicht wesentlich einschränkt.

III. Strahlendosis

Die Strahlendosis wird frei in Luft in der Drehachse des Systems bei allen verwendeten Spannungen, Filterwerten und Schichtdicken mit voller Rotation gemessen. Dabei wird zunächst das Längendosisprodukt mit einer mindestens 10 cm langen Ionisationskammer ermittelt. Aus dem Längendosisprodukt wird dann durch Division mit der normierten Schichtdicke die Dosis in der Systemachse bestimmt (s. DIN 6868 Teil 53). Diese Dosis darf nicht mehr als 50 mGy betragen.

Die Dosis in der Systemachse ist ein von den Betriebsbedingungen abhängiger Meßwert, der als Basis zur Berechnung der Organdosen mit den entsprechenden Konversionsfaktoren dient.

IV. Schichtgeometrie

Die Dicke der Schicht, die einem CT-Bild zugrunde liegt, kann zwischen 1 und 10 mm betragen. Bevorzugte Einstellungen zur übersichtlichen Darstellung eines Körperabschnittes sind Schichtdicken von 4 bis 8 mm, bei speziellen Fragestellungen, insbesondere zur Abbildung von feinen Details, beträgt die Schichtdicke 1 bis 2 mm.

Für Übersichtsdarstellungen sind aneinandergrenzende Schichten zu wählen. Das gleiche gilt für die Aufzeichnung regionaler Feinstrukturen im hochauflösenden Computertomogramm. Einzelne lokale Schichten von 1 bis 2 mm Dicke zur Ergänzung der Übersichtsschichten liefern infolge einer besseren Ortsauflösung in Richtung der Längsachse des Patienten Einblick in die Strukturfeinheiten. Die Anzahl der Schichten hängt von der ärztlichen Fragestellung und der Anatomie ab. Die Neigung der Schichtebene muß den anatomischen Gegebenheiten angepaßt werden.

V. Bilddarstellung

Das aus den Meßwerten rekonstruierte CT-Bild wird in einer zweidimensionalen Matrix von CT-Werten (Matrixgrößen bis 1024^2) dargestellt. Im Monitorbild werden diesen Werten dann Grautöne zugeordnet. Zur Rekonstruktion können verschiedene Faltungskerne eingesetzt werden. Von dem untersuchten Körperteil und der ärztlichen Fragestellung hängt es ab, ob ein leicht glättender, ein konturverstärkender oder ein spezieller Faltungskern gewählt wird. Rauschglättung oder Feinstrukturakzentuierung beeinflussen die diagnostische Aussagemöglichkeit. Für die einzelnen Gewebe und Körperregionen bieten organbezogene Rekonstruktionsparameter günstige Voraussetzungen.

Die vergrößerte Darstellung von bestimmten Bereichen des Meßfeldes durch wählbare Zoomfaktoren schränkt den auflösungsbegrenzenden Einfluß der Bildmatrix ein.

Die Dichte einer umschriebenen Region kann zur Bildanalyse gemessen und als Mittelwert angegeben werden.

Bei primär isodensen oder in der Dichte schwer abzugrenzenden Gewebearten und Organstrukturen ist eine Differenzierung durch Kontrastmittelgabe herbeizuführen (z. B. Verdauungstrakt, Gefäße, parenchymatöse Organe, Tumoren).

VI. Fenstertechnik

Die Schwächungswerteskala umfaßt CT-Zahlen von +3000 bis −1000 Hounsfield-Einheiten (HE), die bei der Bilddarstellung in 10 bis 30 graduierte Graustufen übertragen werden können. Dabei hängt die Zahl der Dichtewerte pro Grauton von der Fensterbreite ab. Die Fenstertechnik ist eine Methode, die einen kleinen Ausschnitt der CT-Werte, den diagnostisch interessierenden Bereich, in der Grauskala von Schwarz bis Weiß abbildet und so zu einer Kontrastanhebung führt. Die einzelnen Organe und Gewebe sind bei einer charakteristischen Fensterlage und Fensterbreite optimal darzustellen und zu beurteilen. Speziell bei pathologischen Veränderungen müssen aber die Fensterlage und die Fensterbreite variiert werden, da so die anfallenden Informationen erweitert werden. Die Bilddokumentation mit Standardeinstellungen reicht diagnostisch oft nicht aus.

VII. Bilddokumentation

Die Wiedergabe des im Fenster enthaltenen CT-Wertebereiches erfolgt meist linear, seltener nichtlinear mit spezieller Kennlinie (look-up-table). Die Darstellungsmatrix besitzt üblicherweise bis zu 1024^2 Bildelemente.

Die Dokumentation mit einer Video- oder Laserkamera auf Film muß die Grauwerte bei geeigneter Bildrekonstruktion und Fensterung mit möglichst geringem Informationsverlust wiedergeben. Die Formatgröße der Filmdokumentation ist so zu wählen, daß die Feinstrukturen und geringen Dichteunterschiede übersichtlich und gut erkennbar abgebildet sind. Die lückenlos dokumentierten Schichtbilder einer Untersuchungsreihe stellen alle für die Beurteilung wichtigen Untersuchungsschritte dar und sind nach Bedarf durch Ausschnittsvergrößerungen zu ergänzen.

Eine Kontrastmittelgabe ist mit der Art der Verabreichung und der Menge auf dem Film aufzuzeichnen.

VIII. Artefakte

Artefakte sind veränderte Muster oder nicht stochastische Störungen im rekonstruierten Bild, die im Objekt nicht vorhanden sind. Sie werden in der Regel verursacht vom untersuchten Patienten (Bewegungsartefakte, Partialvolumeneffekte, Aufhärtungseffekte u. ä.) oder durch das Meßsystem (fehlerhafte Meßwerterfassung, Detektorempfindlichkeitsänderung, Projektionsfehler, Kalibrierfehler, Rekonstruktionsfehler). Die Bildartefakte behindern die visuelle, vor allem aber auch die quantitative Auswertung der Computertomogramme.

IX. Quantitative Computertomographie

Die quantitative Computertomographie liefert relative und absolute Werte der Dichte der Gewebe. Voraussetzung ist, daß CT-Geräte eingesetzt werden, die über eine hohe Genauigkeit, gute Linearität, Homogenität und Reproduzierbarkeit der CT-Zahlen verfügen.

Die quantitative Bestimmung des Mineralgehaltes des Knochens ermöglicht die getrennte Messung von spongiösem und kompaktem Knochen mit einer ausreichenden Genauigkeit.

Physikalische und technische Kenngrößen

Die CT-Bilder sind das Ergebnis des Zusammenwirkens komplexer technischer und mathematischer Systeme. Dabei muß gewährleistet sein, daß die CT-Zahlen ortsunabhängig ein konstantes Verhältnis zu den gemessenen Schwächungswerten aufweisen und das berechnete Bild die feinen Dichtedifferenzen (Kontrastauflösung) und Detailveränderungen (Ortsauflösung) objektgerecht wiedergibt.

Um exakte Computertomogramme zu erstellen und die Reproduzierbarkeit zu gewährleisten, müssen die Parameter der Bildqualität festgelegt und überprüft werden (s. DIN 6868, Teil 6 und 53).

1. Die **Richtigkeit** der CT-Zahl wird mit einem Prüfkörper in einem Tomogramm, das mit den praxisüblichen Betriebswerten und Rekonstruktionsalgorithmen erstellt wurde, überprüft. Die CT-Zahl ist allgemein von der Röhrenspannung, Strahlenfilterung und Objektdichte unabhängig. Die gemessene CT-Zahl von Wasser soll 0 ± 4 HE betragen.

2. Die **Linearität,** die den linearen Zusammenhang zwischen der errechneten CT-Zahl und dem linearen Schwächungskoeffizienten im Objekt wiedergibt, ist für die richtige Wertung, vor allem aber für die Genauigkeit der quantitativen Computertomographie entscheidend. Die Abweichung soll ± 5 CT-Zahlen nicht überschreiten.

3. Die **Homogenität** fordert, daß die CT-Werte eines homogenen Objektes in den verschiedenen Objektabschnitten in engen Grenzen gleich sind. So soll der Betrag der Differenz der CT-Zahlen zwischen einer peripheren und zentralen Fläche eines Prüfkörpers ≤ 8 sein.

4. Das **Bildelementrauschen** ist die örtliche Schwankung der CT-Zahlen einzelner Bildelemente. Es hat großen Einfluß auf das räumliche Auflösungsvermögen bei niedrigem Kontrast. Das Rauschen hängt vor allem von der Strahlendosis ab. Eine Reduktion des Rauschens auf die Hälfte erfordert eine Dosiserhöhung auf das 4fache. Auch eine Verkleinerung der Schichtdicke macht, wenn eine Erhöhung des Rauschens vermieden werden soll, eine deutliche Dosiserhöhung notwendig.

Das Bildrauschen nimmt bei Anwendung eines leicht glättenden Faltungskernes bei gleichzeitiger Minderung der räumlichen Auflösung ab, während die Auflösung bei niedrigem Kontrast dabei steigt. Das Bildelementrauschen soll in einer Region von ca. 10% der Schnittfläche des Prüfkörpers gemessen werden. Die ärztliche Fragestellung und die notwendige Bildqualität müssen entscheiden, welche Größe des Bildrauschens und welche dazu reziproke Patientendosis vernünftigerweise akzeptabel sind.

5. **Räumliche Auflösung bei hohem und niedrigem Kontrast.** Beide Kenngrößen sind voneinander abhängig und für die Bilddarstellung von diagnostisch wichtigen Strukturen und die Bildqualität bestimmend.

Die **räumliche Auflösung bei hohem Kontrast** gibt an, welche Details in der Schichtebene bei Kontrasten > 10% dargestellt werden. Sie wird beeinflußt durch den Faltungskern, die Detektorgröße, die Breite des Transmissionsstrahls im Objekt, den Objekt-Detektorabstand, die Größe des Brennflecks der Röntgenröhre und die Matrixgröße.

Die **räumliche Auflösung bei niedrigem Kontrast (Kontrastauflösung)** gibt an, welche Details mit nur geringem Dichteunterschied zur Umgebung noch erkennbar abgebildet werden können. Das Rauschen begrenzt die Kontrastauflösung entscheidend. Mit einem Kontrast-Detail-Diagramm kann die Wahrnehmungsschwelle für den Nachweis von Kontrast und Detailgröße exemplarisch ermittelt werden. Dabei ist auch der Einfluß des Faltungskernes und der anderen Aufnahmeparameter festzustellen. Die Dosis und das von ihr abhängige Bildrauschen beeinflussen stark die Niedrigkontrastauflösung.

Als Richtwerte für die Auflösung bei bestimmtem Kontrast gelten bei einer Dosis von etwa 30 mGy, gemessen frei Luft in der Systemachse, folgende Größen (DIN 6868, Teil 53):

Räumliche Auflösung bei mehr als 10% Kontrast:
kleinstes erkennbares Strukturelement im Schädel-CT $\leq 0{,}8$ mm
im Ganzkörper-CT $\leq 1{,}2$ mm

Räumliche Auflösung bei 0,5% Kontrast:
kleinstes erkennbares Strukturelement:
im Schädel-CT ≤ 7 mm
im Ganzkörper-CT ≤ 12 mm

Zur weiteren Analyse der räumlichen Auflösung bei einem bestimmten Kontrast kann als spezielle Methode die Modulationsübertragungsfunktion (MÜF) bestimmt werden.

6. **Schichtdicke.** Die Schichtdicke wird bestimmt in der Mitte des Meßfeldes als Abstand der beiden Punkte, bei denen die Bildfunktion auf 50% abgesunken ist. Wegen des Einflusses der Schichtdicke „S" auf die Detaildarstellungen dürfen bestimmte Dickeabweichungen nicht überschritten werden, z. B. bei einer Schichtdicke ≥ 8 mm ist die Grenzabweichung $\pm 10\%$ zulässig. Bei Schichtdicken ≤ 8 mm aber ≥ 2 mm sind $\pm 25\%$ und bei Schichtdicken ≤ 2 mm sind Abweichungen von $\pm 50\%$ tolerabel (DIN 6868, Teil 53).

Wegen der deutlich höheren Dosis bei kleinen Schichtdicken für ein vorgegebenes Rauschen ist stets eine strenge Indikationsstellung für die hochauflösende Computertomographie erforderlich.

Schematische Übersicht der Qualitätssicherung in der Computertomographie

I. Ärztliche Qualitätsanforderungen

1. Anfertigung eines **Computerradiogramms (Übersichtsbildes)** des zu untersuchenden Körperabschnittes zur orientierenden Darstellung, Lokalisationshilfe sowie Einstellung und Markierung der Schichtebenen
2. **Übersichtsdarstellung** in lückenlosen Computertomogrammen mit den diagnostisch wichtigen Dichteunterschieden und Organstrukturen des Körperabschnittes
3. **Spezielle Darstellung** der Organe und Gewebe eines Körperabschnittes mit Unterscheidung in
   - **Bildmerkmale,** die regionale Dichteunterschiede und organtypische Strukturen beschreiben
   - **wichtige Details,** die die diagnoserelevanten Feinstrukturen und Dichtemuster aufführen
   - **kritische Elemente,** die als Bildinhalt für die diagnostische Erkennung feiner Veränderungen bedeutsam und für die Qualität der computertomographischen Untersuchung wesentlich sind

II. Angaben zu Untersuchungstechnik und Dokumentation

- **Computerradiogramm (Übersichtsbild)** zur Einteilung, Festlegung und Markierung der Schnittebenen
- **Lagerung des Patienten und Einstellung der Gantry** (Gantrystellung in Winkelgraden angeben); Angabe der Liegendposition
- **Fakultative Kontrastmittelgabe:** Kontrastfüllung des Verdauungstraktes (oral oder rektal) und von Hohlorganen oder Hohlräumen, Kontrastmitteldarstellung von Gefäßen und Parenchym durch Bolusinjektion oder i.v.-Infusion

- **Aufnahmespannung** als Spitzenwert der Röhrenspannung (kVp), Gesamtfilterung in mm Al-Gleichgewicht, Strom-Zeit-Produkt (mAs)
- **Meßzeit** in Sekunden
- **Schichtdicke** in mm, hochauflösende Technik ≤ 2 mm
- **Schichtfolge,** lückenlos oder in regelmäßigen bzw. unregelmäßigen Abständen
- **Gesamtzahl** der Schichten
- **Fenstereinstellung**
  Fensterlage in HE
  Fensterbreite in HE
- **Bildrekonstruktion**
  Rekonstruktionsparameter, organspezifische Parameter, Faltungskern, Zoomfaktor
- **Bildnachverarbeitung**
  Vergrößerung, Histogramm, Dichteprofilschnitt, Zeitdichtekurve, ROI-Technik
  Bildsubstraktion, Bildaddition, sekundäre Rekonstruktionen in sagittaler oder koronarer Schnittebene, 3D-Rekonstruktionen
- **Bilddokumentation** auf Film (Videokamera, Laserkamera) in den diagnostisch wichtigen Graustufenbereichen. Einzelbildgröße, Format der Bildserie und Anzahl der Bilder müssen eine nachträgliche einwandfreie Beurteilung ermöglichen.
- **Bilddokumentation** der aufnahmetechnischen und personenbezogenen Daten: **Patientenidentifikation** (Name, Geburtsdatum, überweisende Institution), Institutionsidentifikation, untersuchungstechnische Angaben: Position der Schichtebene, Schichtdicke, Bildnummer, Fensterbreite, Fensterlage, Belichtungsdaten, Meßzeit, Kontrastmittelgabe.
- Die Dosis, gemessen frei in Luft in der Systemachse, ist unter Beachtung einer ausreichenden Bildqualität möglichst niedrig zu wählen. Sie darf 50 mGy nicht überschreiten.
- **Spezielle CT-Techniken:** Dynamisches CT, Spiral-CT, Xenon-CT, quantitatives CT, 2-Spektrentechnik

Katalog diagnostischer Qualitätskriterien und Angaben zur Untersuchungstechnik

Thorax

I. Ärztliche Qualitätsanforderungen

1. **Computerradiogramm** (Übersichtsbild) mit Aufzeichnung der Schichtebenen
2. **Übersichtsdarstellung des Thorax**
   - Ausnutzung des ganzen Meßfeldes
   - Abbildung von Thoraxspitze bis zum dorsalen Zwerchfellrecessus im „Lungen- und Weichteilfenster"
   - Gleichbleibende Atemlage, in der Regel in Inspiration

- Lückenlose Schichtfolge
- Abhängig von der Fragestellung sind Schichtdicke, geeignete Fensterung, Faltungskerne, Meßfeldausschnitte und Teilbereichsrekonstruktionen (Zoomfaktor) zu wählen.
- Zur Differenzierung der Gefäße von der Umgebung erfolgt eine der Fragestellung angepaßte KM-Injektion.
- Zur Bestimmung der wahren Größe eines Details Wahl eines möglichst engen Fensters
- Variation der Fenstereinstellung zur Dichte- und Strukturdifferenzierung der verschiedenen Gewebe und Organe
- Keine Darstellung in der sogenannten Doppelfenster-Technik

3. **Spezielle Darstellungen**
   a) Lunge
   Charakteristische Merkmale:
   - Darstellung der Lungengefäße bis in die Peripherie und der Bronchien mit ihren Verzweigungen verlaufsabhängig im Lungenkern
   - Lungendichte abhängig von der Atemlage
   - Differenzierung der Hilusstrukturen (Gefäße, Bronchien und Lymphknoten) durch ausreichende Kontrastmittelgabe zur Anhebung des Gefäßkontrastes
   - Abgrenzung im Pleurabereich: kostal, mediastinal, diaphragmal
   Hochauflösende Computertomographie:
   Schichtdicke ≤2 mm, kantenbetonter Faltungskern
   Lobuläre Arterien, interlobuläre Septen, interstitielle Verdickungen, praelobuläre Bronchien
   Wichtige Bilddetails:
   (bei Größenbeurteilung Partialvolumeneffekt beachten)
   - Rundlicher Einzelschatten <2 mm
   Kritische Bildelemente:
   - kleine periphere Gefäße
   - noduläre Verdichtungen (Größe, Lage, Anordnung)
   - intranoduläre Verkalkungen
   - Bronchuswandverdickungen und Bronchuserweiterungen
   - Hohlräume mit der Art der Begrenzung
   - Anordnung der Pleuraverdickungen
   b) Mediastinum
   Charakteristische Bildmerkmale:
   - Erkennung der pleuro-mediastinalen Grenzen
   - Vorderes Mediastinum mit supraaortalen Arterien, der V. cava superior mit den brachiocephalen Ästen und V. azygos
   - Aorta ascendens und descendens (Lage, Weite, Wand, intraluminale Struktur)
   - Arteria pulmonalis mit rechtem und linkem Hauptast
   - Trachea mit Hauptbronchien und Verzweigungen
   - Lymphknoten insbesondere paratracheal, retrosternal, paravertebral
   - Differenzierung Gefäß vs. Lymphknoten durch KM-Bolusinjektion

- Erkennbarkeit von Oesophagus, perioesophagealem und retrokardialem Gewebe, retrosternalem Gewebe und paravertebralem Raum
- Zwerchfell und Zwerchfellschenkel

Wichtige Bilddetails:
5-10 mm

Kritische Bildelemente:
- Kleine mediastinale Verdichtungen, Weite und Wand der Gefäße
- Dichteunterschiede in den Gefäßen
- Trachea mit paratrachealem Gewebe
- Trachealbifurkation mit Lymphknotenregionen
- Paravertebrale und retrosternale Verdichtungen

c) Thoraxwand

Charakteristische Bildmerkmale:
- Pleura, pleurale Grenzen, Knochenstrukturen von Rippen und Sternum, Weichteile mit Muskulatur

d) Herz

Charakteristische Bildmerkmale:
- Abgrenzung der Herzkontur, epikardiales Fettgewebe, parakardialer Bereich, Dicke der Herzwände und Septen
- Bei spezieller Fragestellung bolusartige KM-Injektion mit rascher Schichtfolge: Einblick in Größe und Form der Herzhöhlen, Darstellung von Verlauf und Dicke des Septum interventriculare
- Herzwanddicke

II. Angaben zu Untersuchungstechnik und Dokumentation

- Lagerung und Einstellung: zentrische Rückenlage (selten auch Bauch- oder Seitenlage)
- Computerradiogramm (Übersichtsbild) mit Markierung der Schichtebenen
- Kontrastmittel zur Darstellung der Gefäße und ihrer Differenzierung
- Aufnahmespannung 120–140 kV, mAs: angepaßt an Fragestellung
- Meßzeit: <5 s
- Schichtdicke: 8 (4–10) mm, hochauflösendes CT: 1–2 mm
- Schichtfolge: lückenlose Schichten
- Fensterlage, lufthaltige Lunge −800 bis −400 HE, Weichteile +4 bis +60 HE, Fensterbreite, lufthaltige Lunge 800 bis 2500 HE, Weichteile 400 bis 600 HE, Fensterlage, Mediastinum +40 bis +60
Fensterbreite 400 bis 600 HE
Bilddarstellung: bis zu 1024^2
Hochauflösende CT (HR-CT) in der Regel 512^2 bis 1024^2 Matrix, Zoomfaktor 2,5 bis 5
- Bildrekonstruktion: organspezifische Parameter
- Bilddokumentation: lückenlose Bildserie im Lungen- und Weichteilfenster
- Spezielle Techniken: dynamisches CT

Abdomen

I. Ärztliche Qualitätsanforderungen

1. **Computerradiogramm** (Übersichtsbild) des Abdomens mit Markierung der Schichtebenen
2. **Übersichtsdarstellung** des Abdomens
   - Von der Zwerchfellkuppel bis zum Beckenboden mit lückenlosen Schichten in möglichst gleicher Atemlage
   - Abhängig von der Fragestellung Begrenzung auf einen Teil des Abdomens
   - Zur besseren Unterscheidung der Strukturen: orale Kontrastierung des Magens, Dünn- und Dickdarms
   - Fensterwahl zur organbezogenen Dichtedifferenzierung und Erfassung der Organgrenzen von Leber, Gallenblase, Milz, Pankreas, Nieren, Nebennieren, Prostata, Harnblase
   - Differenzierung des Retroperitonealraumes mit paravasalem und paravertebralem Gewebe und Lymphknoten
   - Erfassung der Aorta abdominalis und der V. cava inferior, des Truncus coeliacus, der Aa. renales, der V. portae, der V. mesenterica
   - Darstellung des Beckens mit Genitalorganen, Weichteilen, Gefäßen und Lymphknoten sowie des Beckenskeletts
   Differenzierung der Gefäße und Nachbargewebe durch i.v.-Kontrastmittelgabe
   - Bauchdecke mit Begrenzungen, Innenstrukturen und Dichtedifferenzen

   Organbezogene Änderung der Fenstereinstellung während des Untersuchungsablaufes zur besseren Dichteauflösung und Strukturerkennung. Die spezielle Untersuchungsstrategie wird durch die Fragestellung bestimmt.
3. **Spezielle Darstellung**
a) Leber
   Charakteristische Bildmerkmale:
   - Darstellung der gesamten Leber mit Lobus quadratus und caudatus
   - Gleichmäßige Dichte, unterbrochen durch die Struktur von Gefäßen und Ligamenten
   - Leberpforte mit Ästen der Pfortader und der großen Gallengänge
   - Erkennbarkeit der großen Lebervenen, der Gallenblase mit Wand und Nachbargewebe
   - Nach i.v.-KM-Gabe Differenzierung der Gefäße und Verbesserung der Dichteauflösung des Leberparenchyms

   Wichtige Bilddetails:
   - Strukturen <3 mm Größe, im Niedrigkontrast 10 mm. (Einschränkungen infolge Atemverschieblichkeit)

   Kritische Bildelemente:
   - Umschriebene Dichteabweichungen mit Art ihrer Begrenzung
   - Erweiterung der Pfortaderäste oder Gallengänge
   - Konturunregelmäßigkeiten oder umschriebene Vorwölbungen

- Dichteänderung des Gallenblaseninhaltes und der Gallenblasenwand

b) Milz

Charakteristische Bildmerkmale:
- Darstellung der gesamten Milz mit Milzhilus und Konturen
- Erkennbarkeit der Milzhilusgefäße
- Verhalten zu den Nachbargeweben wie Pankreasschwanz, Magenfundus und Kolon
- Dichteabweichungen in Beziehung zu den Gefäßen
- Erkennung von Nebenmilzen

Wichtige Bilddetails:
5-10 mm

Kritische Bildelemente:
- Umschriebene und segmentale Dichteänderungen einzeln oder disseminiert
- Veränderungen der Kontur zu den Nachbarorganen

c) Pankreas

Charakteristische Bildmerkmale:
- Darstellung des gesamten Pankreas mit den Konturen von Pankreaskopf, -körper und -schwanz (abhängig vom retroperitonealem Fettgewebe)
- Abgrenzungen und Identifikation der Nachbarorgane (Magen, Duodenum, Leber, Milz, Nebennieren, Niere)
- Gute Erkennbarkeit des D. choledochus und Duodenums
- Abgrenzung der V. lienalis und der A. mesenterica superior, der V. cava inferior und der V. mesenterica superior
- Nach i.v.-KM-Injektion ausreichende Kontrastierung des Pankreasparenchyms, ggf. dünnere Schichten zur Erfassung des Pankreasganges

Wichtige Bilddetails:
3-10 mm

Kritische Bildelemente:
- Geringe umschriebene Dichteänderungen
- Erkennbarkeit des D. pancreaticus und choledochus
- Umschriebene Konturänderungen

II. Angaben zur Untersuchungstechnik und Dokumentation

(Leber, Milz, Pankreas)
- Lagerung und Einstellung: zentrische Rückenlage, möglichst gleiche Atemlage
- Computerradiogramm (Übersichtsbild) mit Markierung der Schichtebenen
- Kontrastmittelgabe in der Regel oral zur Kontrastierung von Magen, Dünn- und Dickdarm
- Aufnahmespannung: 120-140 kV
- mAs: organbezogen und abhängig von der Fragestellung
- Meßzeit: <5 s
- Schichtdicke: 8-10 mm, zur höheren Ortsauflösung 2-4 mm

- Schichtfolge: lückenlos
- Fenstereinstellung: Fensterlage: Leber +60 HE, Pankreas +45 HE, Fensterbreite: 200 HE bis 600 HE
- Bildrekonstruktion: organspezifische Parameter
- Bilddokumentation: Bildserie der untersuchten Region in den diagnostisch wichtigen Graustufenbereichen, Anzahl und Größe der Einzelbilder müssen eine zuverlässige Beurteilung erlauben.
- Kontrastmittelgabe zur Gefäßdarstellung oder Parenchymdifferenzierung (Bolusinjektion)
- spezielle Techniken: dynamisches CT nach Kontrastmittel-Bolusinjektion

Nieren, Nebennieren, Retroperitonealraum

I. Ärztliche Qualitätsanforderungen

a) Nieren
Charakteristische Bildmerkmale:
- Darstellung der Nieren mit Randkontur und Nierenpolen
- Homogene Parenchymdarstellung
- Perirenaler Raum mit Faszien
- Abgrenzung des Nierenbeckens und der Kelche mit peripelvinem Gewebe
- Nierenhilus mit Gefäßen
- Nach Kontrastmittelgabe: Differenzierung in Nierenrinde, Markpyramiden, Nierenbecken und Ureter

Wichtige Bilddetails:
3–10 mm

Kritische Bildelemente:
- Geringe Dichteunterschiede im Nierenparenchym
- Art der Randkontur der Niere
- Kleine Verdichtungen im peripelvinen und perirenalen Raum
- Kleine Verkalkungen

b) Nebennieren
Charakteristische Bildmerkmale:
- Darstellung der Nebennieren in ihrer variablen Form in dünneren Schichten (2–4 mm)
- Begrenzung und Konturverlauf
- Erfassung der Dichte und umschriebener Dichteänderungen sowie Verkalkungen
- Abgrenzung zu den Nachbargeweben (Niere, Nierengefäße, Pankreas, Milzgefäße, V. cava inferior, perirenales Gewebe)

Wichtige Bilddetails:
5–10 mm

Kritische Bildelemente:
- Erfassung der Form und Begrenzung der Nebennieren
- Umschriebene geringe Dichteänderungen

c) Retroperitonealraum und große abdominale Gefäße
   Charakteristische Bildmerkmale:
   - Abbildung des Retroperitonealraumes vom Zwerchfell bis zum Beckenboden
   - Erkennbarkeit von vergrößerten Lymphknoten retroperitoneal, paravasal, paravertebral, retrocrural und in der Nachbarschaft von Niere, Leber, Milz und Mesenterium
   - Erfassung von Weichteilstrukturen peri- und pararenal, perivasculär und praevertebral
   - Darstellung der Aorta, des Abganges und des Verlaufes ihrer Äste
   - Weitere Differenzierung der Arterien nach Kontrastmittelinjektion im Hinblick auf Wandbeschaffenheit und Lumenweite
   - Erfassung der V. cava inferior und ihrer Zuflüsse, insbesondere der Vv. renales
   Wichtige Bilddetails:
   5–10 mm
   Kritische Bildelemente:
   - Differenzierung von kleinen weichteildichten Strukturen (Lymphhknoten, Gefäße, nicht kontrastierter Dünndarm)
   - Erkennung intraluminaler Gefäßveränderungen

II. Angaben zu Untersuchungstechnik und Dokumentation

(Nieren, Nebennieren, Retroperitonealraum)
- Lagerung und Einstellung: Rückenlage, keine Gantry-Kippung, möglichst gleiche Atemlage
- Computerradiogramm (Übersichtsbild): übersichtliche Darstellung des gesamten Abdomens mit Markierung der Schichtebenen
- Kontrastmittelgabe: bei Untersuchungen des Retroperitonealraumes ist die orale Kontrastierung des Verdauungstraktes in der Regel notwendig, bei gezielten Untersuchungen der Nebennieren kann darauf verzichtet werden.
- Aufnahmespannung: 120—140 kV, mAs organbezogen und von der Fragestellung abhängig
- Meßzeit: <5 s
- Schichtdicke: 8–10 mm (Nebennieren: 2–4 mm)
- Schichtfolge: lückenlose Schichten
- Fenstereinstellung: +40 HE, Fensterbreite 120–160 HE
- Bildrekonstruktion: organspezifische Parameter
- Bilddokumentation: Bildserie der untersuchten Region in den diagnostisch wichtigen Graustufenbereichen, Anzahl und Größe der Einzelbilder müssen eine zuverlässige Beurteilung ermöglichen.
- Spezielle Techniken: dynamisches CT nach bolusartiger Kontrastmittelinjektion

Becken

I. Ärztliche Qualitätsanforderungen

Charakteristische Bildmerkmale:
- Darstellung von der Aortenbifurkation bis zum Beckenboden
- Abgrenzung der gefüllten Harnblase und der Harnblasenwand mit perivesikalem Bereich
- Erkennung des Uterus mit Portio und parametranem Gewebe
- Abbildung der Prostata und Samenblasen mit Begrenzungen
- Erkennung des Rektums mit Rektumwand und perirektalem Gewebe
- Zuordnung der Arterien und Venen und Differenzierung ihrer Dichte
- Unterscheidung der Weichteilstrukturen und der vergrößerten Lymphknoten
- Darstellung des Beckenskelettes, der Ilio-Sakral-Gelenke und der Hüftgelenke
- Erfassung von Veränderungen der Knochenstruktur und der anliegenden Weichteile
- Abgrenzung der Beckenmuskulatur und Beckenwand
- Erkennung der Ureteren nach i.v.-Kontrastmittelgabe

Wichtige Bilddetails:
5–10 mm

Kritische Bildelemente:
- Differenzierung der Beckenweichteile mit Gefäßen, Ligamentum teres und den Lymphknoten
- Erkennung der Ureteren im kleinen Becken
- Dichtedifferenzierung von Prostata, Uterus, Rektumwand, pararektalem und praesakralem Gewebe

II. Angaben zu Untersuchungstechnik und Dokumentation

(Becken)
- Lagerung und Einstellung: zentrische Rückenlage
- Computerradiogramm (Übersichtsbild) mit Markierung der Schichtebenen
- Kontrastmittelgabe: orale Füllung von Rektum und Dickdarm oder rektale Auffüllung, ggf. Scheidenmarkierung (Tampon)
- Intravenöse Gabe eines nierengängigen Kontrastmittels zur Darstellung der großen Arterien und Venen des Beckens, der Harnblase und der Ureteren
- Aufnahmespannung: 120–140 kV, mAs: organbezogen und von der Fragestellung abhängig
- Meßzeiten: <5 s
- Schichtdicke: 5–10 mm
- Schichtfolge: lückenlos
- Fenstereinstellung: Fensterlage +50 HE
- Fensterbreite: 200–600 HE
- Bildrekonstruktion: organspezifische Parameter

- Bilddokumentation: Bildserie der untersuchten Region in diagnostisch wichtigen Graustufenbereichen, Anzahl und Größe der Einzelbilder müssen eine nachträgliche Beurteilung zuverlässig ermöglichen.

Schädel

I. Ärztliche Qualitätsanforderungen

Computerradiogramm (Übersichtsbild), abhängig von der Fragestellung, nur bei Untersuchung der Orbita, der Schädelkalotte und des Gesichtsschädels, Markierung der Schichtebenen

a) Hirnschädel

Charakteristische Bildmerkmale:
- Darstellung des gesamten Zerebrums vom Foramen magnum bis über die Mantelkante
- Darstellung der äußeren und inneren Liquorräume von Großhirn, Zerebellum und Hirnstamm, Form, Größe und Begrenzung der Ventrikel
- Entsprechend der klinischen Fragestellung u. U. auch Darstellung der knöchernen Strukturen von Schädelbasis und Kalotte
- Nach Kontrastmittelgabe: Nachweis der größeren basalen Gefäße sowie von Gefäßstrukturen im Bereich der Sylvi'schen Fissur und deutliche Anreicherung der Plexus. Differenzierung von Strukturen mit geringen Dichteunterschieden

Wichtige Bilddetails:
2–4 mm

Kritische Bildelemente:
- Differenzierung von grauer und weißer Substanz sowie der Basalganglien
- Erfassung umschriebener Dichteänderungen
- Nachweis kleiner intrazerebraler Verkalkungen
- Bei Darstellungen der Knochenstrukturen Unterscheidung von kortikalem und spongiösem Knochen

b) Gesichtsschädel

Charakteristische Bildmerkmale:
- Darstellung der Weichteil- und Knochenstrukturen des gesamten Gesichtsschädels, beginnend vom Kinn bis über die Frontobasis
- Beurteilbarkeit der Weichteilstrukturen, der luftgefüllten Kompartimente sowie der Knochenstrukturen
- Nach Kontrastmittelgabe deutliche Abgrenzung der größeren Gefäße
- Erfassung von lokalen Dichteänderungen sowie vergrößerter Lymphknoten

Wichtige Bilddetails:
- Bei Darstellung von Weichteilveränderungen 2–4 mm, bei Darstellung von Knochenveränderungen ≤ 2 mm

Kritische Bildelemente:
- Nachweis umschriebener Form- und Dichteänderungen, Intaktheit der knöchernen Elemente, speziell der Wände der NNH

c) Spezielle Darstellungen

1. **Hypophyse:** *Charakteristische Bildmerkmale:*
   - Abbildung der gesamten Hypophyse einschließlich der knöchernen Begrenzung der Sella
   - Erkennbarkeit der Hypophyse, des Hypophysenstiels sowie der suprasellären Zisternen
   - Kontrastmittelgabe zur Differenzierung kleiner intrasellärer Tumoren ebenso wie zur Abgrenzung großer Tumoren gegenüber dem Hirngewebe

   Wichtige Bilddetails:
   ≤2 mm

   Kritische Bildelemente:
   - Differenzierung kleiner intrasellärer Weichteilveränderungen
   - Beurteilbarkeit der Hypophysenhöhe

2. **Felsenbeine**
   Charakteristische Bildmerkmale:
   - Abbildung der knöchernen Strukturen der gesamten Pyramide einschließlich des inneren und äußeren Gehörganges
   - Erkennbarkeit der Innenohrstrukturen sowie der Gehörknöchelchen
   - Beurteilung der luftgefüllten Räume von Mittelohr und Mastoid
   - Nachweis pathologischer Weichteilveränderungen sowie ossärer Destruktionen und von Frakturen

   Wichtige Bilddetails:
   ≤1 mm

   Kritische Bildelemente:
   - Strukturen des Innenohrs (Cochlea, Bogengänge)
   - Beurteilung der Pneumatisation
   - Differenzierung feiner Knochenstrukturänderungen

3. **Schädelbasis**
   Charakteristische Bildmerkmale:
   - Darstellung der ossären Strukturen der Schädelbasis mit den Foramina und Fissuren
   - Nachweis veränderter Weichteilstukturen, insbesondere in den benachbarten Anteilen der NNH, der Sella und des Foramen magnum

   Wichtige Bilddetails:
   ≤1 mm

   Kritische Bildelemente:
   - Beurteilbarkeit der Knochenstrukturen im Bereich der Frontobasis, des Canalis opticus und des Orbitadaches
   - Intakte Begrenzung der Stirnhöhlenhinterwand, des Sinus sphenoidalis und Sinus ethmoidalis
   - Veränderungen des Canalis caroticus

4. **Orbita**
   Charakteristische Bildmerkmale:
   - Darstellung von Bulbus, Nervus opticus und Augenmuskeln
   - Abgrenzbarkeit des retrobulbären Fettes

- Intaktheit der knöchernen Begrenzung der Orbita
- Darstellung des Canalis opticus

Wichtige Bilddetails:
Weichteile 2–4 mm
Knochen ≤ 1 mm

Kritische Bildelemente:
- Darstellung der Nervus opticus in seinem gesamten Verlauf
- Durchmesser von Nervus opticus und Augenmuskulatur
- Nachweis von Frakturen
- Erfassung der V. ophthalmica

II. Angaben zu Untersuchungstechniken und Dokumentation

a) Hirnschädel
- Lagerung und Einstellung: Rückenlage, Gantrykippung parallel zur Orbitomeatallinie, exakt seitensymmetrische Lagerung
- Ein Computerdiagramm (Übersichtsbild) ist für Routineuntersuchungen nicht obligat. Wird dieses angefertigt, mit Markierung der Schichtebenen
- Kontrastmittelgabe: i.v.-Kontrastmittelgabe in Abhängigkeit von der Fragestellung, ausreichende Kontrastmitteldosis (mindestens 1 ml/kg Körpergewicht)
- Aufnahmespannung: 120–140 kV
- Meßzeit: < 10 s
- Schichtdicke: 3–10 mm (basale Schichten ≤ 5 mm, oberhalb der Sellaeingangsebene ≤ 10 mm
- Fenstereinstellung: Fensterlage +35–40 HE, Fensterbreite 100–150 HE
- Bildrekonstruktion: Organspezifische Parameter
- Bilddokumentation: Dokumentation der gesamten untersuchten Regionen, wobei bei Nachweis pathologischer Veränderungen diese vollständig sein muß mit Nachweis der daran anschließenden unauffälligen Regionen. Anzahl und Größe der Einzelbilder müssen eine nachträgliche Beurteilung zuverlässig ermöglichen.

b) Gesichtsschädel
- Lagerung und Einstellung: Rückenlage mit symmetrischer Einstellung, Gantrykippung etwa in der Infraorbitomeatallinie, alternativ direkt koronare Schichten in Bauch- oder Rückenlage mit angepaßter Gantrykippung (Zahnartefakte!)
- Computerradiogramm (Übersichtsbild): Darstellung des gesamten untersuchten Bereiches, jedoch nicht obligat
- Kontrastmittelgabe: entsprechend der klinischen Fragestellung Gabe von KM i.v.
- Aufnahmespannung: 120–140 kV
- Meßzeit: < 10 s
- Schichtdicke: 2–5 mm (bei sekundären Rekonstruktionen ≤ 2 mm)
- Schichtfolge: lückenlos
- Fenstereinstellung: Darstellung der Weichteile +40 HE, Fensterbreite 100–600 HE

- Bildrekonstruktion: organspezifische Parameter
- Bilddokumentation: Bildserie der gesamten untersuchten Region, in Abhängigkeit von der Fragestellung auch Dokumentation im Knochenfenster, Anzahl und Größe der Einzelbilder müssen eine nachträgliche Beurteilung zuverlässig ermöglichen.

c) spezielle Darstellungen

1. **Hypophyse**
   - Lagerung und Einstellung: Untersuchung in Bauch- oder Rückenlage mit direkt koronarer Schnittführung und dazu adaptierter Gantrykippung, alternativ Untersuchung in Rückenlage mit dünnen (<2 mm) axialen Schichten und Anfertigung von Sekundärrekonstruktionen
   - Computerradiogramm (Übersichtsbild): Darstellung des gesamten untersuchten Bereiches mit Markierung der Schichtebenen
   - Kontrastmittelgabe: in der Regel notwendig
   - Aufnahmespannung: 120–140 kV
   - Meßzeit: <10 s
   - Schichtdicke: 1,5–4 mm
   - Fenstereinstellung: Fensterlage +35 HE, Fensterbreite 100–250 HE
   - Bilddokumentation: Darstellung sowohl im Weichteil- als auch Knochenfenster. Anzahl und Größe der Einzelbilder müssen eine nachträgliche Beurteilung zuverlässig ermöglichen.

2. **Felsenbeine**
   - Lagerung und Einstellung: Rückenlage, exakte symmetrische Lagerung
   - Computerradiogramm (Übersichtsbild): Nicht obligat
   - Kontrastmittelgabe: In der Regel nicht notwendig
   - Aufnahmespannung: 120–140 kV
   - Meßzeit: <10 s
   - Schichtdicke: ≤2 mm mit lückenloser Schichtfolge
   - Fenstereinstellung: Fensterlage +200 HE, Fensterbreite 3000 bis 4000 HE
   - Bildrekonstruktion: Hochauflösender Rekonstruktionsalgorithmus, evtl. selektive rechnerische Vergrößerung der Innenohrstrukturen
   - Bilddokumentation: Komplette Serie der gesamten untersuchten Region mit Darstellung im Knochenfenster, Anzahl und Größe der Einzelbilder müssen eine nachträgliche Beurteilung zuverlässig ermöglichen.

3. **Schädelbasis**
   - Lagerung und Einstellung: Rückenlage, Kippung der Schichtebene parallel zur Frontobasis, exakte symmetrische Einstellung, alternativ bzw. entsprechend der klinischen Problematik auch direkt koronare Schichten
   - Computerradiogramm (Übersichtsbild): Darstellung der gesamten untersuchten Region
   - Kontrastmittelgabe: In der Regel nicht notwendig
   - Aufnahmespannung: 120–140 kV

- Meßzeit: <10 s
- Schichtdicke: ≤2 mm mit lückenloser Schichtfolge
- Fenstereinstellung: Fensterlage +200 HE, Fensterbreite 3000 bis 4000 HE
- Bildrekonstruktion: Hochauflösender Rekonstruktionsalgorithmus
- Bilddokumentation: Vollständige Dokumentation der untersuchten Region mit Ausspielung im Knochenfenster, Anzahl und Größe der Einzelbilder müssen eine nachträgliche Beurteilung zuverlässig ermöglichen.
- Spezielle Technik: intrathekale KM-Gabe

4. Orbita
- Lagerung und Einstellung: Direkt koronare Aufnahme in Bauch- oder Rückenlage mit adaptierter Gantrykippung, alternativ axiale Schichten ≤3 mm mit Anfertigung von Sekundärrekonstruktionen
- Computerradiogramm (Übersichtsbild): Darstellung des untersuchten Bereiches mit Markierung der Schichtebenen
- Kontrastmittelgabe: In Abhängigkeit von der Fragestellung KM i.v.-Gabe in ausreichender Dosierung
- Aufnahmespannung: 120–140 kV
- Meßzeit: <10 s
- Schichtdicke: 2–5 mm (Rekonstruktionen: ≤2–3 mm), Schichtfolge: lückenlos
- Fenstereinstellung: Fensterlage +40 HE, Fensterbreite 200 bis 600 HE
- Bildrekonstruktion: Organspezifische Parameter, hochauflösender Rekonstruktionsalgorithmus
- Bilddokumentation: Bildserie der gesamten Untersuchungsregion im Weichteil- und bei entsprechender Fragestellung auch im Knochenfenster. Anzahl und Größe der Einzelbilder müssen eine nachträgliche Beurteilung zuverlässig ermöglichen.

Wirbelsäule

I. Ärztliche Qualitätsanforderungen
- Computerradiogramm (Übersichtsbild): Vollständige Darstellung des untersuchten WS-Abschnittes, eindeutige Höhenlokalisation, Markierung der Schichtebenen
- Kontrastmittelgabe: Bei der Untersuchung von Bandscheibenveränderungen: fakultativ

Charakteristische Bildmerkmale:
- Darstellung der gesamten Wirbel mit umgebenden paravertebralen Weichteilen und Muskeln
- Nachweis von Form und Weite des Spinalkanals mit den Recessus laterales und den Wirbelbogengelenken
- Abbildungen des Duraschlauches, der Ligamente und des epiduralen Fettes
- Nach Kontrastmittelgabe i.v.: Differenzierung der epiduralen Venen und der prävertebralen Gefäßstrukturen

- Nach Kontrastmittelgabe intrathekal: Differenzierung des Myelon bzw. der Wurzeln innerhalb des Subarachnoidalraumes

Wichtige Bilddetails:
2–5 mm

Kritische Bildelemente:
- Erfassung der intraspinalen Weichteilstrukturen
- Dichteunterschied zwischen Bandscheibengewebe und Nervenwurzeln sowie Dura
- Form der Bandscheibe
- Weite des Spinalkanals

II. Angaben zu Untersuchungstechniken

1. HWS
- Lagerung und Einstellung: Untersuchung in Rückenlage. Bei der Fragestellung nach Bandscheibenvorfall Kippung der Gantry parallel zur Bandscheibe des untersuchten Segmentes. Bei anderen Fragestellungen Untersuchung des gesamten Bereiches in gleicher Gantrykippung
- Aufnahmespannung:: 120–140 kV
- Meßzeit: <5 s
- Schichtdicke: 1,5–4 mm, Schichtfolge: lückenlos mit vollständiger Abbildung des gesamten untersuchten Bewegungssegmentes
- Fenstereinstellung: Fensterlage +40 HE, Fensterbreite 100 bis 400 HE
- Bildrekonstruktion: organspezifische Parameter
- Bilddokumentation: Bildserie der untersuchten Region in diagnostisch wichtigen Graustufenbereichen und mit eindeutig nachvollziehbarer Höhenzuordnung. Anzahl und Größe der Einzelbilder müssen eine nachträgliche Beurteilung zuverlässig ermöglichen.
- Spezielle Technik: Intrathekale Kontrastmittelgabe

2. BWS
- Lagerung und Einstellung: Rückenlage, Gantrykippung möglichst parallel zur Bandscheibenebene
- Kontrastmittelgabe: In der Regel nicht notwendig
- Aufnahmespannung: 120–140 kV
- Meßzeit: <5 s
- Schichtdicke: 2–4 mm
- Fenstereinstellung: Fensterlage +40 HE, Fensterbreite 100 bis 400 HE
- Bildrekonstruktion: organspezifische Parameter
- Bilddokumentation: Bildserie der untersuchten Region in diagnostisch wichtigen Graustufenbereichen und mit eindeutig nachvollziehbarer Höhenzuordnung. Anzahl und Größe der Einzelbilder müssen eine nachträgliche Beurteilung zuverlässig ermöglichen.

3. LWS
- Lagerung und Einstellung: Rückenlage, Gantrykippung möglichst parallel zur Bandscheibe des untersuchten Bewegungssegmentes (sekundäre Rekonstruktion aus dünnen Schichten ist nicht adäquat)
- Kontrastmittelgabe: In der Regel nicht notwendig, bei Zustand nach Operation oder bei Tumor kann eine Kontrastmittelgabe i.v. hilfreich sein.
- Aufnahmespannung: 120–140 kV
- Meßzeit: <10 s
- Schichtdicke: 2–4 mm
- Schichtfolge: Lückenlose Dokumentation des gesamten Bewegungssegmentes, werden mehrere aneinander anschließende Segmente untersucht, müssen die Schichten den untersuchten Bereich vollständig darstellen.
- Fenstereinstellung: Fensterlage +40 HE, Fensterbreite 100 bis 400 HE (Weichteile), Fensterlage +200 HE, Fensterbreite 2000 bis 4000 HE (Knochen)
- Bilddokumentation: Bildserie der gesamten untersuchten Region sowohl im Weichteil- als auch im Knochenfenster, Anzahl und Größe der Einzelbilder müssen eine nachträgliche Beurteilung zuverlässig ermöglichen.
- Spezielle Technik: Untersuchung nach intrathekaler Kontrastmittelgabe, Untersuchung nach intradiskaler Kontrastmittelgabe.
Bei der Suche nach Frakturen im Bereich der Wirbelsäule ist prinzipiell eine medio-sagittale Rekonstruktion anzufertigen und zu dokumentieren.

Literatur

1. Büll U, Hör G (1986) Klinische Nuklearmedizin. Edition Medizin, Weinheim
2. Felix R, Ramm B (1988) Das Röntgenbild. Thieme, Stuttgart
3. Goretzki G (1987) Medizinische Strahlenkunde. Urban & Schwarzenberg, München Wien Baltimore
4. Hoxter EA, Schenz A (1991) Röntgenaufnahmetechnik. Siemens Aktiengesellschaft
5. Kelsey CA (1985) Essentials of Radiology Physics. Warren Green, St. Louis, Missouri, USA
6. Krestel E (1988) Bildgebende Systeme für die medizinische Diagnostik. Siemens Aktiengesellschaft
7. Lange S, Grumme T, Kluge W, Ringel K, Meese W (1988) Zerebrale und spinale Computertomographie. Schering
8. Laubenberger T, Laubenberger J (1994) Technik der medizinischen Radiologie, 6. überarbeitete Auflage. Deutscher Ärzte-Verlag, Köln
9. Meier-Duis H, Mödder U (1992) Qualitätssicherung in der Radiologie. Blackwell Wissenschaft, Berlin
10. Otto H, Erbslöh FD (1990) Röntgendiagnostik und Strahlenschutz. Vulkan-Verlag, Essen
11. Peters PE, Zeitler E (1991) Röntgenkontrastmittel: Nebenwirkungen, Prophylaxe, Therapie. Springer, Heidelberg
12. Reiser M, Semmler (1992) Magnetresonanztomographie. Springer, Heidelberg
13. Schering Lexikon Radiologie (1989) Überreuter Wissenschaft, Wien Berlin
14. Skriptum zum MR-Basiskurs (1994) Institut für Klinische Radiologie, Universität Münster
15. Tateno Y, Iinuma T, Takano M (1987) Computed Radiography. Springer, Berlin Heidelberg New York Tokyo
16. Wegener OH (1992) Ganzkörpercomputertomographie. Blackwell Wissenschaft, Berlin
17. Westbrook C, Kaut C (1993) MRI in Practice. Blackwell Science Ltd, Oxford

Stichwortverzeichnis

Abnahmeprüfung 103, 342
Abschaltdosis 61
Absorptionsrate, spezifische
  (s. SAR) 223
Abstandsquadratgesetz 49, 267
Alphastrahlung 41
Anode 3, 21
– Material 17
Anodenteller, entspannter 21
Äquivalentdosis 37, 263, 273
– Berufsleben 249
– effektive 37, 247
Arzt, ermächtigter 243, 333
Atemgating (MRT) 197
Auflösungsvermögen 358
Aufnahme, digitale 288
Auger-Elektronen 33
Ausgleichsfilter 27, 55

Belehrung (nach RöV) 245, 253, 350
Belichtungsautomatik
– Durchleuchtung 59
– Film-Folien-Kombinationen 59
Belichtungspunktesystem 57
Berufslebensdosis 247
Betastrahlung 41
Betrags-Kontrast(Magnitude)-MRA 215
Bewegungsunschärfe 93
Bilddatenkompression 139
Bildqualität 95, 342
Bildverstärker (BV) 113
Bildverstärkerradiographie 141
Bleigleichwert 267
Bleischürze 267, 269
Blenden 59
Bremsstrahlung 3, 13, 39
Brennfleck
– elektronischer 15
– optischer 15
– thermischer 15
Brennfleckbahn 11
Bucky 77
BV 113
– Kennlinie 115
– Konversionsfaktor 115

– Ortsauflösung 115, 355
BV-Eingangsbildschirm, Dosisleistung 271

Calcium-Wolframat-Folien 81
Compton-Streuung 23, 37, 45
Computertomograph (s. CT)
– 3. Generation 145
– 4. Generation 145
Coulomb 263
Cross-Over-Effekt 79
CT
– Aufhärtungsartefakte 145
– Bildrekonstruktion 147
– Detektoren 149
– Kalibrierung 151
– Kontrastauflösung 145
– Metallartefakt 292, 293
– Quantitative 151
– Rauschen 147
– Ringartefakte 147
– Röntgenröhre 149
– Scanogramm 149
– Strahlenexposition 149
CT-Angiographie 159

Densitometer 101
Detektoren (CT), Fehlfunktion 295
Diamagnetismus 172, 175
Diamentor 275, 279
Dichte, optische 89, 97, 109, 111, 358
digitale Lumineszenz-Radiographie
  (s. DLR) 135
digitale Radiographie 137
– Fenstertechnik 137
– Filtertechniken 137
digitale Subtraktions-Angiographie 143
DLR 135
Doppelfokusröhre 9
Dopplertechnik 163
Dosimentor 275, 279
Dosimeter 275, 277
Dosimetrie, biologische 279
Dosis
– absorbierte 263
– kumulierte am Uterus 255

Dosis-Effekt-Kurve 269
Dosis-Leistungs-Automatik 51
Dosismeßkammer
- konventionelle Aufnahmetechnik 61
- Mammographie 61
Dosismessung 275
Drehanode 3, 21
- Tourenzahl 21
DSA 143
- Bildnachverarbeitung 143
- gepulster Betrieb 143
Dunkelkammerbeleuchtung 103
DXA 153

Echo-Planare-Bildgebung
 (s. EPI-Sequenz) 195
Echozeit 189
Eigenfilterung 19
Empfindlichkeitsindex 101
Energiedosis 35, 273
Entwickler 109
EPI-Sequenz 195
Expositionsdosis, Reduktion 263

Fachkunde (nach RöV) 245, 342
Farbdoppler 163
Ferromagnetismus 177, 179
Feststromgenerator 119, 121
FID 167, 169
Film
- überbelichtet 99
- unterbelichtet 99
Film-Folien-Kontakt 95
Film-Folien-Systeme 83
- Dosisbedarf 85
- Ortsauflösung 83, 353
Filmbelichtung 107
Filmdosimeter 277
- Meßbereich 279
- Nachweisgrenze 279
Filmdosimetermessung 249
Filme
- Braunstich 91
- einseitig beschichtete 85
- folienlose 67
- panchromatische 85
- orthochromatische 85
- Unterlage 91

Filmentwicklung 107
Filmentwicklungsprozeß 107
Filmentwicklungszeit 97
Filmkassetten 87
Filmkontrast 65, 97, 111
Filmplakette 277
Filmverarbeitung
- Meßgrößen 101
- Qualitätskontrolle 101
Filmverarbeitungsfehler 107
Filter 27, 31
- Angiographie 29
- konventionelle Diagnostik 29
- Mammographie 29
Fixierer 109
Flächen-Dosis-Produkt 271, 273
Flipwinkel 193
Fluoreszenz 45
Fluoroskopie, digitale 141
Flüssiggase 223
Fokus 287
Fokus-Film-Abstand 67
Folien 79
- Auflösungsvermögen 87
- Verstärkungsfaktor 87
- Verunreinigung 285
Folienlicht 83
Folienunschärfe 79
Fourier-Transformation 183
Freier Induktions-Zerfall (s. FID) 167
Füllhalterdosimeter 277

Gadolinium 237
Gadolinium-DTPA
- Ausscheidung 237
- Dosierung 237
- Kontraindikationen 237
- Nebenwirkungen 239
Gammastrahlung 39, 41
Ganzkörpermagnet 207
Generator 117, 119, 121
- fallende Last 9, 119
- Leistungskriterien 121
GE-Sequenz 193, 195
- gespoilt 195
- steady-state 195
Glühwendel 9, 11
Gonadendosis 263, 267
Gonadenexposition 53

Gradation 91
Gradientenecho (GE)-Sequenz 193ff.
Gradientenfehler 205
Gradientenspulen 207, 209
Grauschleier 95
Grödel-Technik 49
Grundschleierung 91

Halbautomatik 55
Halbwertsschichtdicke 25, 31
Hartstrahlaufnahmen 47, 51
Hartstrahltechnik 47, 53
- Gonadenexposition 53
Hauptmagnet 207
Heel-Effekt 127, 129
Hochfeld-MRT 209
Hochfrequenzspulen 209
Hochfrequenzsystem 207
Hochspannungsgleichrichter 119
Hounsfield-Balken 147
Hounsfield-Einheiten 151
HR-CT 147

Inversion-Recovery (IR)-Sequenz 191
Inversionszeit 191
Ionendosis 263, 273
Ionendosisleistungsmessung 275
Irisblende 109

Kathode 9
Keimdrüsendosis (s. Gonadendosis) 267
Kerma 273
Kernspin 165, 171
Kernspinresonanz 165
Knochendichtemessung 153
Kondensatormeßkammer 275
Kondiometer 275
Konstanzprüfung 105, 253, 343
- Grenzwerte 103
- Kenngrößen 103
Kontrast 97, 109
Kontrastfaktor 91
Kontrastindex 101
Kontrastmittel
- bariumhaltige 231
- Dosierung 235
- gadoliniumhaltige 236, 237
- heterotope Ausscheidung 232, 233
- intraarteriell 233

- intravenös 233
- ionische 231
- jodhaltige 231
- Kontraindikationen 231
- lebergängig 233
- nichtionische 231
- paramagnetische 239
- Plasmahalbwertszeit 235
- Prämedikation 235
- wasserlösliche 233
Kontrastmittelreaktionen,
 allergische 229, 235
Kontrollbereich 243, 251, 319ff.
- Durchleuchtungsgeräte 253
- chirurgischer BV 253
- Mammographie 253
- Zutritt 255
Körperdosis 243, 247, 273, 279, 328ff.
Korpuskularstrahlung 31
K-Raum 183

Larmor-Gleichung 167
Leitlinien, aufnahmetechnische 352
LET (Linear Energy Transfer) 43
L-Filme 91
Lichtkästen, Helligkeit 109
Lordoseaufnahme 287

Magneten, Feldstärke 207
Magnetismus 171
Magnitude-Kontrast-MRA 215
Mammographie 127ff.
- Filme 129, 131
- Kompression 131
- Spannungsbereich 129
Mammographieröhre 127, 129
mAs-Produkt 7, 13
Massenabsorptionskoeffizient 37
Massenschwächungskoeffizient 23
Maximum Intensity Projection
 (s. MIP) 159, 217
Metall-Keramik-Röhre 19
MIP (s. Maximum Intensity Projection)
 159, 217
Modulationsübertragungsfunktion
 (s. MTF, MÜF) 65
Molybdänanode 17, 127, 133
Molybdänfilter 29, 127
MR-Angiographie (MRA) 213

MRT
- Akquisitionszeit 187
- Arm-Artefakte 203
- Artefakte 197
- Bildkontrast 180, 181
- Bildrauschen 185, 203
- Chemical-Shift Artefakte 199
- chemische Verschiebung 199
- Einfaltungsartefakte 201
- Flußartefakte 199
- Gibbs-Artefakte 201
- Kontraindikationen 225, 227
- Liquorpulsationsartefakte 301
- Metallartefakte 200, 201, 203
- Metallimplantate 227
- Notfall 221
- Ortsauflösung 187
- Pulsationsartefakte 297
- Pulssequenzen 189
- Reißverschluß-Artefakte 205
- Ring-Artefakte 201
- Scanzeit 187
- Schichtdicke 209
- Sicherheitsbereich 219
- Signal-zu-Rausch-Verhältnis (SNR) 185
- SNR 185, 187
- Spulen 209
- Suszeptibilitätsartefakte 203, 297, 299
- Truncation-Artefakte 201
MTF 65
MTR, schwangere 249, 255

Niederfeld-MRT 209

Oberflächendosis 267
Oberflächenspulen 211
- linear-polarisiert 211
- Phased-Array-Spule 211
- zirkulär-polarisiert 211
Objektkontrast 65
Ordnungszahl 49
Ortsdosis 343
Ortsdosisleistung 343
Ortsfrequenzfilter 139

Paarbildung 25
Pacman-ROI 153
Pantomographie 125

Parallaxe 51
Parallelraster 75
Paramagnetismus 174, 179
Partialvolumeneffekt 147
PCA 215, 217
Personendosis 279, 343
Phased-Array-Spulen 211
Phasen-Kontrast-MRA (PCA) 215, 217
Photoabsorption 25, 37, 45
Photonenstrahlung 31
Piezoelektrikum 161
Pixel 151
Präzession 165
Protonendichte 171
Protonendichte-Wichtung 189
Prüfkörper, Konstanzprüfung 105

QCT 151
Qualitätsanforderungen, Thoraxaufnahme 49
Qualitätsleitlinien
- Abdomen 376
- Abdomen-CT 396
- Angiographie 379
- Becken 369
- Dünndarm 372
- Extremitäten 363
- Grenzwerte, physikalische Größen 358
- Harntrakt 375
- Kolon 373
- Magen 371
- Mamma 377
- pädiatrische Aufnahmen 53
- Schädel 365
- Schädel-CT 401
- Skelett 363
- Thorax 361
- Thorax-CT 393
- Wirbelsäule 366
- Wirbelsäulen-CT 405
Quantenrauschen 13, 93
Quench-Schalter 221
Quenching 211

Radiofrequenzspulen 211
Radiographie, digitale 137ff., 289
Raster 69ff.
- Defokussierung 63, 75
- Dezentrierung 63, 75

- Fokussierungsabstand 71, 73
- Kenngrößen 69
- Lamellenzahl 71
- Mammographie 73
- Material 71
- Röhrenspannung 75
- Schachtverhältnis 71
- Selektivität 73
- Thoraxaufnahme 73
Rastermammographie 131
RBW (relative biologische Wirksamkeit) 42, 43
Rekonstruktionen
- 2D 157
- 3D 157
Relaxationsbewegung 167
Repetitionszeit 189
Rhodiumanode 17, 127
Rhodiumfilter 29, 127
Ringdosimeter 277
Röhrennomogramm 7
Röhrenschutzgehäuse 19
Röhrenspannung 7, 13
Röhrenstrom 13, 15, 29
Röntgenanforderung 245
Röntgenanlage 117
- Sachverständigenprüfung 245
Röntgeneinrichtung 343
Röntgenfilmplakette 279
Röntgengenerator 117
Röntgengerät 117
Röntgenhartstrahltechnik 51
Röntgennachweisheft 343
Röntgenraum 253
Röntgenröhre 3
- Eigenfilterung 19, 35
- Geräteparameter 33
- Gesamtfilterung 35
- Ölfüllung 15
- Stromkreise 19
- technische Daten 19
Röntgenstrahlen, zur Anwendung berechtigte Personen 255
Röntgenstrahler 343
Röntgenstrahlung 39
- Absorption 23, 39
- charakteristische 3, 13, 33, 39
- Filter 27
- Frequenz 43

- Schwächung 25
- ultraharte 43
- Wirkungsgrad 17
- Wellenlänge 43
Röntgenuntersuchung 344
Röntgenverordnung (RöV) 245
- Geltungsbereich 258, 259
- Spannungsbereich 257

SAR 223, 225
Sättigungsspannung 5
Schallkopf 161
Schallwellen 161
Schattenbildungen, paradoxe 59
Schleier 89, 97, 101
Schwächungsgesetz 35
Schwärzung 57, 99
Schwärzungskurve 89
- Durchhang 89
- linearer Bereich 89
- Schulter 89
- Solarisationsteil 89
- Unterlage 89
Schwangerschaftsabbruch, Äquivalentdosis 249, 265
Seltene-Erden-Folien 81
- Auflösungsvermögen 81
- Dosisbedarf 81
Sensitometer 101
SE-Sequenz 189
Signal-zu-Rausch-Verhältnis (SNR) 93
- MRT 187
Speicherfolien 135
- digitale 135
- Matrix 135
- Speichertiefe 135
Spin-Gitter-Relaxation 169
Spinecho-Sequenz 189
Spin-Spin-Relaxation 169
Spiral-CT 153, 155
- Pitch 157
- Rekonstruktionsindex 157
SSP (section sensitivity profiles) 155
Stabdosimeter 271, 277
Stehanode 3
Stelle, ärztliche 251
Stielstrahlung 11
STIR-Sequenz 191
Störstrahler 344

Strahlenexponierte
- ärztliche Überwachung 257
- Kategorie A 247, 257
- Kategorie B 247, 257
Strahlenexposition
- CT 263, 265
- konventionelle Aufnahmen 263
- natürliche 265
- Reduktion 57, 261, 265
Strahlenkontrast 97
Strahlenqualität, Kenngrößen 25
Strahlenrelief 65
Strahlensatz 63
Strahlenschutzbeauftragter 247, 249, 253, 315ff.
Strahlenschutzbekleidung 41, 267
Strahlenschutzmaßnahmen, bauliche 253
Strahlenschutzuntersuchung 243, 251
Strahlenschutzverantwortlicher 243, 247, 251, 315ff.
Strahlenschutzverordnung 259
Strahlenwirkung, zelluläre 269
Strahlung
- Bewertungsfaktoren 41
- charakteristische 13, 39, 131
- direkt ionisierend 27
- elektromagnetische 43
- extrafokale 11
- Frequenz 43
- heterogene 25
- homogene 25
- Homogenität 33
- indirekt ionisierend 27
- Wellenlänge 43
Streulichtfalle 113
Streustrahlung 23, 27, 261
- Reduktion 261
Streuzusatz 37
Superparamagnetismus 177, 179
Suszeptibilität 173
Suszeptibilitätsartefakte 203

T1-Relaxation 169
T1-Wichtung 180, 189
T2-Relaxation 169

T2-Wichtung 180, 189
T2*-Relaxation 171
TE 189
Teilkörperdosis 247, 344
Thermolumineszenzdosimeter 277
Thoraxaufnahmen, Bleischürze 51
Thoraxliegendaufnahmen 49
Tiefenblende 55
Time-of-Flight (TOF)-MRA 213
TOF-MRA 213, 217
Tomographie, konventionelle 123
TR 189
TSE-Sequenz 195
Turbo-Spinechosequenz 195

Überwachung, ärztliche (nach RöV) 331
Überwachungsbereich (nach RöV) 243, 255
Ultraschall 160ff.
- A-Bild 163
- Auflösungsvermögen 161
- B-Bild 163
- Gain 161
Unschärfe
- Bewegung 63
- Film-Folien-Unschärfe 63
- geometrische 63, 67

Vakuumgefäß 3
Verbundanode 17, 21
Vergrößerung 51
- elektronenoptische 113
Vorfilter 55
Voxel 151

Wasserstoffatom (MRT) 173
Wehnelt-Zylinder 3, 5, 9
Weichstrahltechnik 47, 53
Wichtungsfaktoren (nach RöV), organspezifische 247, 251
Wolframanode 17

Zonographie 123
Zusatzfilter 35

Springer und Umwelt

Als internationaler wissenschaftlicher Verlag sind wir uns unserer besonderen Verpflichtung der Umwelt gegenüber bewußt und beziehen umweltorientierte Grundsätze in Unternehmensentscheidungen mit ein. Von unseren Geschäftspartnern (Druckereien, Papierfabriken, Verpackungsherstellern usw.) verlangen wir, daß sie sowohl beim Herstellungsprozess selbst als auch beim Einsatz der zur Verwendung kommenden Materialien ökologische Gesichtspunkte berücksichtigen.
Das für dieses Buch verwendete Papier ist aus chlorfrei bzw. chlorarm hergestelltem Zellstoff gefertigt und im pH-Wert neutral.

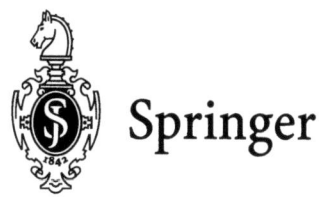

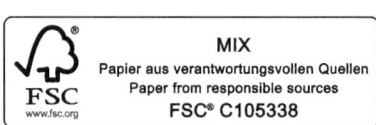

If you have any concerns about our products,
you can contact us on
ProductSafety@springernature.com

In case Publisher is established outside the EU,
the EU authorized representative is:
**Springer Nature Customer Service Center GmbH
Europaplatz 3, 69115 Heidelberg, Germany**

Printed by Libri Plureos GmbH
in Hamburg, Germany